うちの夫が糖尿病になっちゃった！

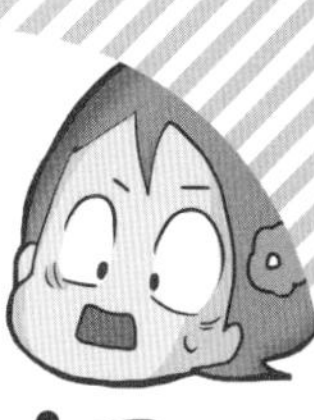

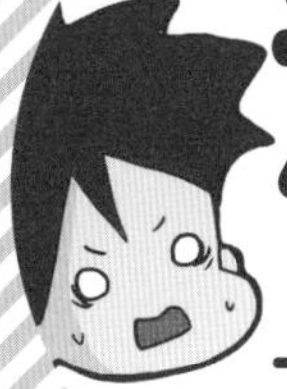

マルコ【著】

藤田紘一郎 東京医科歯科大学名誉教授【監修】

ズボラ夫が血糖値を
下げた方法

日本実業出版社

はじめに ――ご挨拶――

はじめまして、２人の子供を持つ主婦ブロガーのマルコと申します。

思い起こすこと3年前のある日…、突然、風邪を引いた夫。

最初はただの風邪だと思っていたら、咳が2、3か月止まらない。

そしてどんどん体の調子が悪くなっていき、寝込んでしまった夫…。

夫の手足はしびれを感じ始め、体重は減っていきガリガリになってしまいます。

夫の体に何が起こっているのか全くわからず、このままどうにかなってしまうのでは…？　と、私も不安で眠れない日々。

そんな中で3年ぶりに受けた健康診断でわかったのが「2型糖尿病」でした…。

その後、糖尿病のことを調べるうちに、ものすごく恐ろしい病気だということを知りました。

そして日本だけでなく世界中に糖尿病や糖尿病予備軍が広がっていることも…。

一人でも多くの方に糖尿病の事を知ってほしい、私たちのようになってほしくないと思って、ブログを開設しました。そして今回、ご縁があって書籍化をさせていただく運びとなりました。

マンガでできるだけわかりやすく、手にとっていただきやすく、と思ってつくりました。

どうか一人でも多くの方に「糖尿病や高血糖の怖さ」を知ってもらえたらと思います。

我が家の体験談や私が調べた情報が、少しでも皆様のお役に立ちますことを願っています。

２０２０年２月

マルコ

= STORY =

登場キャラクター紹介

マルコと家族と仲間たち

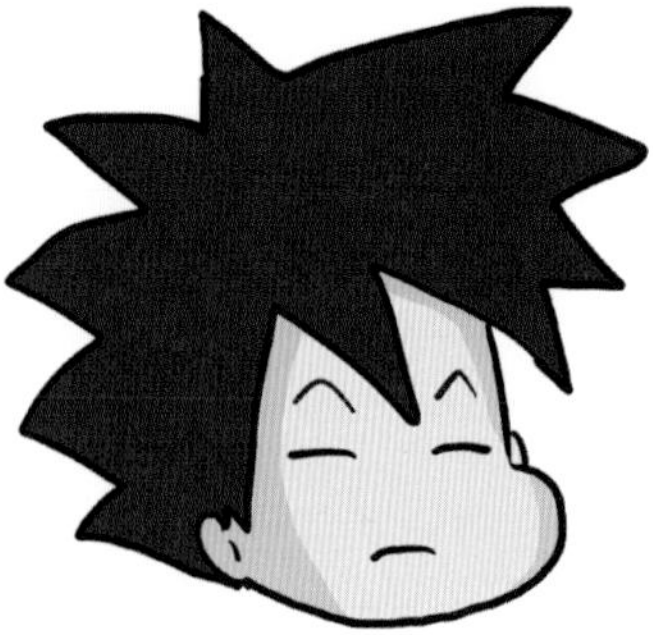

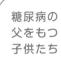

Kタロー

糖尿病の夫

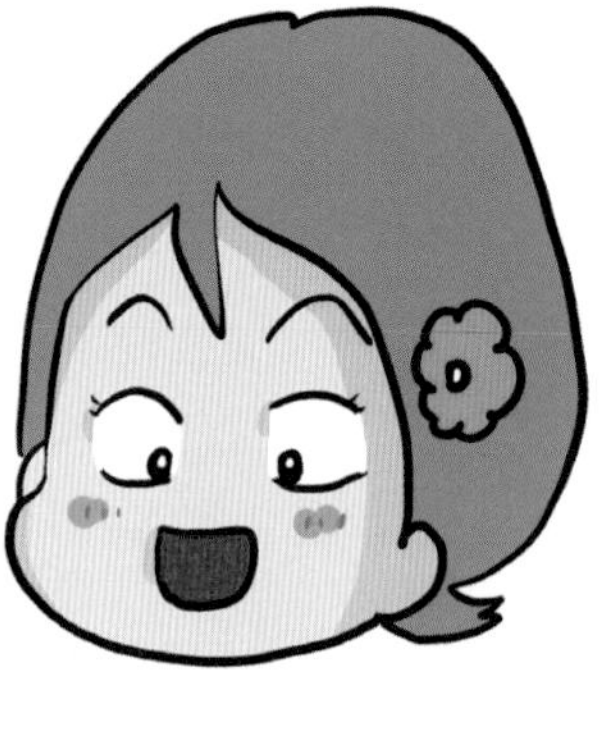

マルコ

糖尿病の夫をもつ妻
この本の作者

糖尿病の
父をもつ
子供たち

長女

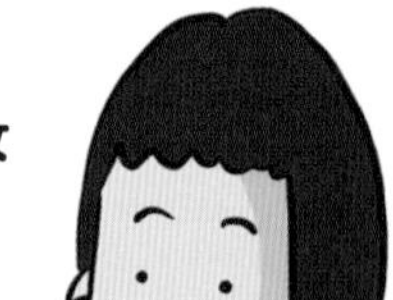

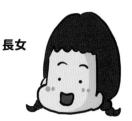

次女

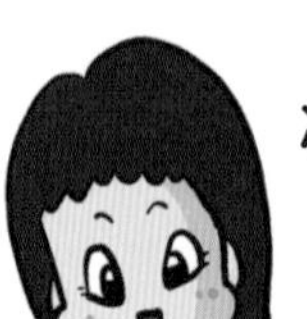

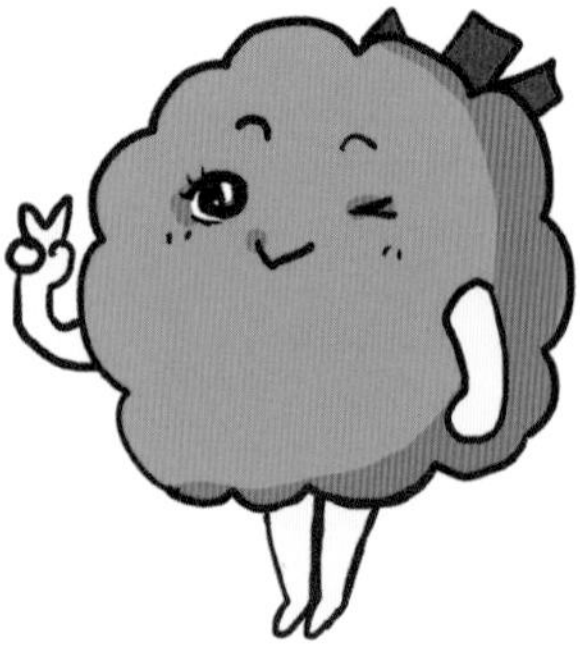

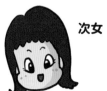

トウコさん

この本の案内人。糖尿病について色々教えてくれる謎のキャラクター。糖の化身

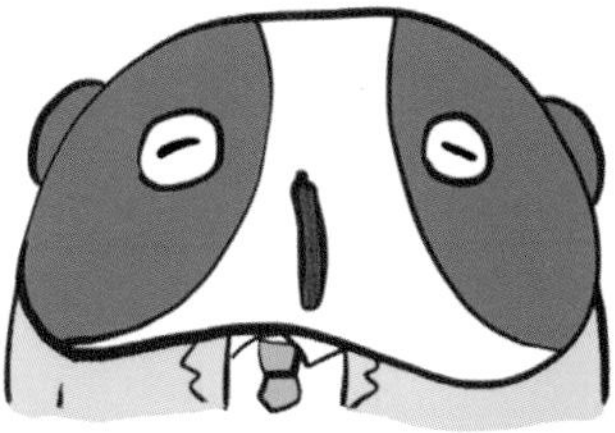

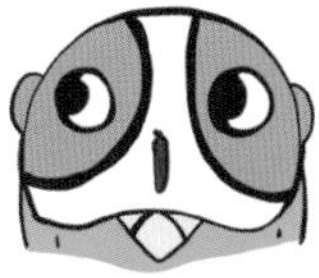

パン吉(6歳)
パン太郎の甥っ子

サラリーマン パン太郎(53歳)
2型糖尿病。インスリン治療中

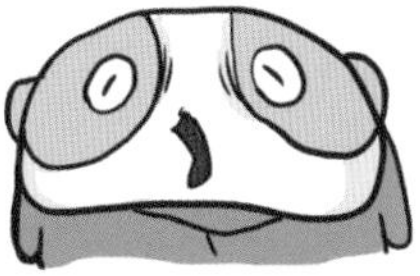

パン太郎の母

パン太郎の
同僚たち
独身30代

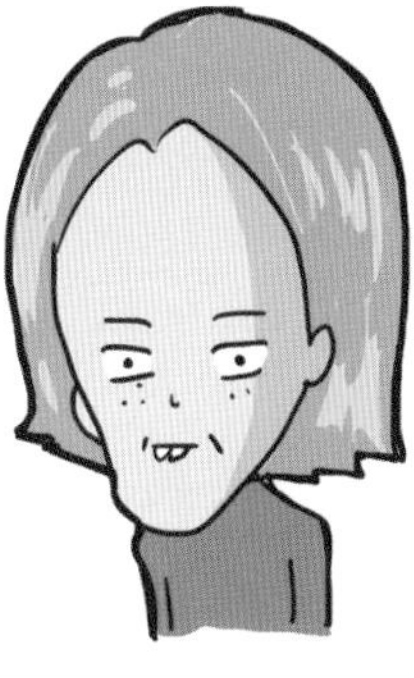

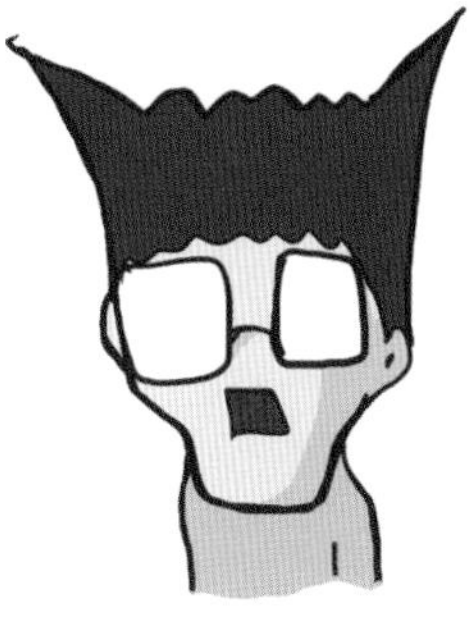

大前 夏子(38歳)
糖尿病予備軍

ヒキ 小森(37歳)
糖尿病予備軍

美容と健康に
興味深々
女子3人組

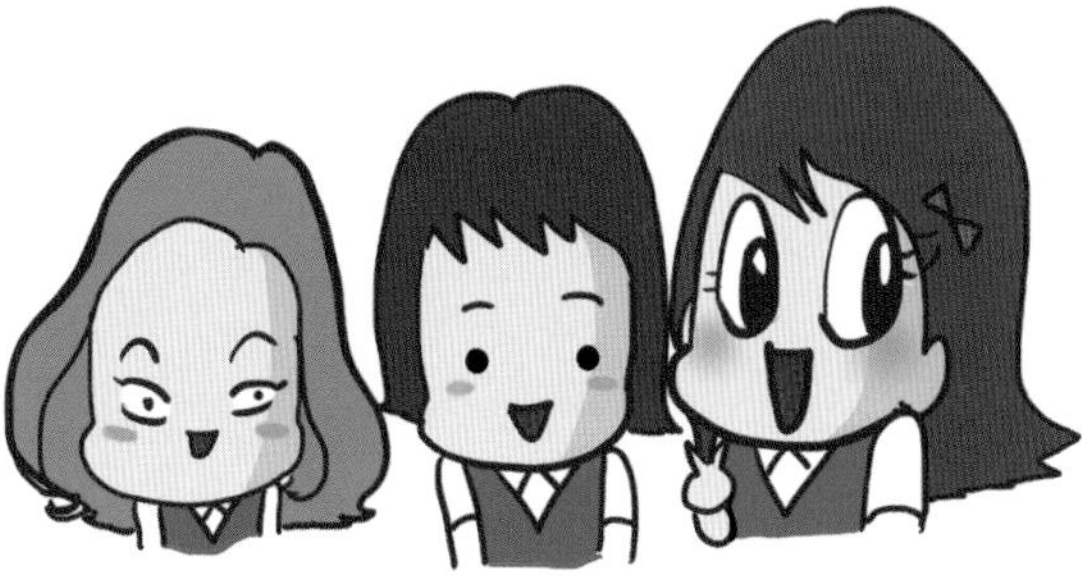

ユウ　**ハナ**　**アヤミ**

= STORY =

登場キャラクター

神食村

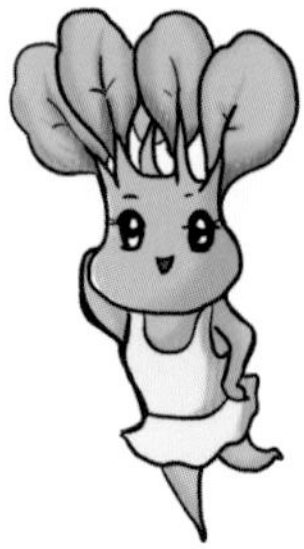

小松ナナちゃん

小松菜の化身

▶124ページ◀

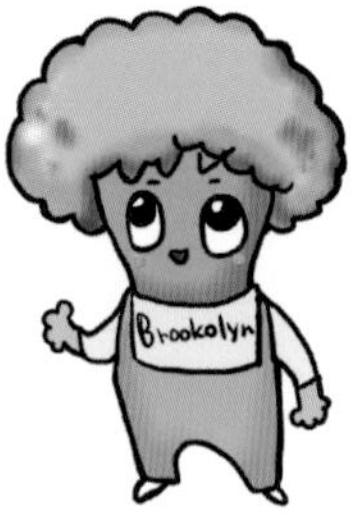

ブロッコリン

ブロッコリーの化身

▶122ページ◀

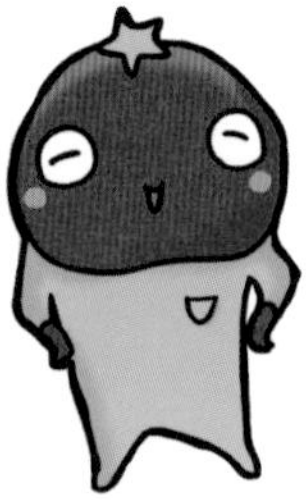

トマちゃん

トマトの化身

▶120ページ◀

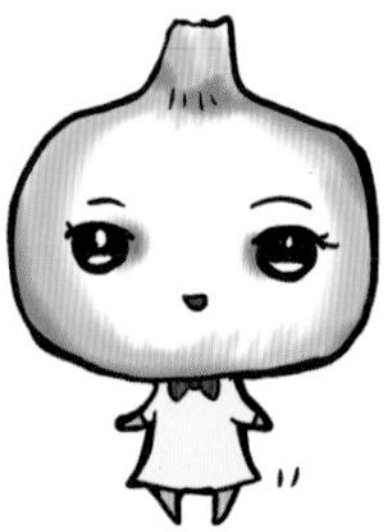

タマネギ・ヨン

玉ねぎの化身

▶130ページ◀

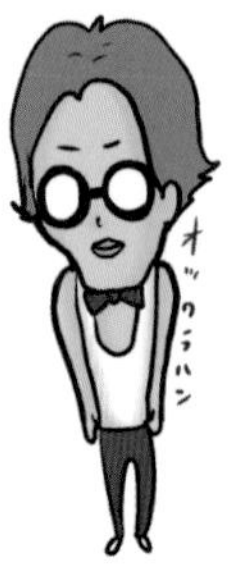

ミスター・オクラ

オクラの化身

▶128ページ◀

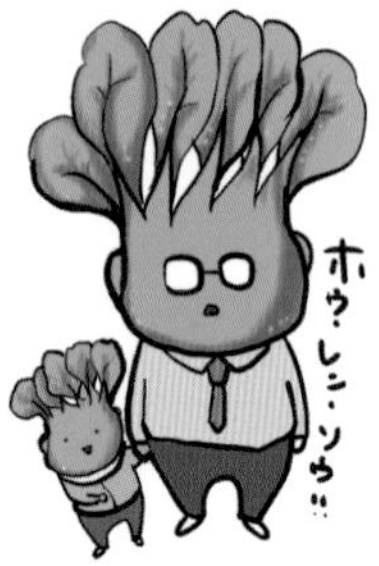

ホウ・レンソウ

ほうれん草の化身

▶126ページ◀

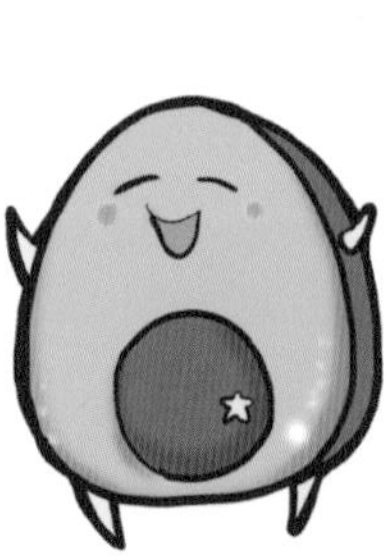

アボカドくん

アボカドの化身

▶136ページ◀

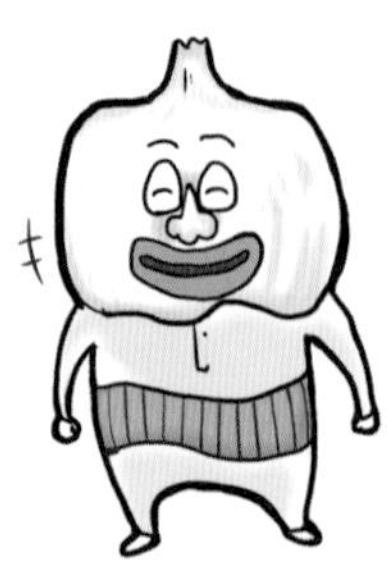

ニンニクマン

ニンニクの化身

▶134ページ◀

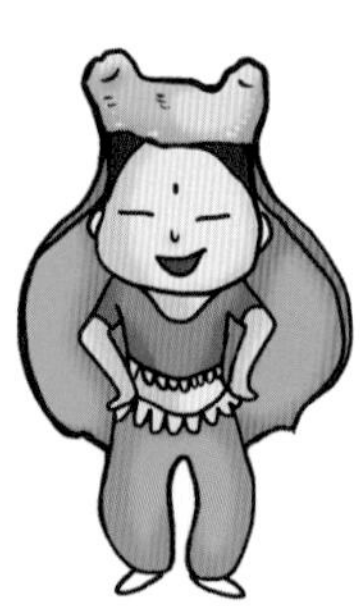

ショウガ・アラヘン

生姜の化身

▶132ページ◀

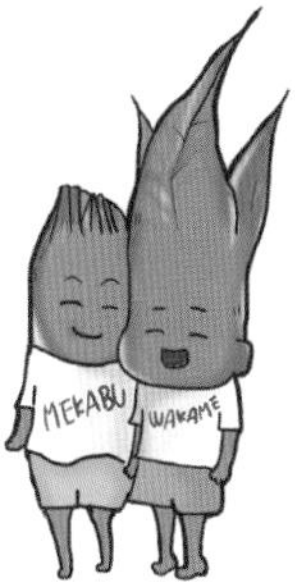

メカブ兄貴（左）
&ワケワカメ（右）
メカブとワカメの化身
▶142ページ◀

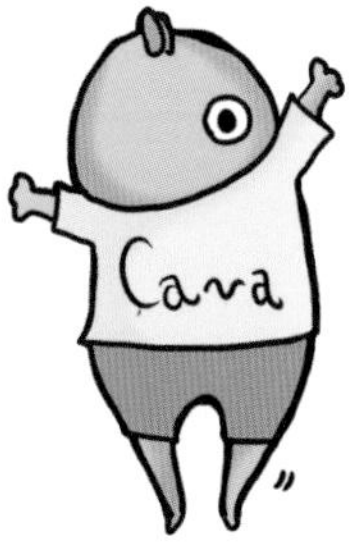

ムッシュ・サヴァ
サバの化身
▶140ページ◀

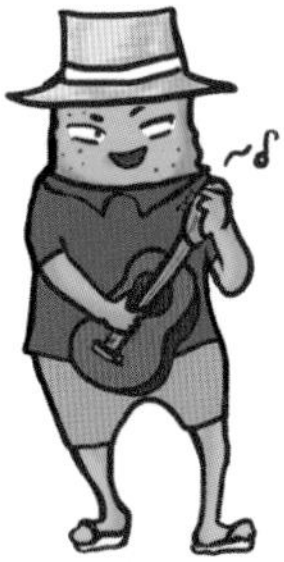

ゴーヤン
ゴーヤの化身
▶138ページ◀

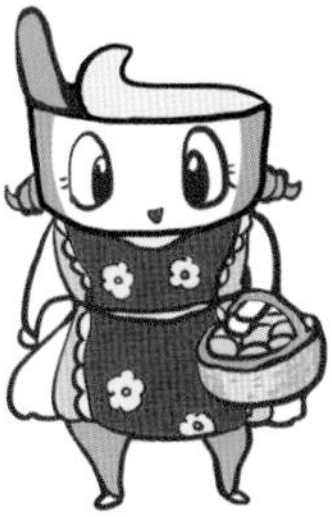

ヨーグリナ
ヨーグルトの化身
▶150ページ◀

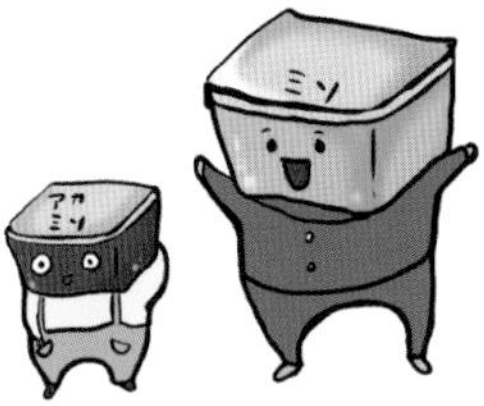

アカ・ミソッカス（左）
&テマエ・ミソ（右）
赤味噌と味噌の化身
▶148ページ◀

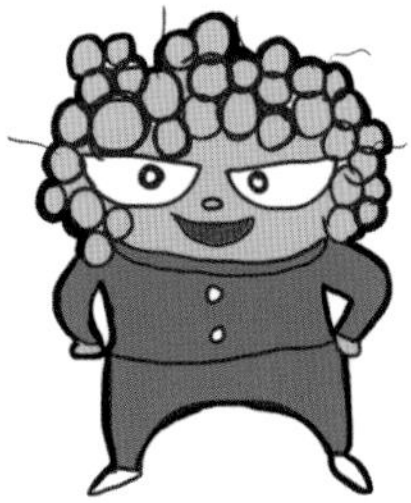

ロクデ・ナットウ
納豆の化身
▶146ページ◀

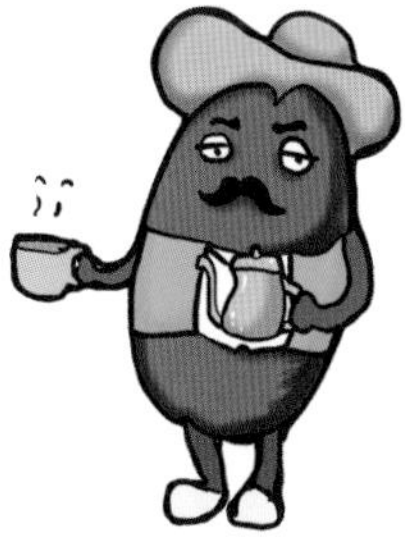

コーヒー・マスター
コーヒーの化身
▶158ページ◀

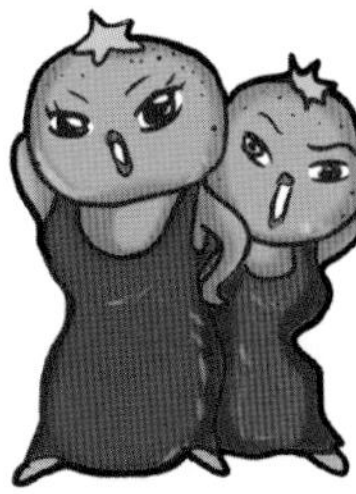

果糖姉妹
ミカンの化身
姉・キョーコ（左）
妹・ミカン（右）
▶156ページ◀

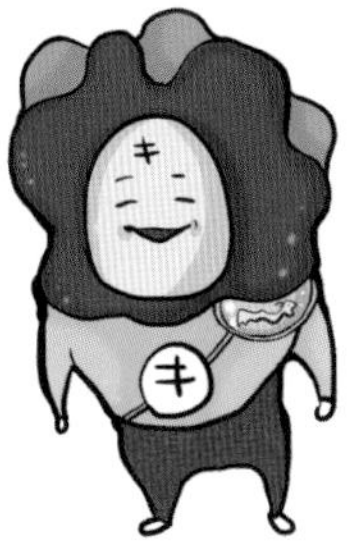

キクラゲ老師
キクラゲの化身
▶154ページ◀

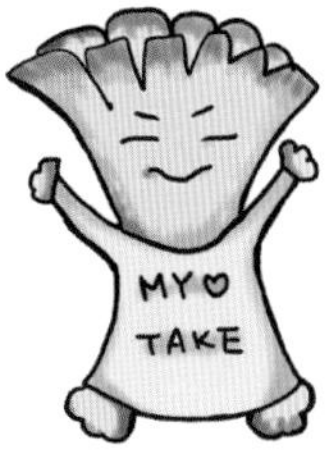

マイ・タケオ
マイタケの化身
▶152ページ◀

ある日の献立

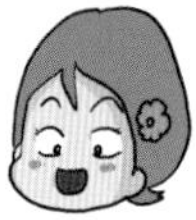

MORNING 朝

副菜①
味噌汁（ゴボウ、玉ねぎ、白菜）

副菜②
酢納豆（アマニ油、黒ゴマ入り）

副菜③
モズク酢

副菜④
リンゴ

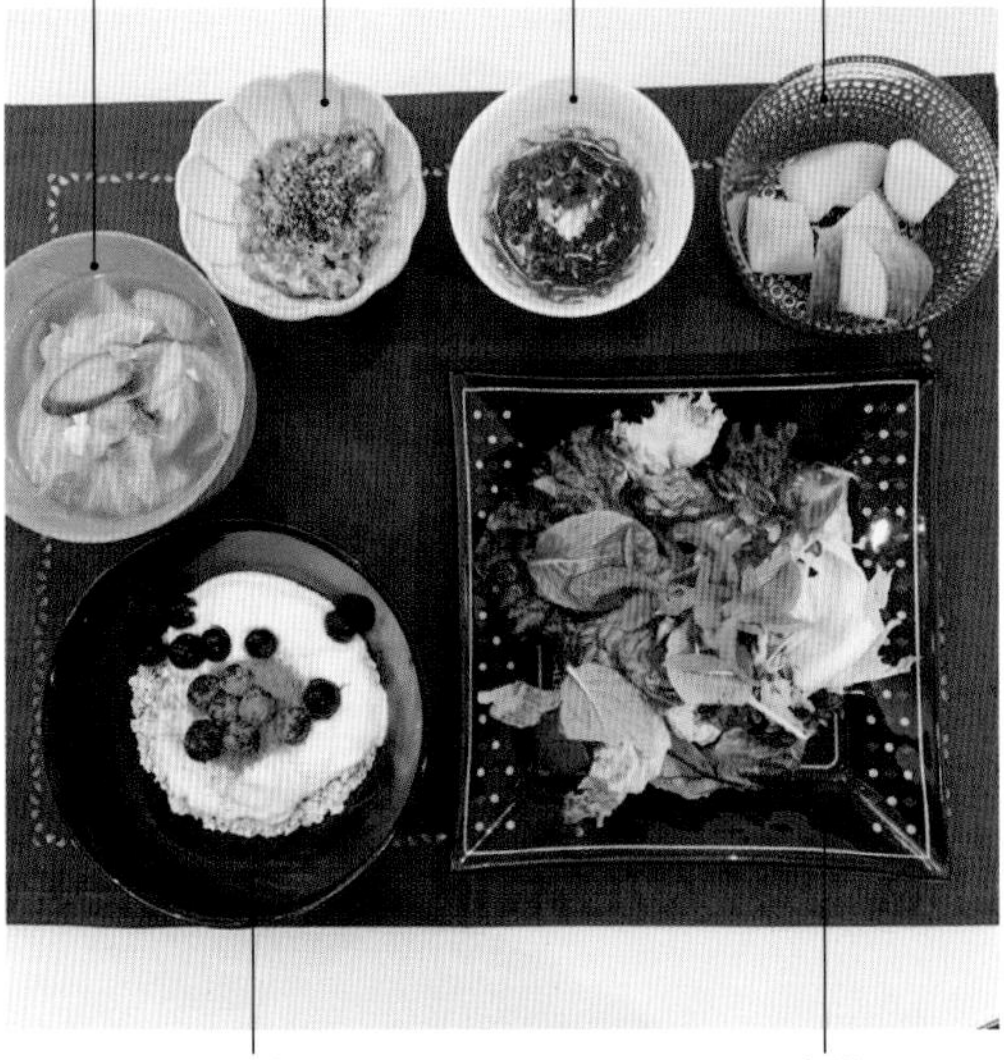

主食
オートミール（ヨーグルト、きな粉、シナモン、ブルーベリー入り）

主菜
サラダ（酢玉ねぎ、ベビーリーフ、サニーレタス、ミニトマト）

たっぷり野菜と種類豊富な発酵食品でまとめた低糖質の朝食。食材には爽やかな酢やヨーグルトを使って、短鎖脂肪酸を摂り入れます。一日のスタートを気持ちよく切れる、彩り良く目にも鮮やか、消化しやすくお腹に優しい献立です。

LUNCH 昼

副菜①
味噌汁（白菜、卵）

副菜②
キムチ冷奴

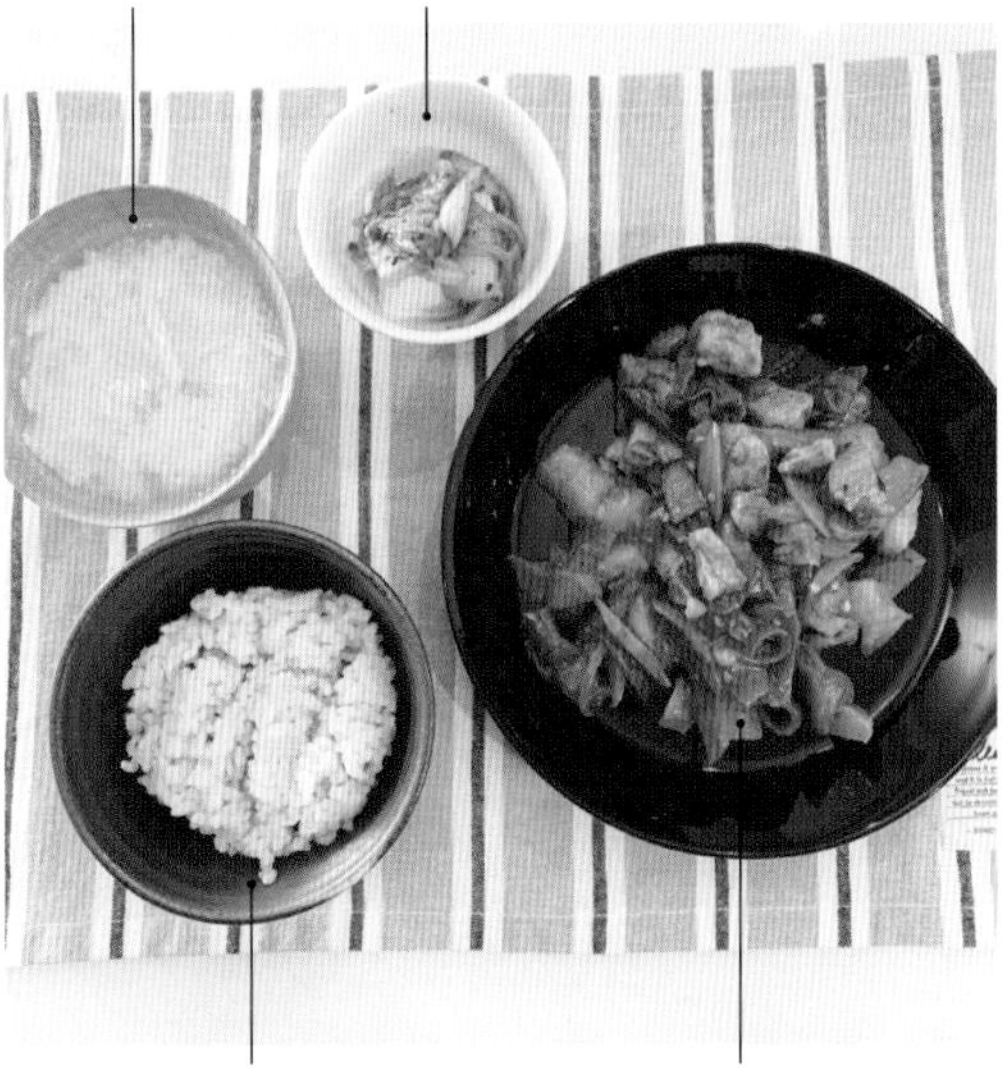

主食
玄米150g

主菜
低糖質酢豚

野菜は温野菜にするとたくさん食べることができて、満足感も増します。味付けは市販の低糖質ケチャップと糖質ゼロの甘味料で仕上げれば、食後血糖値の上昇が少なくて安心です。発酵食品もバランスよく摂り入れます。

DINNER 夕1

副菜①
味噌汁（なめこ、白ねぎ、豆腐）

副菜②
アボカド納豆

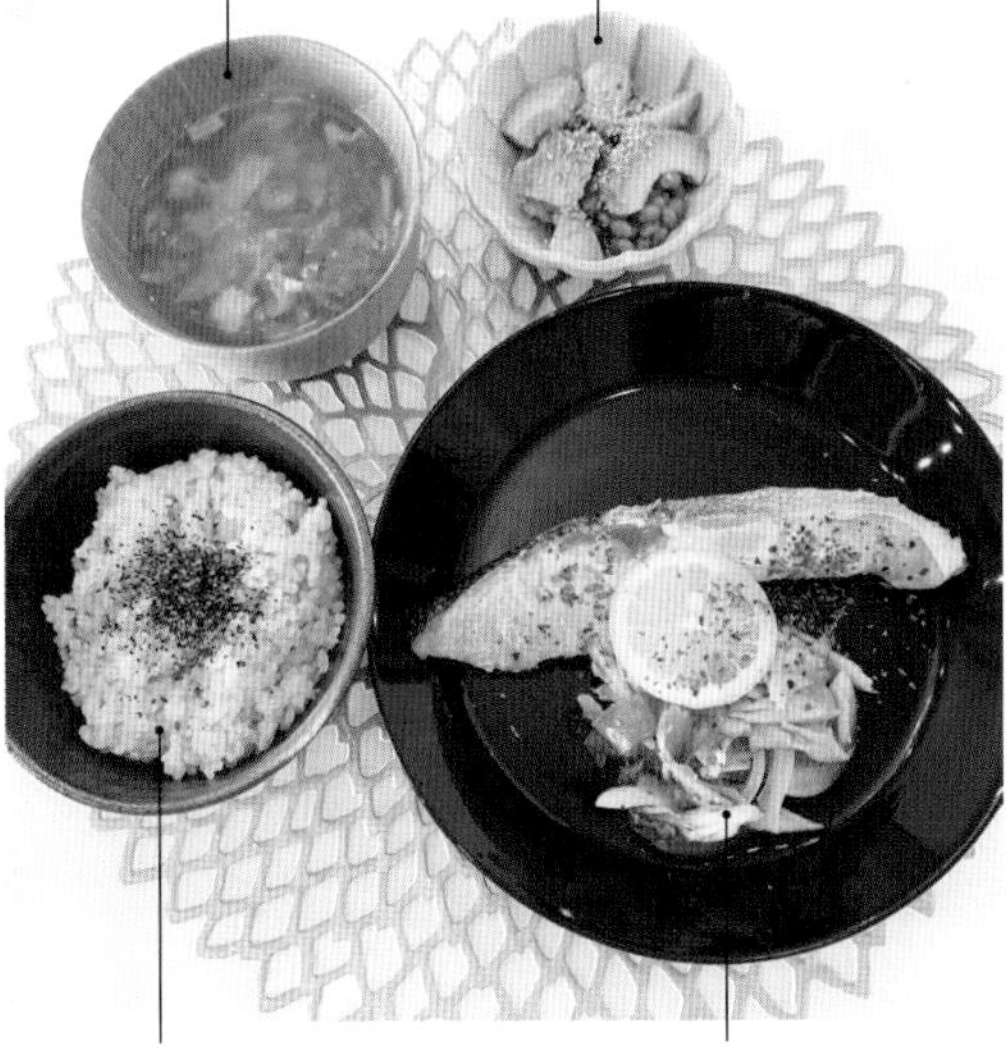

主食
玄米150g

主菜
鮭とトマトと玉ねぎのレモンホイル焼き

鮭のうまみと栄養を余すところなく楽しめるのがホイル焼き。トマトと玉ねぎも蒸し焼きにすることで美味しさアップ。レモンの風味は食欲を増し、減塩にもなります。なめこは水溶性食物繊維、アボカドはビタミン豊富な低糖質の神食材です。

DINNER 夕2

副菜①
だし巻き玉子焼き

副菜②
小松菜と厚揚げ、鶏ささみのポン酢和え

副菜③
しめじとにんじん、ほうれん草、白菜のコンソメスープ

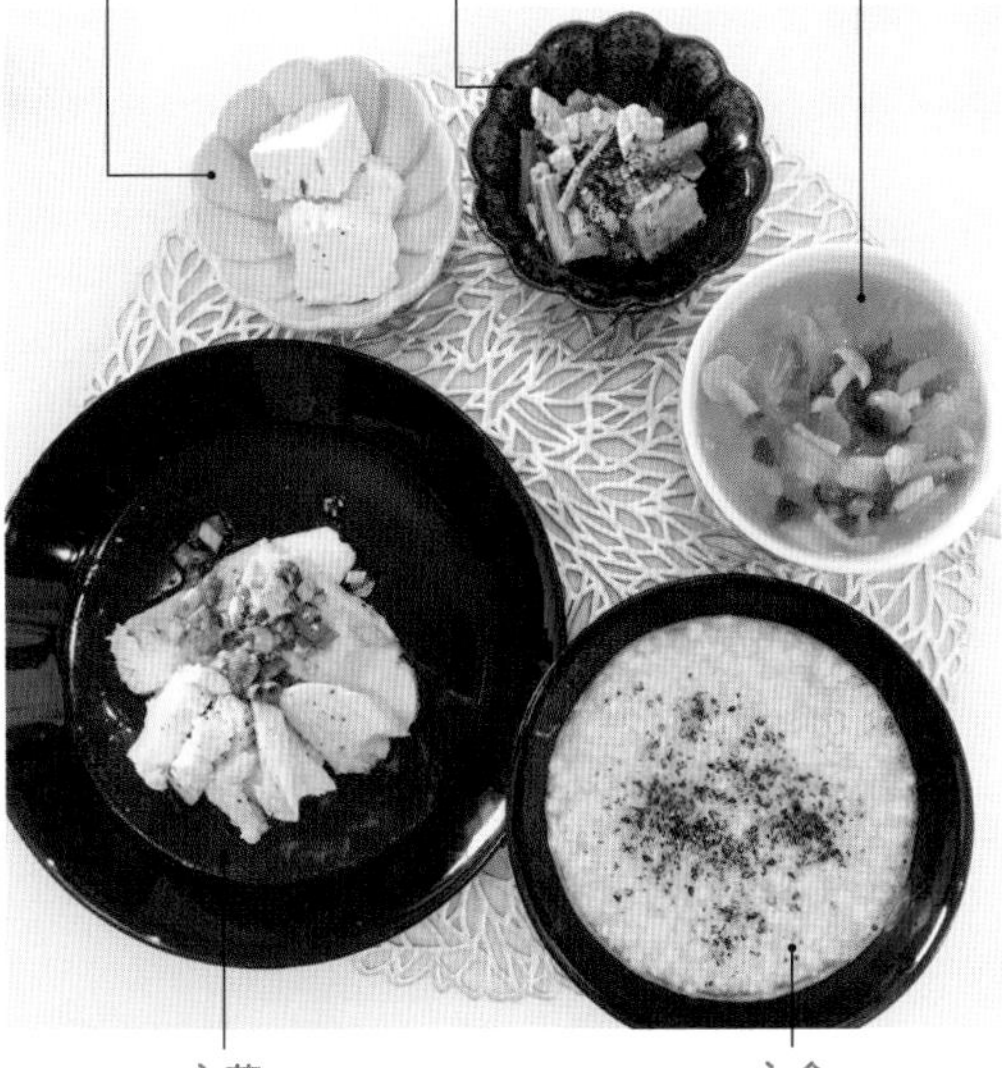

主菜
鶏胸肉のしっとりソテー　酢醤油ねぎソース掛け

主食
オートミール粥

鶏肉、卵、厚揚げで良質のたんぱく質をたっぷり摂り入れます。また野菜はスープにすることで、食物繊維やフィトケミカルなどの栄養を丸ごといただけます。季節に合わせたいろいろな種類の野菜を入れて、旬や食感も楽しみましょう。

目次

うちの夫が糖尿病になっちゃった！
ズボラ夫が血糖値を下げた方法

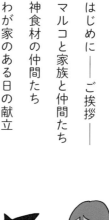

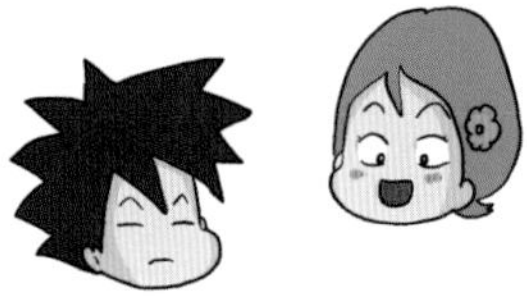

第１章
夫が糖尿病になってしまった!!
教育入院で大騒動！

第3章

糖尿病と上手に付き合おう!!
血糖値が高めならどうする？

第4章 糖尿病の症状を抑える!! 血糖コントロールに効く神食材！

第５章
糖尿病の夫をもってしまった妻 マルコは今日も闘い続ける！

付録

糖尿病・高血糖対策には「GI値」にも要注目！

知っとくメモ

カバーデザイン　萩原睦（志岐デザイン事務所）
カバーイラスト　マルコ
本文デザイン・DTP　初見弘一（T.F.H）
編集協力　小松崎毅
Special Thanks　Kタロー
監修　藤田紘一郎（東京医科歯科大学名誉教授）

第1章

夫が糖尿病になってしまった!!
教育入院で大騒動！

STORY 01

不穏な咳…ズボラ夫曰く「ただの風邪」それが後悔の始まりだった

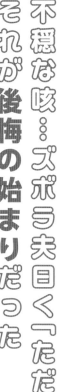

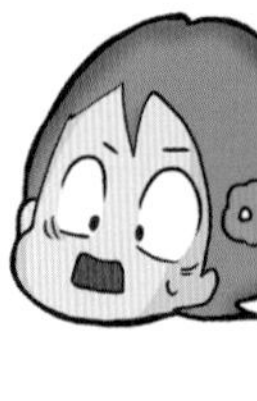

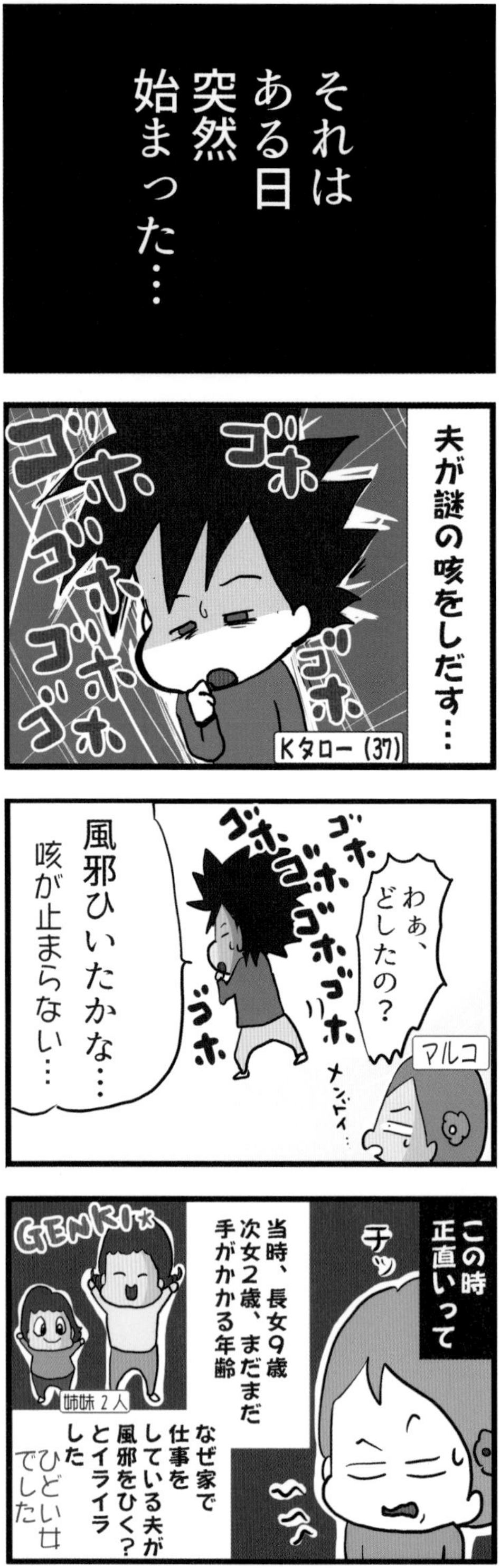
それはある日突然始まった…
夫が謎の咳をしだす…
ゴホ
ゴホ
ゴホ
ゴホ
ゴホ
ゴホ
ゴホ
Kタロー（37）
ゴホ
ゴホゴホゴホゴホ
ゴホ
わぁ、どしたの？
マルコ
メンドイ…
風邪ひいたかな…
咳が止まらない…
この時正直いって
チッ
当時、長女9歳次女2歳、まだまだ手がかかる年齢
GENKI☆
姉妹2人
なぜ家で仕事をしている夫が風邪をひく？とイライラした
ひどい女でした

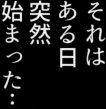

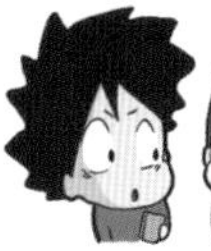

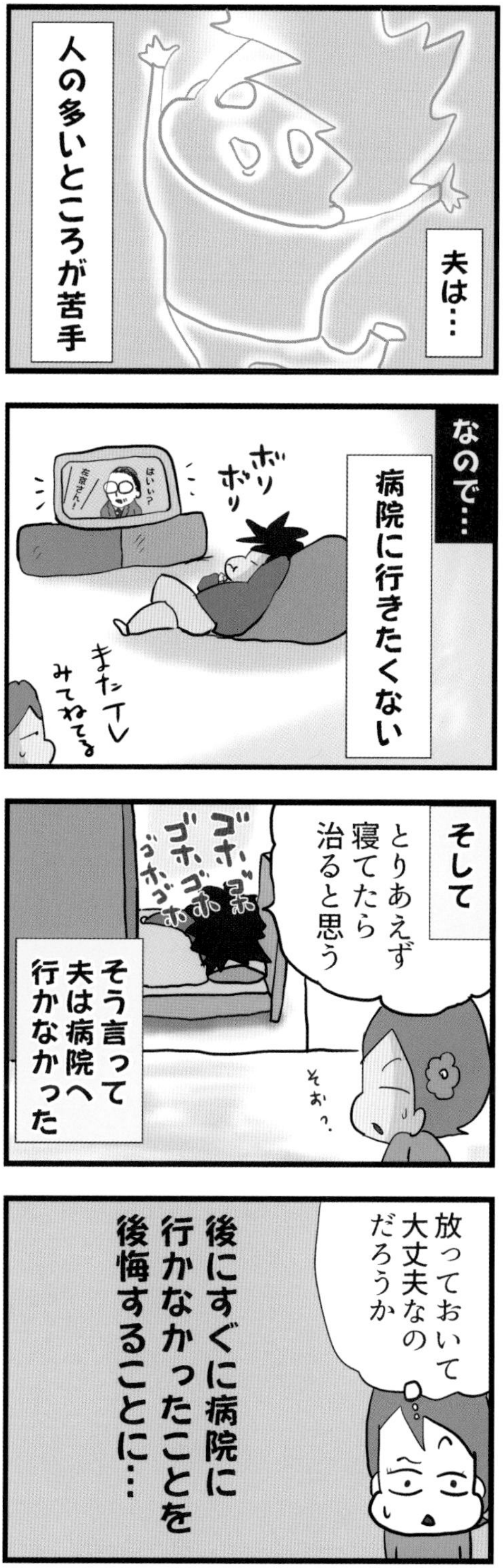
夫は…
人の多いところが苦手
なので…
病院に行きたくない
ポリ
ポリ
はいぃ?
またTV
みてねてる
そして
とりあえず
寝てたら
治ると思う
ゴホゴホ
ゴホゴホ
ゴホゴホ
そう言って
夫は病院へ
行かなかった
そお?
放っておいて
大丈夫なの
だろうか
後にすぐに病院に
行かなかったことを
後悔することに…

知っとくメモ

糖尿病の初期症状にはほかに、疲労感や体のかゆみ、手足の感覚が悪くなったりチクチク傷んだり、空腹感や喉の渇き、目のかすみ、頻尿などがあります。思い当たるフシがあったら要注意!この本を読んで、いろいろな知識を学んでいただけたら、と思います。

自覚症状がないこともあるので、日常的に運動不足を感じている人は特に気をつけて

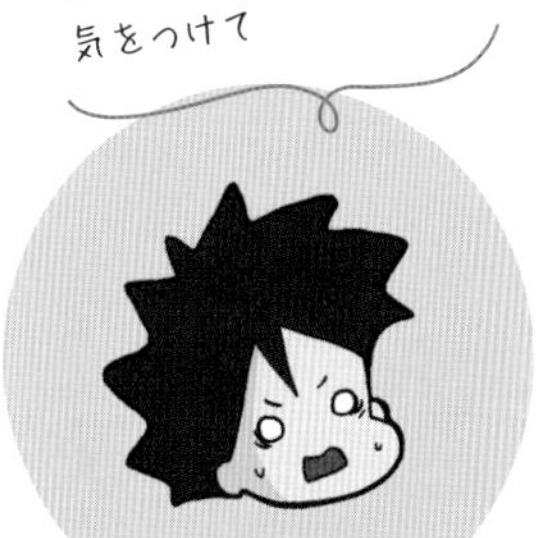

STORY 02

平穏な生活をブチ壊す衝撃の発言!「オレは死ぬかもしれない…」

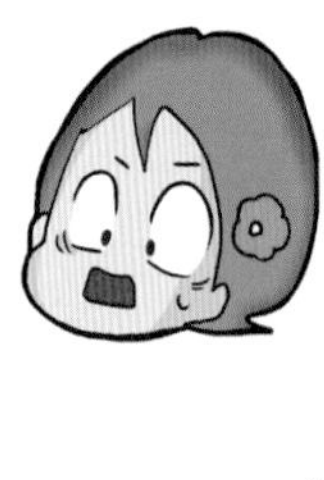

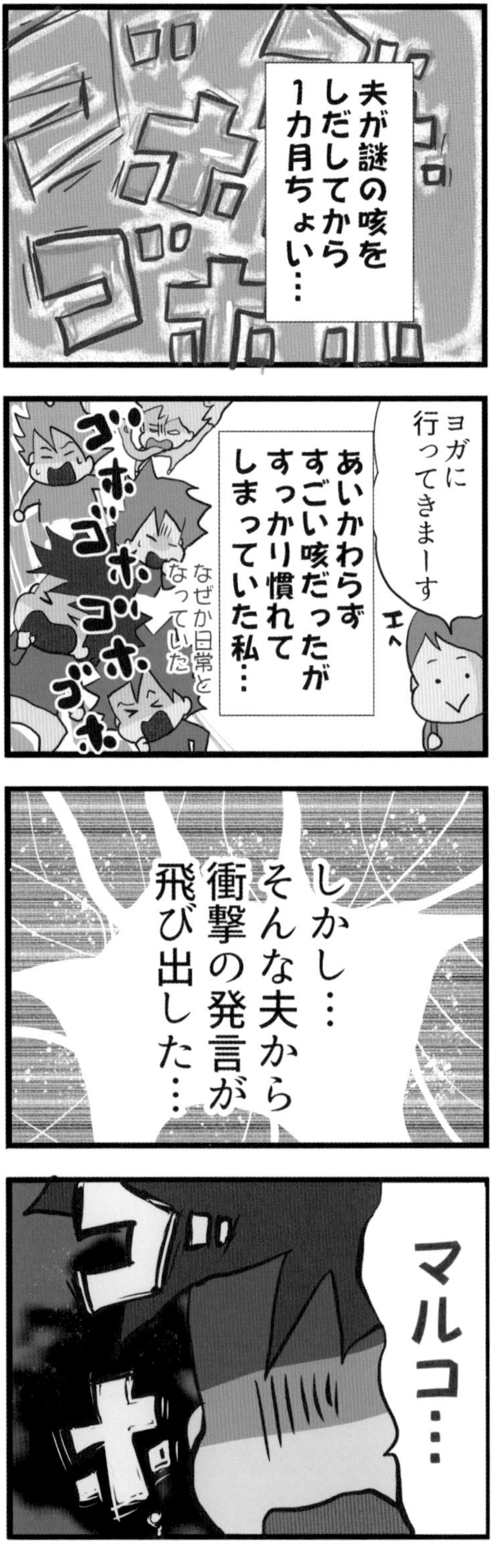
夫が謎の咳をしだしてから1カ月ちょい…
ゴホ ゴホ
ヨガに行ってきまーす
エヘ
あいかわらずすごい咳だったがすっかり慣れてしまっていた私…
なぜか日常となっていた
ゴホ ゴホ ゴホ ゴホ
しかし…そんな夫から衝撃の発言が飛び出した…
マルコ…
ゴホ

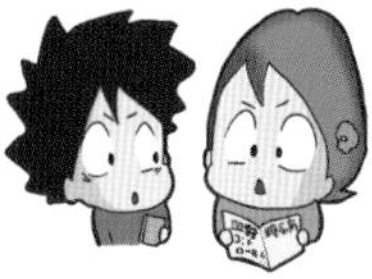

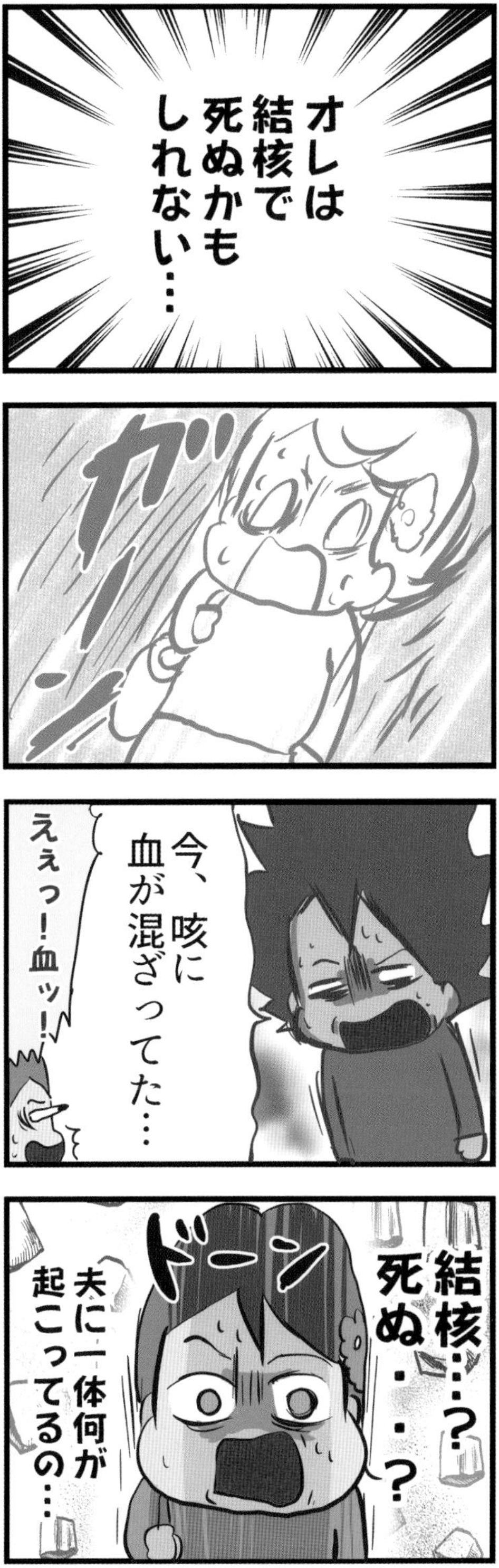
オレは結核で死ぬかもしれない…
ガーン
今、咳に血が混ざってた…
ええっ！血ッ！
ドーン
結核…？死ぬ…？
夫に一体何が起こってるの…

知っとくメモ

ただの風邪だと思っていても、糖尿病の影響で免疫力が弱って症状が長引くことがあります。糖尿病を放っておくと、このように症状が出るケース以外に、自覚症状がなくても裏で様々な病気が進行していることがあるので、日頃の健康管理などに注意してくださいね。

最初は何が起こっているのか本当にわかりませんでした…

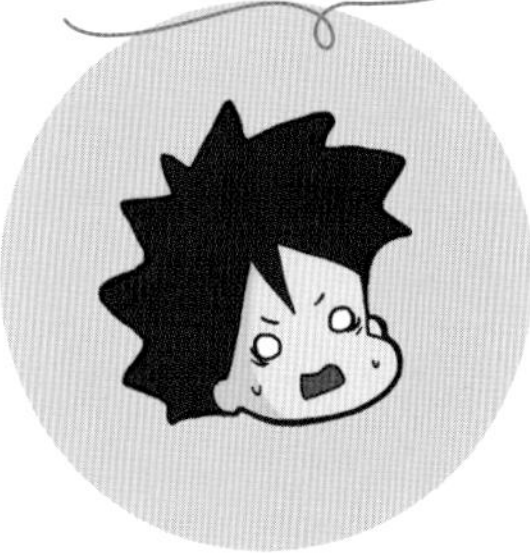

STORY 03

「夫の死」をリアルに考えてみたら…ガクブルしながらもまずしたこと

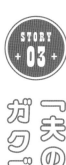

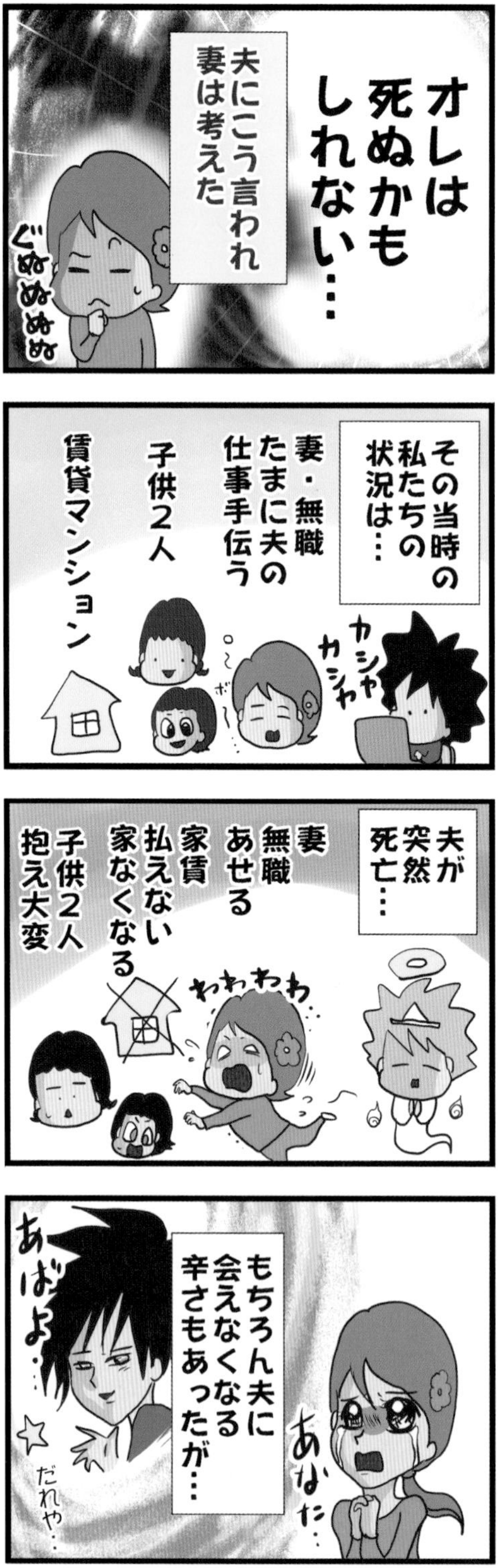

オレは死ぬかもしれない…
夫にこう言われ妻は考えた
ぐぬぬぬぬぬ
その当時の私たちの状況は…
妻・無職
たまに夫の仕事手伝う
子供2人
賃貸マンション
カシャカシャ
夫が突然死亡…
妻
無職
あせる
家賃
払えない
家なくなる
子供2人
抱え大変
わわわわ
もちろん夫に会えなくなる辛さもあったが…
あばよ…
だれや…
あなた…

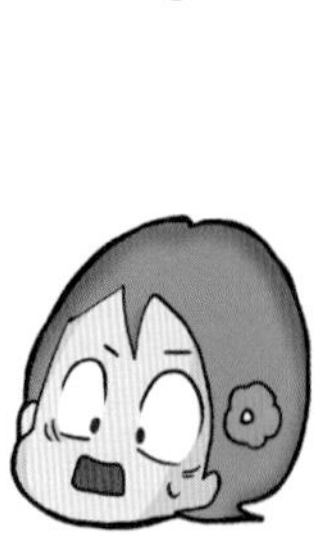

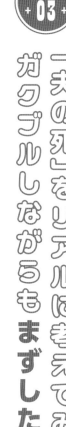

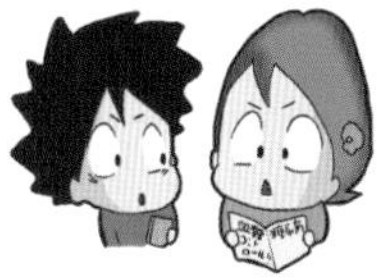

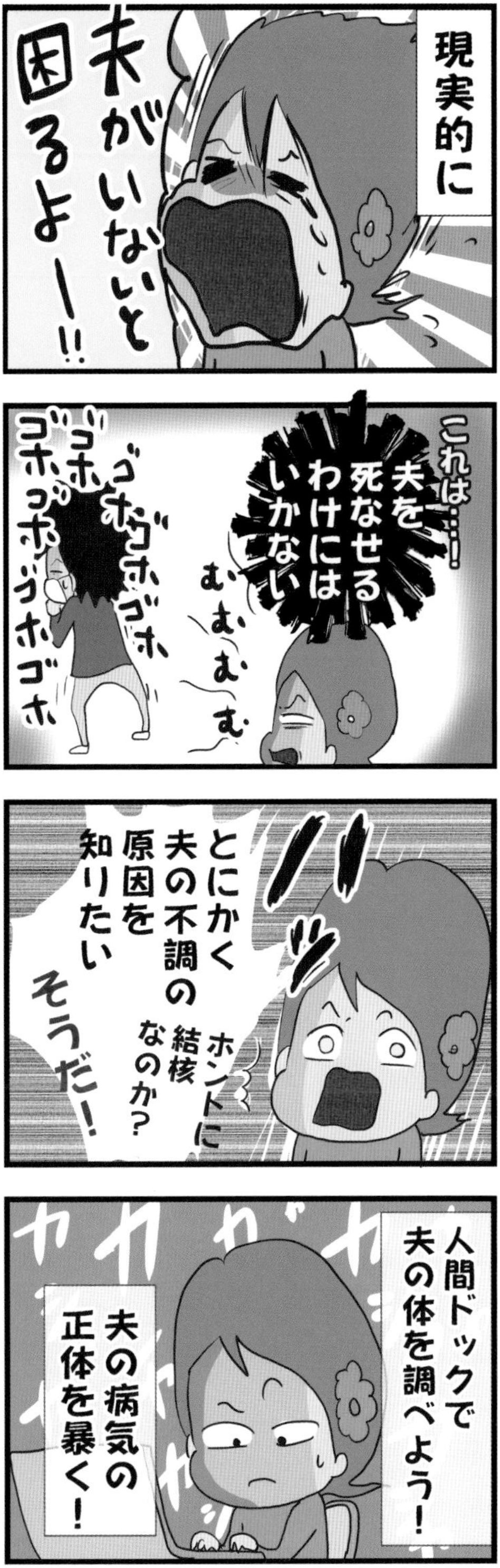
現実的に
夫がいないと
困るよー!!
これは…!
夫を
死なせる
わけには
いかない
むむむむ
ゴホゴホゴホ
ゴホゴホゴホゴホ
とにかく
夫の不調の
原因を
知りたい
ホントに
結核
なのか?
そうだ!
人間ドックで
夫の体を調べよう!
夫の病気の
正体を暴く!

知っとくメモ

国際糖尿病連合(IDF)によると、世界の糖尿病人口は2017年現在で4億2500万人。日本では糖尿病患者は初めて1000万人を超え、予備軍を合わせると2000万人以上にのぼることがわかりました。つまり成人の4人に1人が糖尿病か予備軍ということになります。

この時は本当に死を考えたくらい体がボロボロでした…

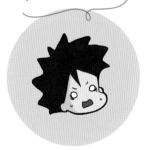

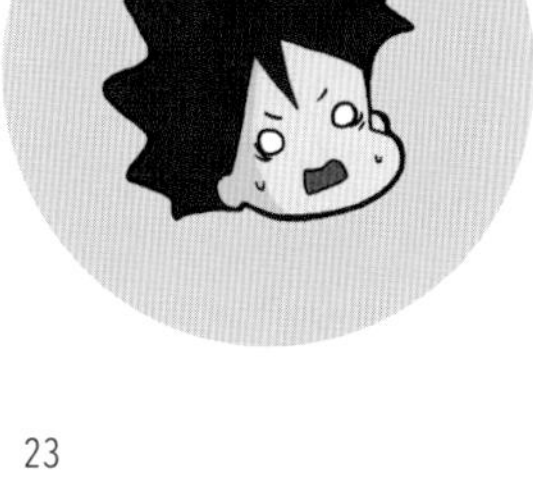

STORY 04

フリーランスや専業主婦は要注意！長らく放置してきた健康診断へゴー!!

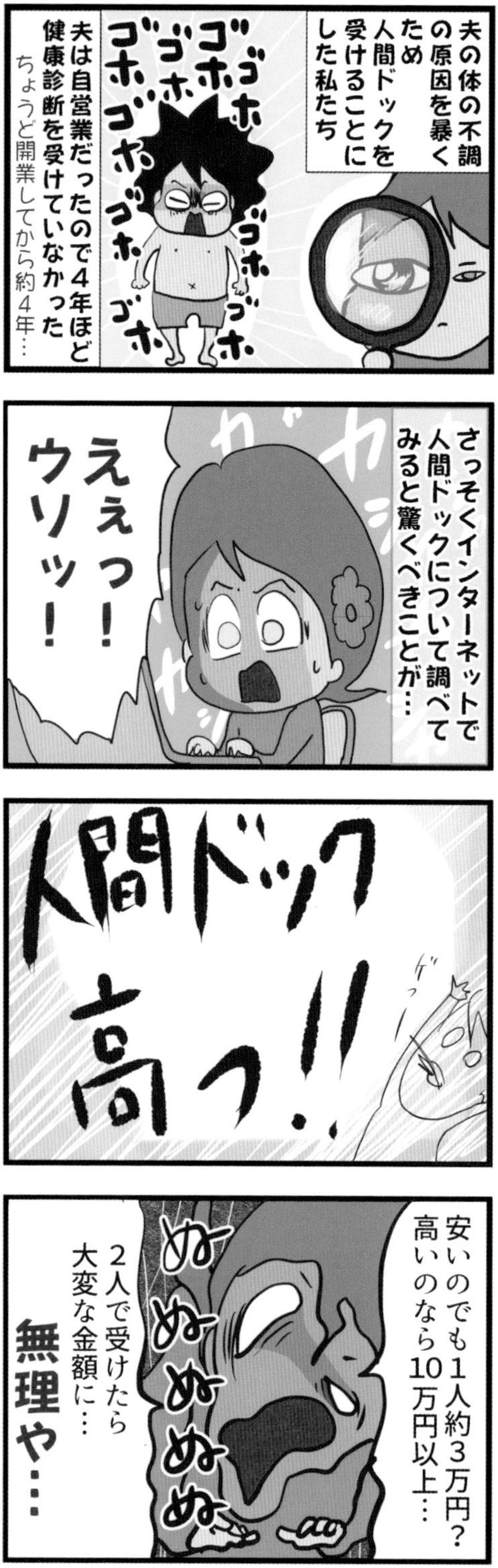

夫の体の不調の原因を暴くため人間ドックを受けることにした私たち
ゴホゴホ
ゴホゴホ
ゴホゴホ
ゴホゴホ
夫は自営業だったので4年ほど健康診断を受けていなかった
ちょうど開業してから約4年…
さっそくインターネットで人間ドックについて調べてみると驚くべきことが…
ええっ！ウソッ！
人間ドック高っ!!
安いのでも1人約3万円？高いのなら10万円以上…
ぬぬぬぬぬぬ
2人で受けたら大変な金額に…
無理や…

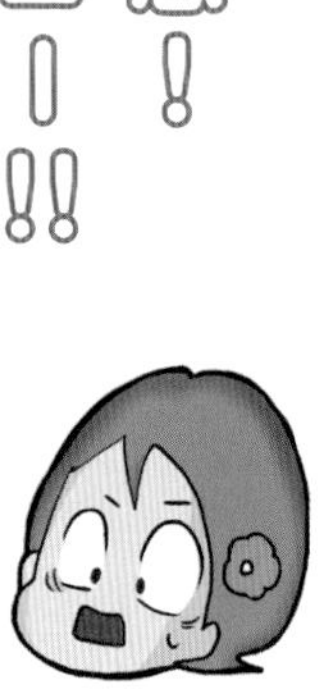

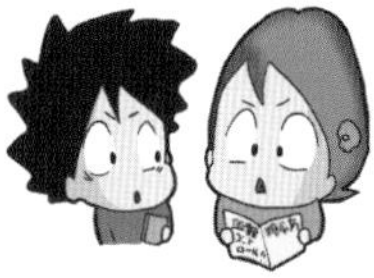

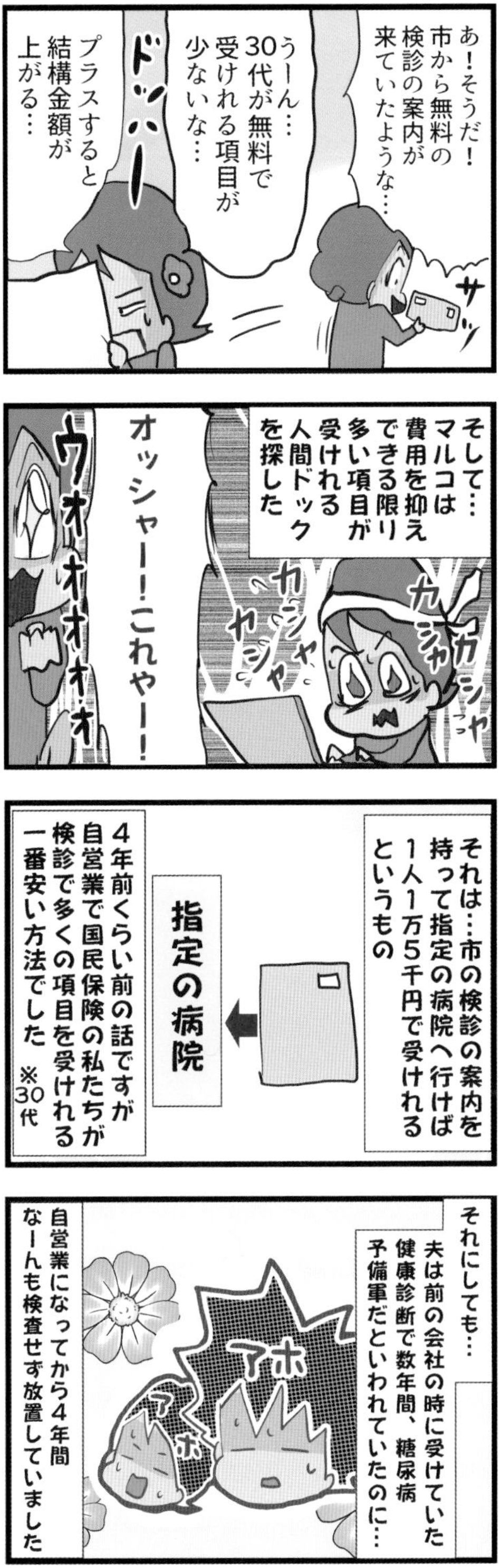
あ！そうだ！市から無料の検診の案内が来ていたような…
サッ
うーん…30代が無料で受けれる項目が少ないな…
プラスすると結構金額が上がる…
そして…マルコは費用を抑えできる限り多い項目が受けれる人間ドックを探した
カシャカシャ
カシャカシャ
オッシャー！これやー！
ウオーオオオオ
それは…市の検診の案内を持って指定の病院へ行けば1人1万5千円で受けれるというもの
指定の病院
4年前くらい前の話ですが自営業で国民保険の私たちが検診で多くの項目を受けれる一番安い方法でした
※30代
それにしても…夫は前の会社の時に受けていた健康診断で数年間、糖尿病予備軍だといわれていたのに…
アホ
アホ
自営業になってから4年間なーんも検査せず放置していました

健康診断の大切さを感じました!! 自営業の人は要注意！

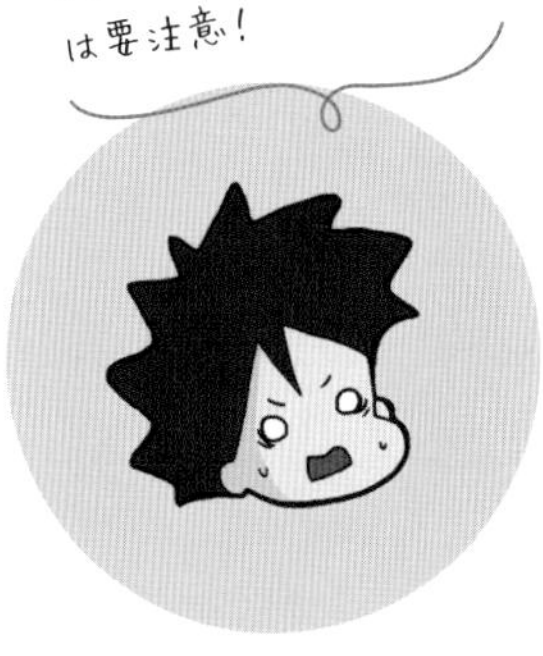

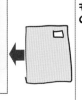

STORY 05

妻は異常なしの判定A! 一方、ついに判明した夫の病名…

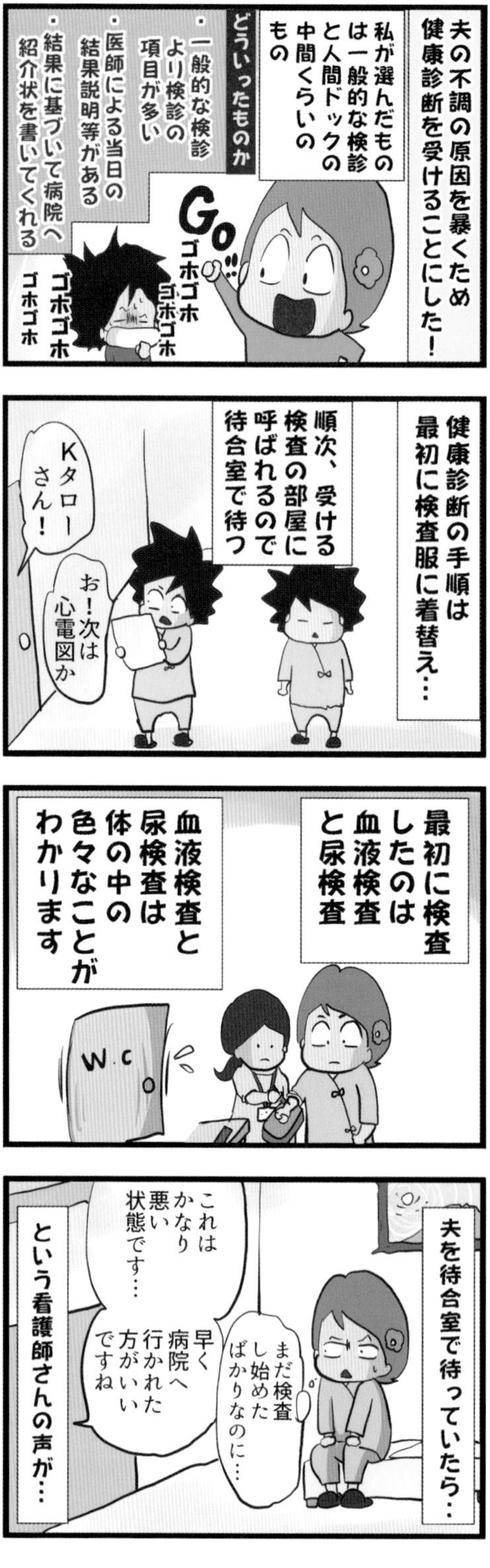
夫の不調の原因を暴くため健康診断を受けることにした!
私が選んだものは一般的な検診と人間ドックの中間くらいのもの
GO
ゴホゴホ
ゴホゴホ
どういったものか
・一般的な検診より検診の項目が多い
・医師による当日の結果説明等がある
・結果に基づいて病院へ紹介状を書いてくれる
ゴホゴホ
ゴホゴホ
健康診断の手順は最初に検査服に着替え…
順次、受ける検査の部屋に呼ばれるので待合室で待つ
お!次は心電図か
Kタローさん!
最初に検査したのは血液検査と尿検査
血液検査と尿検査は体の中の色々なことがわかります
W.C
夫を待合室で待っていたら…
まだ検査し始めたばかりなのに…
これはかなり悪い状態です…
早く病院へ行かれた方がいいですね
という看護師さんの声が…

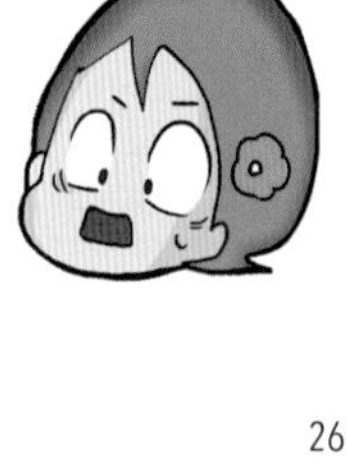

第1章
教育入院で
大騒動!

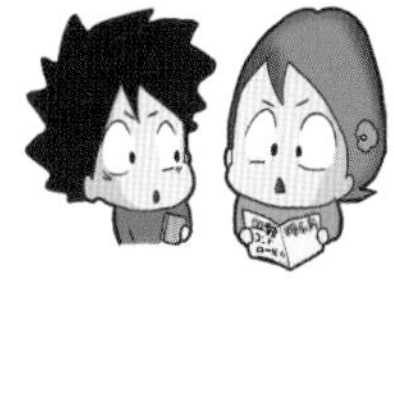

知っとくメモ

糖尿病の検査では、空腹時血糖値という、10時間以上何も食べていない状態での血糖値を測定する検査が行われます。そのほか、75gOGTT(75g経口ブドウ糖負荷試験)という、ブドウ糖液(ブドウ糖75gを水に溶かしたもの)を飲んで血糖値を測定するという検査などもあります。

ついに病名が判明!!
糖尿病だった…!!

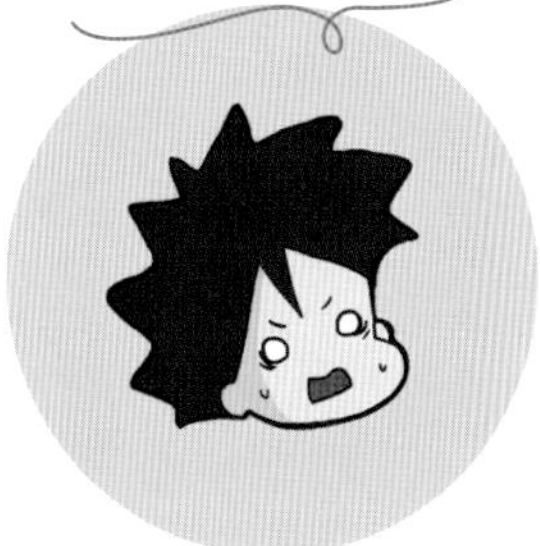

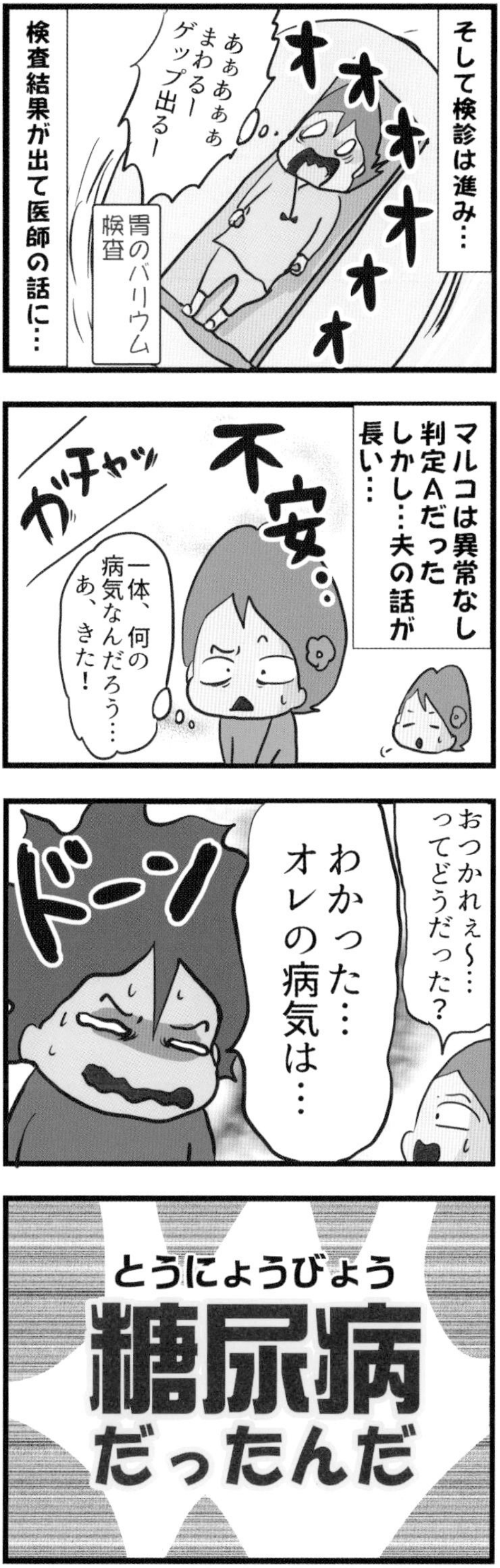
そして検診は進み…
オオオオオオ
あぁあぁぁぁ
まわるー
ゲップ出るー
胃のバリウム検査
検査結果が出て医師の話に…
マルコは異常なし判定Aだった しかし…夫の話が長い…
不安…
ガチャッ
一体、何の病気なんだろう…あ、きた!
おつかれぇ〜…ってどうだった?
わかった…オレの病気は…
ドーン
糖尿病《とうにょうびょう》だったんだ

STORY 06

衝撃の空腹時血糖値300超！弱気な夫、まさかの緊急入院へ…

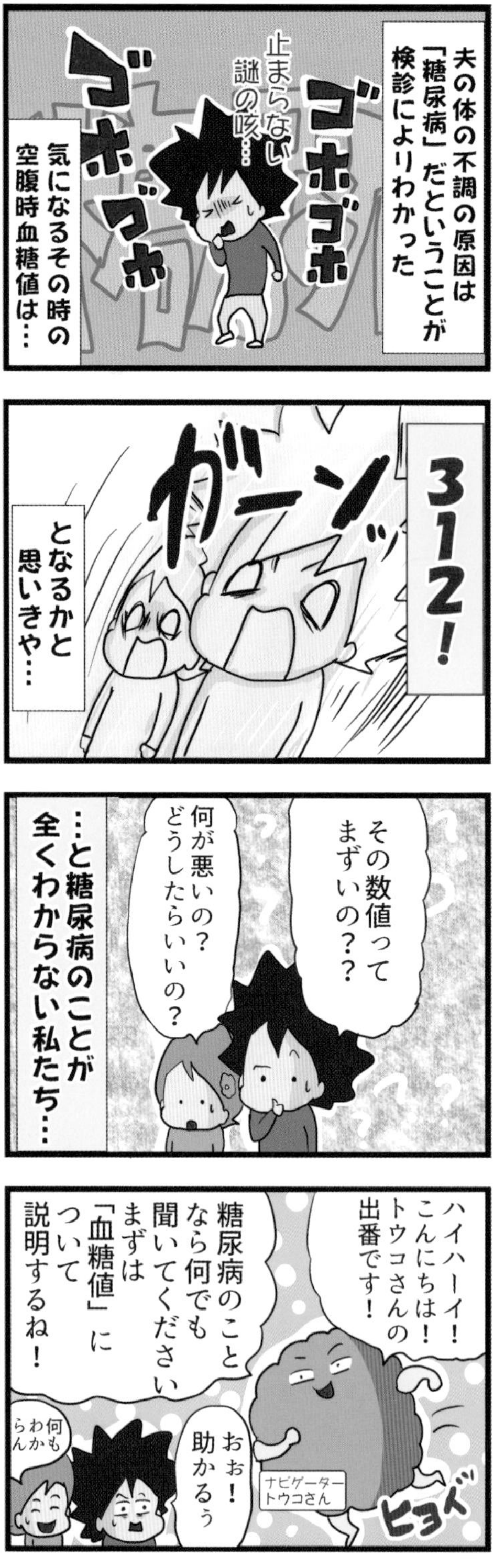
夫の体の不調の原因は「糖尿病」だということが検診によりわかった
ゴホゴホ
止まらない謎の咳…
ゴホゴホ
気になるその時の空腹時血糖値は…
312！
ガーン
となるかと思いきや…
その数値ってまずいの？？
何が悪いの？どうしたらいいの？
…と糖尿病のことが全くわからない私たち…
ハイハーイ！こんにちは！トウコさんの出番です！
糖尿病のことなら何でも聞いてくださいまずは「血糖値」について説明するね！
ヒョイ
ナビゲーター トウコさん
おぉ！助かるぅ
何もわからん

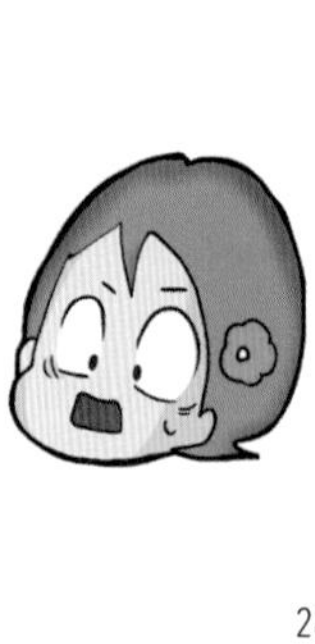

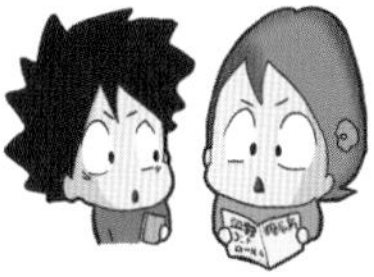

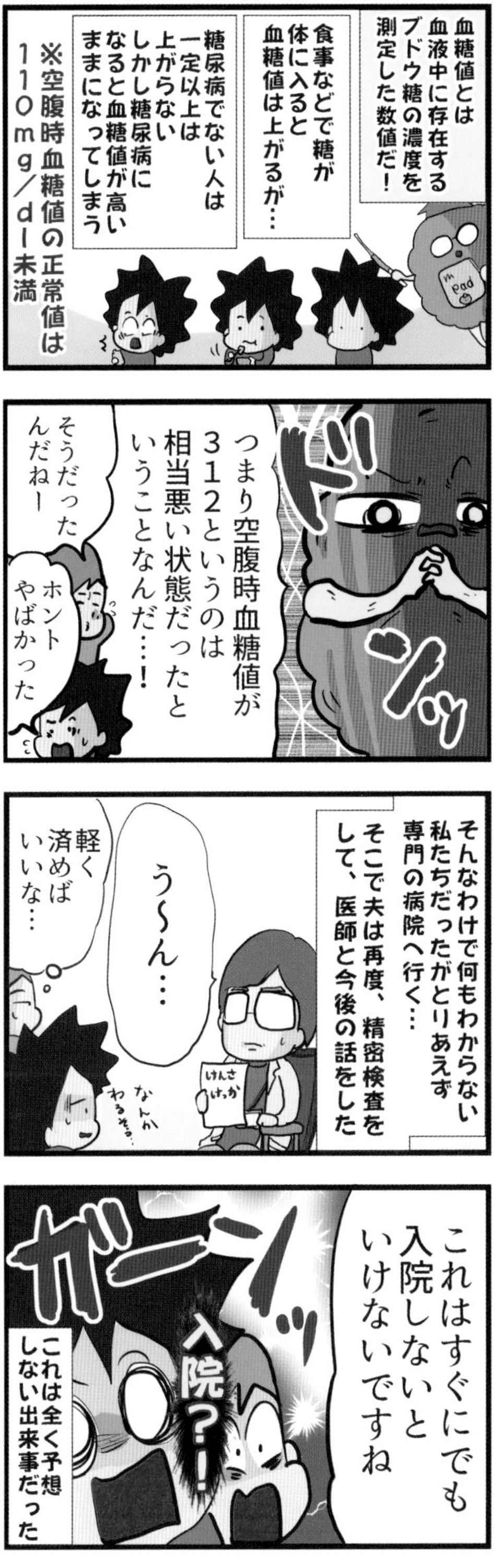
血糖値とは血液中に存在するブドウ糖の濃度を測定した数値だ！
食事などで糖が体に入ると血糖値は上がるが…
糖尿病でない人は一定以上は上がらないしかし糖尿病になると血糖値が高いままになってしまう
※空腹時血糖値の正常値は110mg/dl未満
ド
ンッ
つまり空腹時血糖値が312というのは相当悪い状態だったということなんだ…！
そうだったんだねー
ホントやばかった
そんなわけで何もわからない私たちだったがとりあえず専門の病院へ行く…
そこで夫は再度、精密検査をして、医師と今後の話をした
う〜ん…
軽く済めばいいな…
けんさけっか
なんかわるそう…
これはすぐにでも入院しないといけないですね
ガーンッ
入院？！
これは全く予想しない出来事だった

知っとくメモ

一般的に空腹時血糖値の正常値は110mg/dl未満、食後血糖値（食後2時間後）の正常値は140mg/dl未満です。

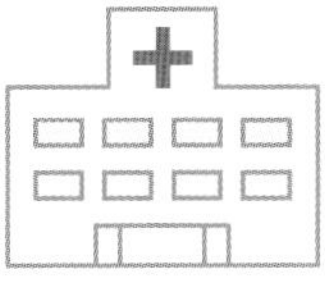

ええっ!! 入院!? とにかく驚きの連続でした！

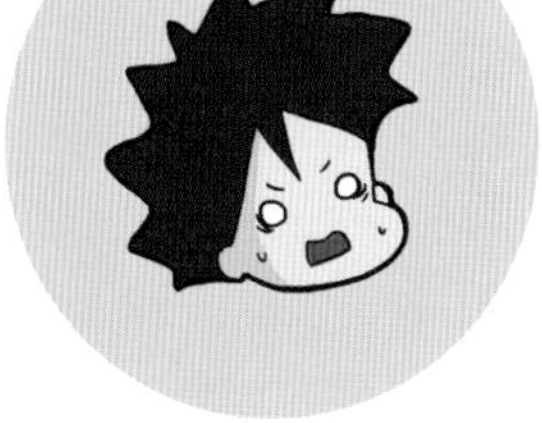

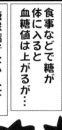

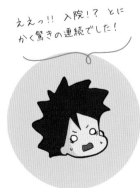

STORY 07

治らない病気「糖尿病」の恐怖！なぜ「緊急入院」しなければいけない…？

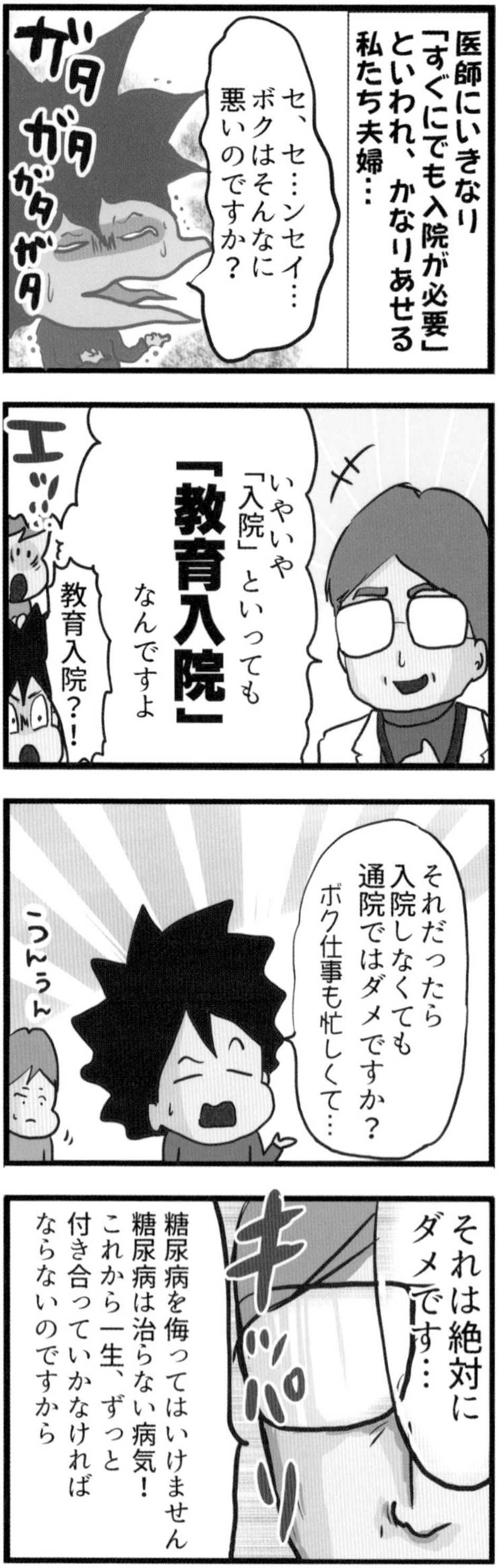
医師にいきなり「すぐにでも入院が必要」といわれ、かなりあせる私たち夫婦…
セ、セ…ンセイ…ボクはそんなに悪いのですか？
ガタガタガタガタ
いやいや「入院」といっても「教育入院」なんですよ
エッ…
教育入院？！
それだったら入院しなくても通院ではダメですか？
ボク仕事も忙しくて…
うんうん
それは絶対にダメです…
キッパリ
糖尿病を侮ってはいけません
糖尿病は治らない病気！
これから一生、ずっと付き合っていかなければならないのですから

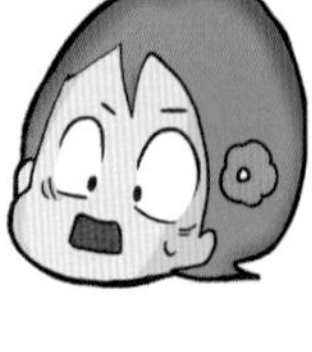

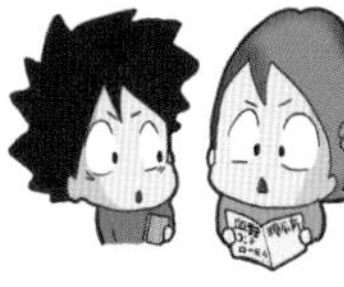

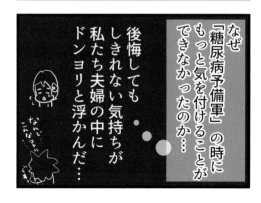

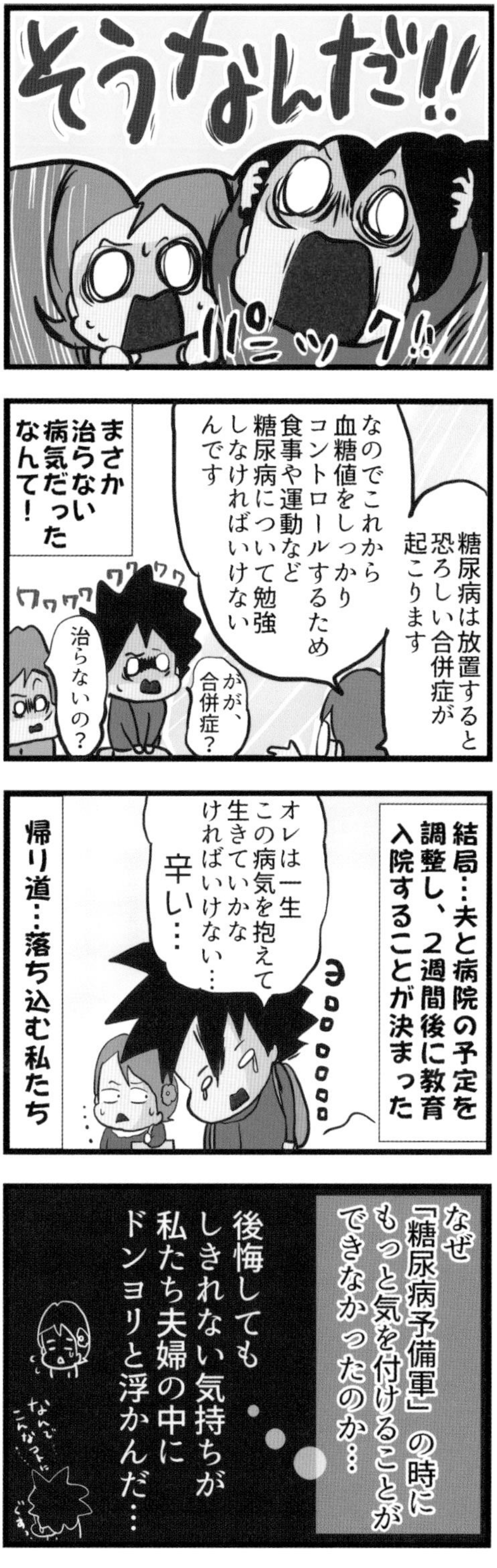
そうなんだ!!
パニック!!
糖尿病は放置すると恐ろしい合併症が起こります
なのでこれから血糖値をしっかりコントロールするため食事や運動など糖尿病について勉強しなければいけないんです
がが、合併症？
ワワワワ
ワワワワ
治らないの？
まさか治らない病気だったなんて！
結局…夫と病院の予定を調整し、２週間後に教育入院することが決まった
オレは一生この病気を抱えて生きていかなければいけない…
辛い…
ヨロロロロロロ
帰り道…落ち込む私たち
なぜ「糖尿病予備軍」の時にもっと気を付けることができなかったのか…
後悔してもしきれない気持ちが私たち夫婦の中にドンヨリと浮かんだ…
なんで…こんなコトに…
ぐすっ

知っとくメモ

糖尿病はインスリンの作用不足によって血糖値が下がりづらくなる病気です。糖尿病で血糖値が高くなる体質になってしまうと、あとは薬や食事、運動、生活の改善などによって血糖値を下げた状態に保つ「血糖コントロール」をずっと続けていく必要があります。

糖尿病になってから後悔してももう遅い！ 怪しいと思ったら放っておかないでね

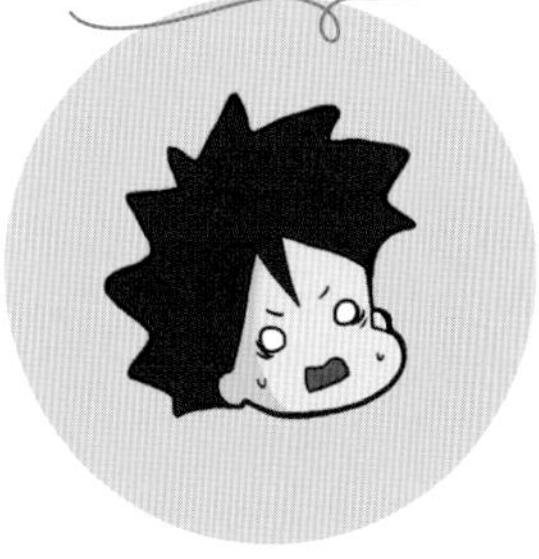

STORY 08

糖尿病の夫に何を食べさせたらいい？ 間違った食事療法で夫がボロボロに！

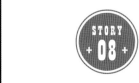

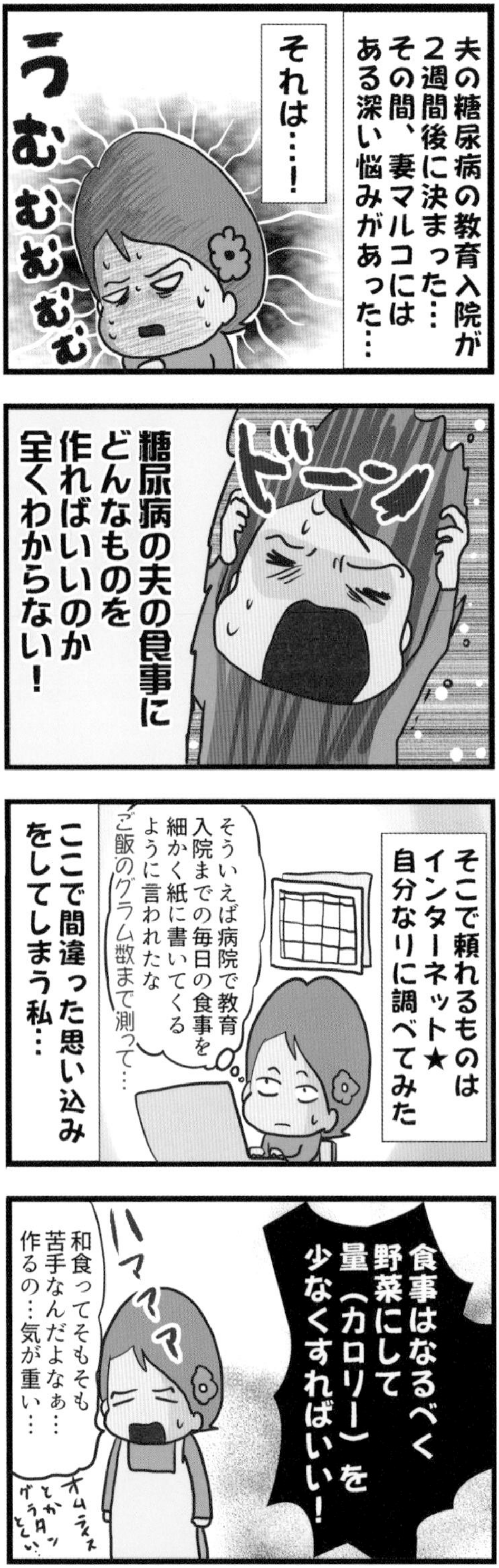
夫の糖尿病の教育入院が2週間後に決まった…その間、妻マルコにはある深い悩みがあった…
それは…！
うむむむむ
ドーン
糖尿病の夫の食事にどんなものを作ればいいのか全くわからない！
そこで頼れるものはインターネット★自分なりに調べてみた
そういえば病院で教育入院までの毎日の食事を細かく紙に書いてくるように言われたなご飯のグラム数まで測って…
ここで間違った思い込みをしてしまう私…
食事はなるべく野菜にして量（カロリー）を少なくすればいい！
ハァァァ
和食ってそもそも苦手なんだよなぁ…作るの…気が重い…
オムライスとかグラタンとかい…

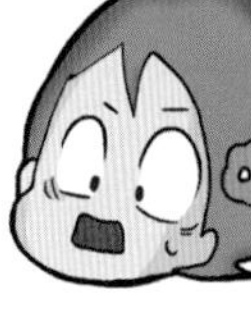

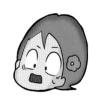

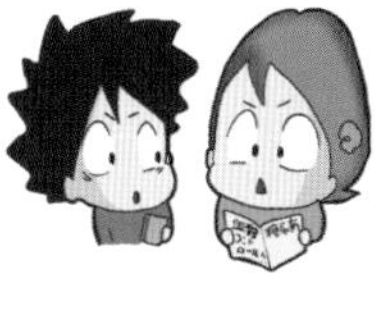

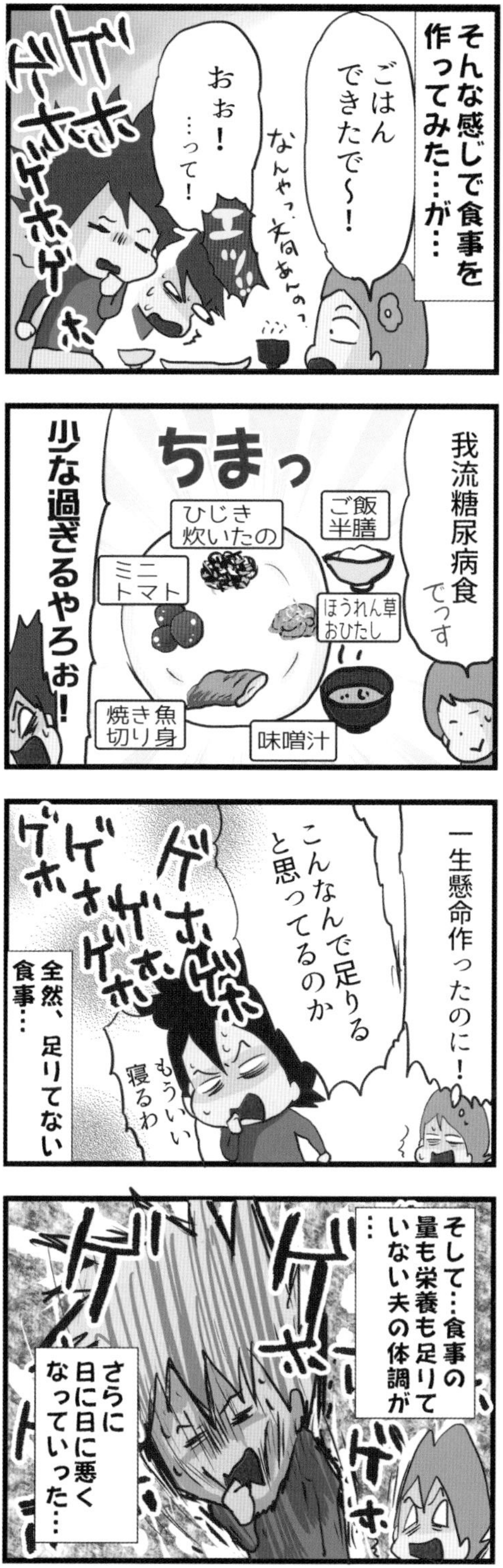
そんな感じで食事を作ってみた…が…
ごはんできたで〜！
なんやっ 文句あんのっ
おお！ …って！
エッ!!
ゲホゲホ
我流糖尿病食でっす
ちまっ
ご飯半膳
ひじき炊いたの
ミニトマト
ほうれん草おひたし
焼き魚切り身
味噌汁
少な過ぎるやろお！
一生懸命作ったのに！
こんなんで足りると思ってるのか
もういい寝るわ
全然、足りてない食事…
そして…食事の量も栄養も足りていない夫の体調が…
さらに日に日に悪くなっていった…

知っとくメモ

食事を減らすだけの食事療法はキケン！ 栄養バランスとカロリー量をきちんと考えた体にいい食事を摂ることが大切です。

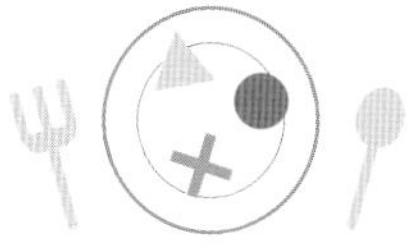

ごはんの量をただ減らすことが糖尿病の食事と勘違いしてた…

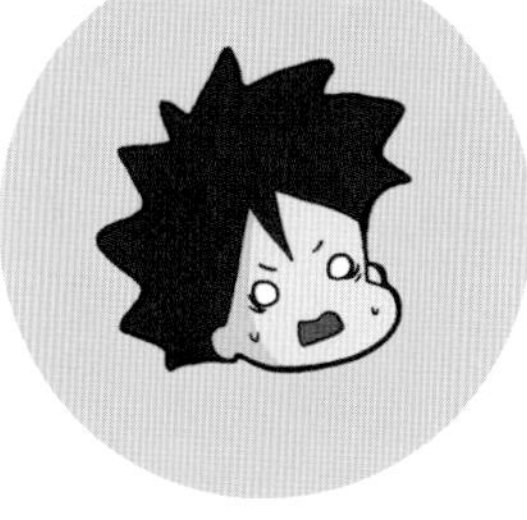

STORY 09

病状が悪化し、イライラつのる夫 精神状態ギリギリの妻を襲った惨劇

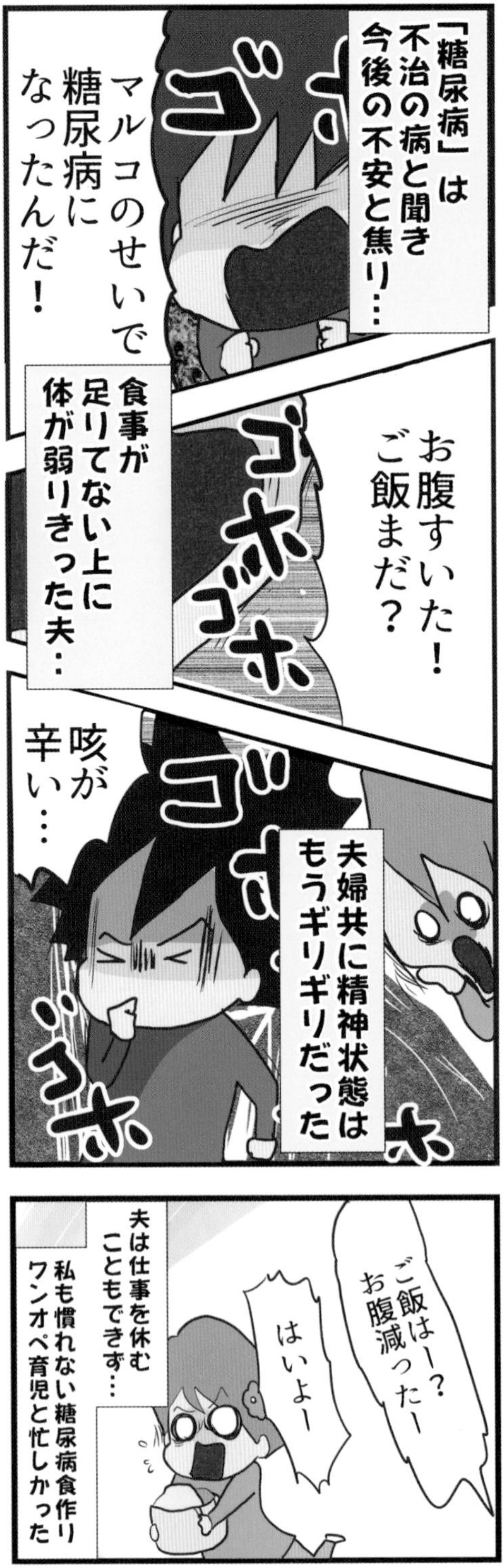
「糖尿病」は
不治の病と聞き
今後の不安と焦り…
ゴホ
マルコのせいで
糖尿病に
なったんだ！
お腹すいた！
ご飯まだ？
ゴホゴホ
食事が
足りてない上に
体が弱りきった夫…
夫婦共に精神状態は
もうギリギリだった
ゴホ
咳が
辛い…
ゴホ
ご飯はー？
お腹減ったー
はいよー
夫は仕事を休む
こともできず…
私も慣れない糖尿病食作り
ワンオペ育児と忙しかった

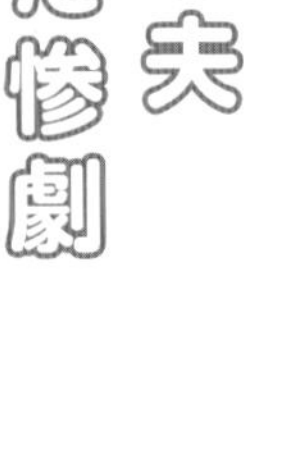

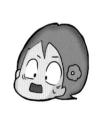

第1章

教育入院で大騒動！

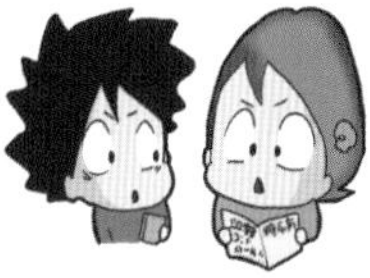

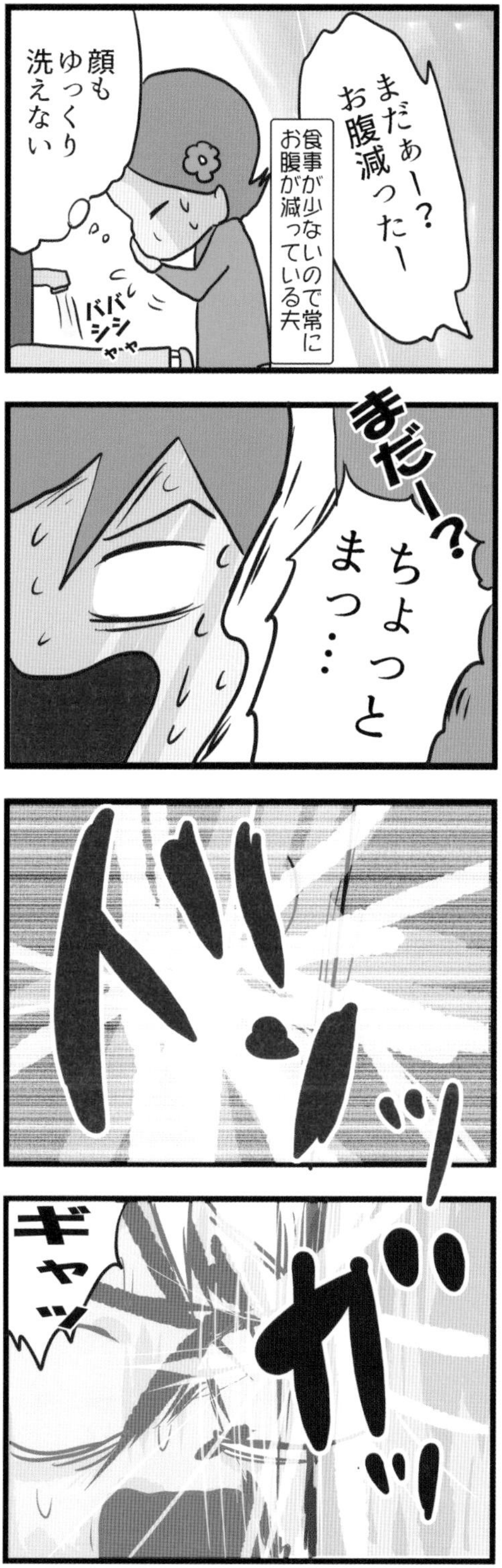
まだぁー？お腹減ったー
食事が少ないので常にお腹が減っている夫
顔もゆっくり洗えない
バシャバシャ
まだー？
ちょっとまっ…
ドンッ
ギャッ
ガッ

この時は大変だったなあ…

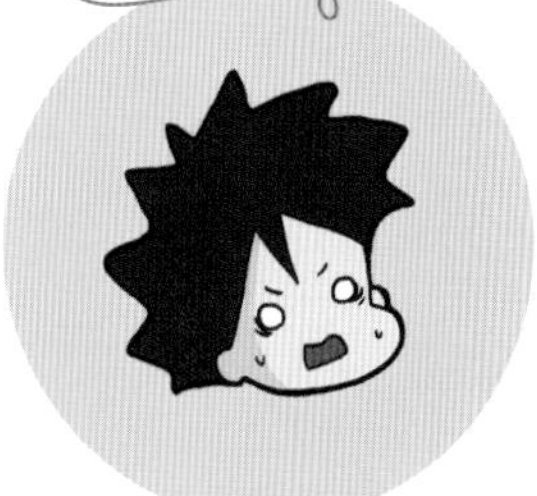

STORY 10

額を強打、転倒し血まみれの妻！そこに現れる夫…

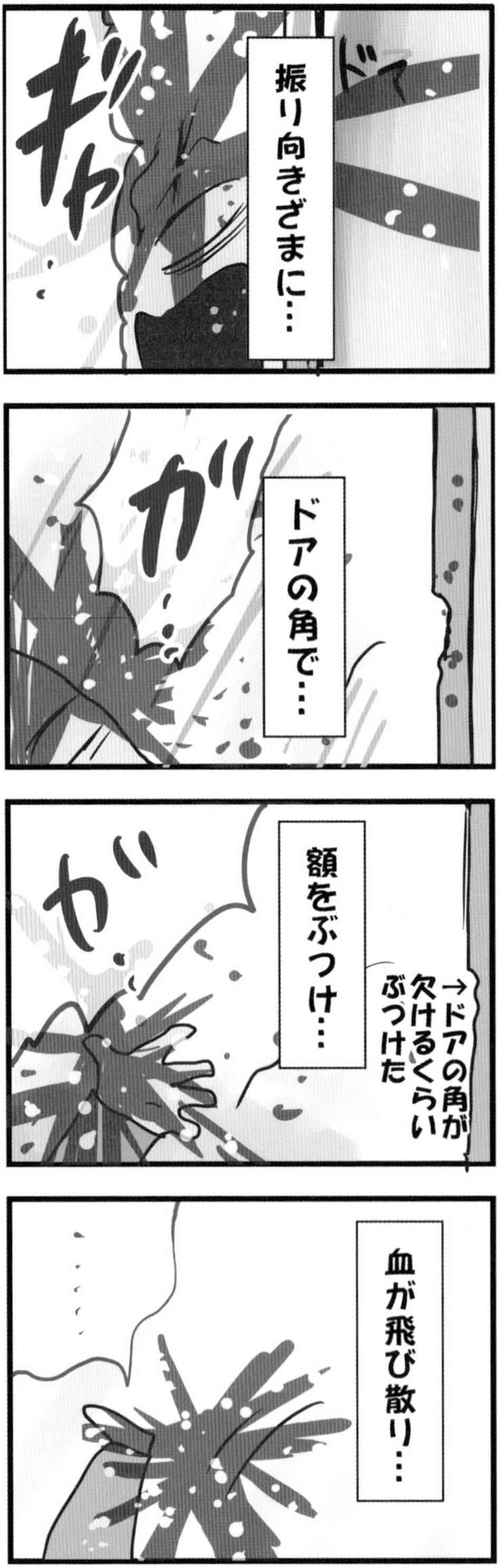
ドア
振り向きざまに…
ドアの角で…
額をぶつけ…
→ドアの角が欠けるくらいぶつけた
……
血が飛び散り…

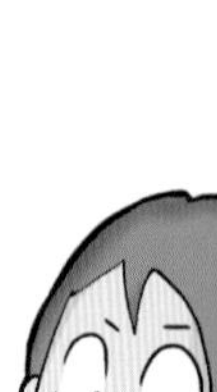

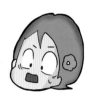

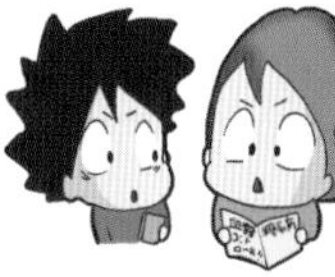

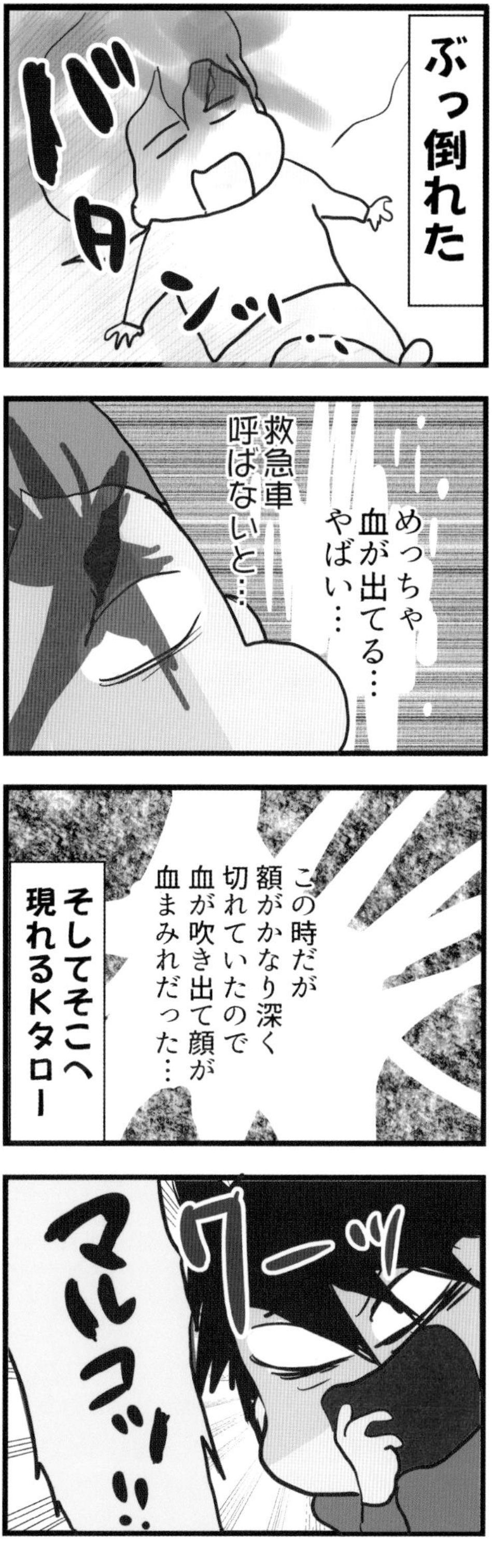
ぶっ倒れた
バダンッ
めっちゃ
血が出てる…
やばい…
救急車
呼ばないと…
この時だが
額がかなり深く
切れていたので
血が吹き出て顔が
血まみれだった…
そしてそこへ
現れるKタロー
ワーッ
マルコッ!!

知っとくメモ

厚生労働省の2016年「国民健康・栄養調査」によれば、「糖尿病が強く疑われる者」の割合を男女別にみると男性16.3％、女性9.3％ で男性が多くなっています。ただし「糖尿病の可能性を否定できない者」、いわゆる予備軍の割合は男女別にみると男性12.2％、女性12.1％でほぼ同じです。

本当にものすごい音がしました…

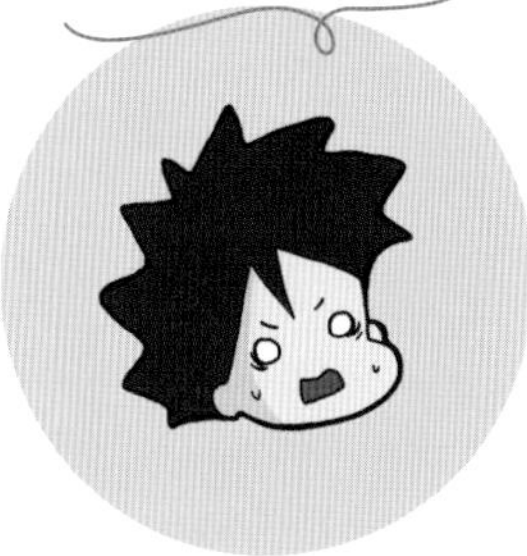

STORY 11

役立たずの残念な夫…そのとき妻がとった行動とは！

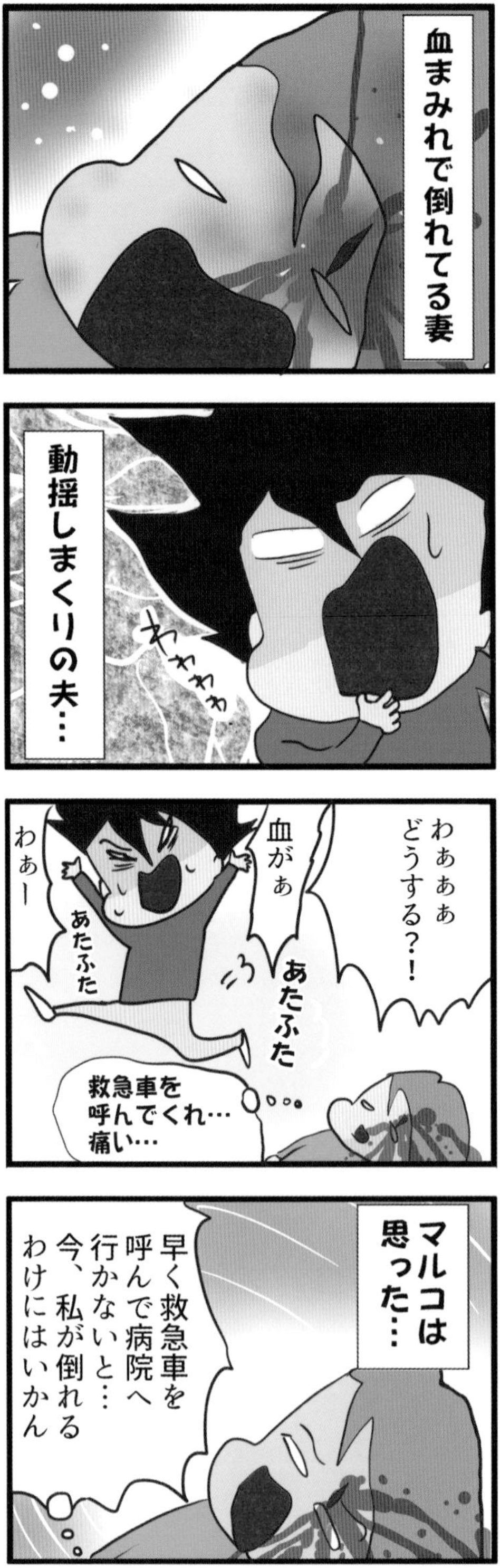

血まみれで倒れてる妻
動揺しまくりの夫…
わわわわ
わぁぁぁ
どうする？！
あたふた
血がぁ
あたふた
わぁー
救急車を
呼んでくれ…
痛い…
マルコは
思った…
早く救急車を
呼んで病院へ
行かないと…
今、私が倒れる
わけにはいかん

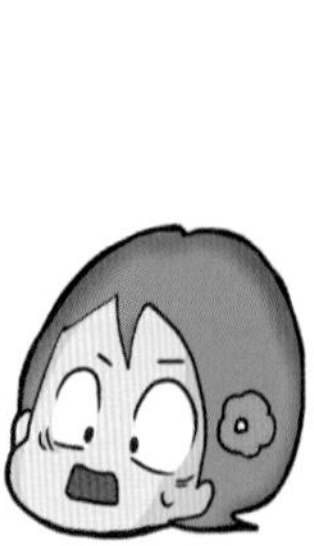

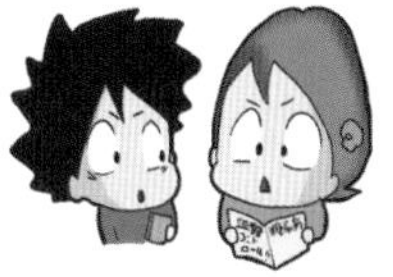

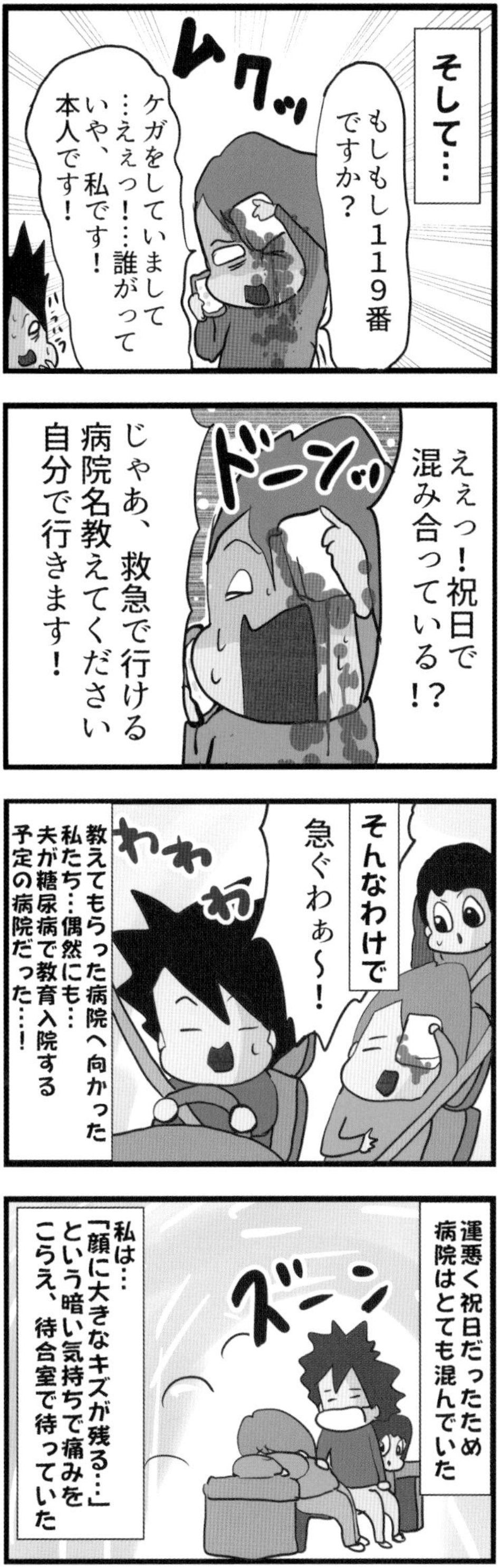
そして…
もしもし119番ですか？
ムクッ
ケガをしていまして…えぇっ！…誰がっていや、私です！本人です！
ハラハラ
えぇっ！祝日で混み合っている！？
ドーンッ
じゃあ、救急で行ける病院名教えてください自分で行きます！
そんなわけで
急ぐわぁ〜！
わわわ
教えてもらった病院へ向かった私たち…偶然にも…夫が糖尿病で教育入院する予定の病院だった…！
運悪く祝日だったため病院はとても混んでいた
ズーン
私は…「顔に大きなキズが残る…」という暗い気持ちで痛みをこらえ、待合室で待っていた

この時は妻のマルコに
色々負担をかけました

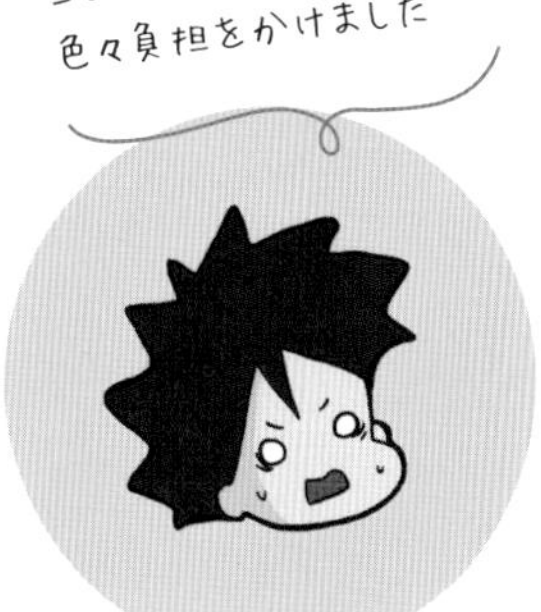

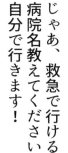

STORY 12

額を17針も縫ったマルコ…散々な目に遭い、いよいよ教育入院へ！

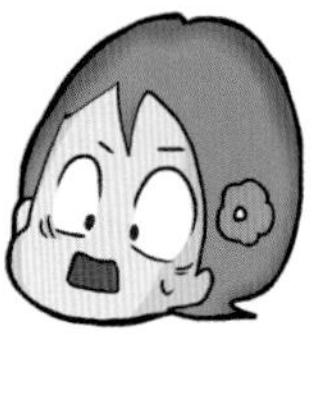

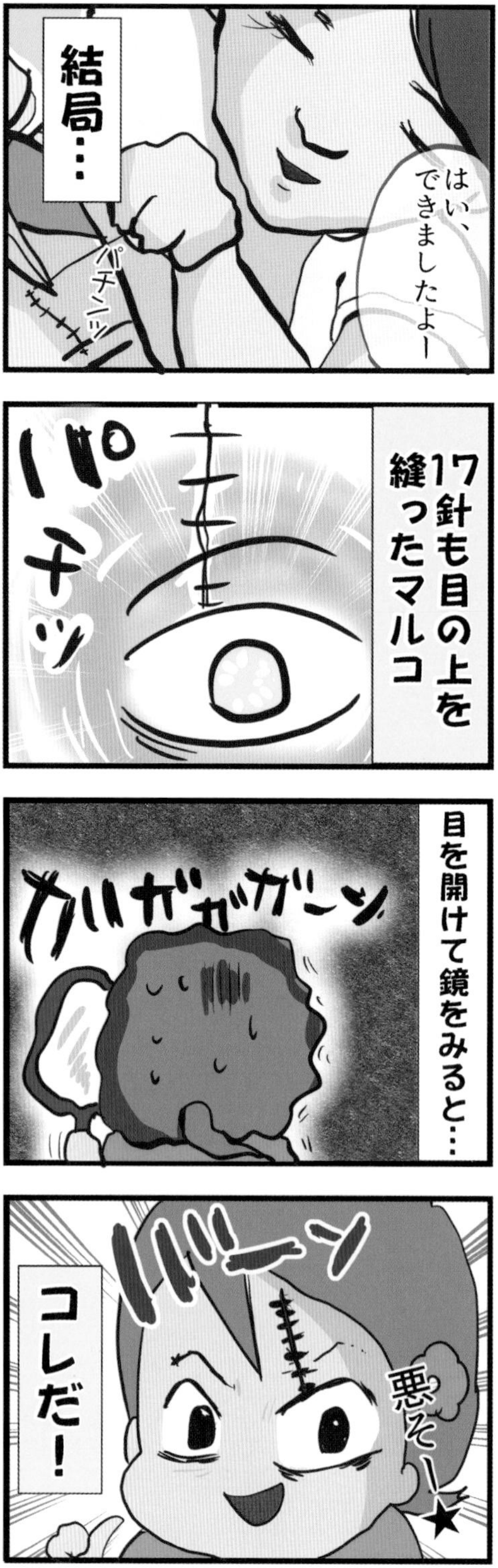
結局…
はい、できましたよー
パチンッ
17針も目の上を縫ったマルコ
パチッ
目を開けて鏡をみると…
ガガガガーン
バーーン
コレだ！
悪そー★

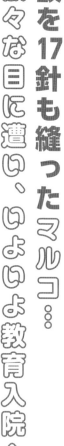

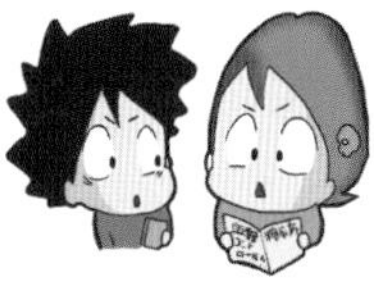

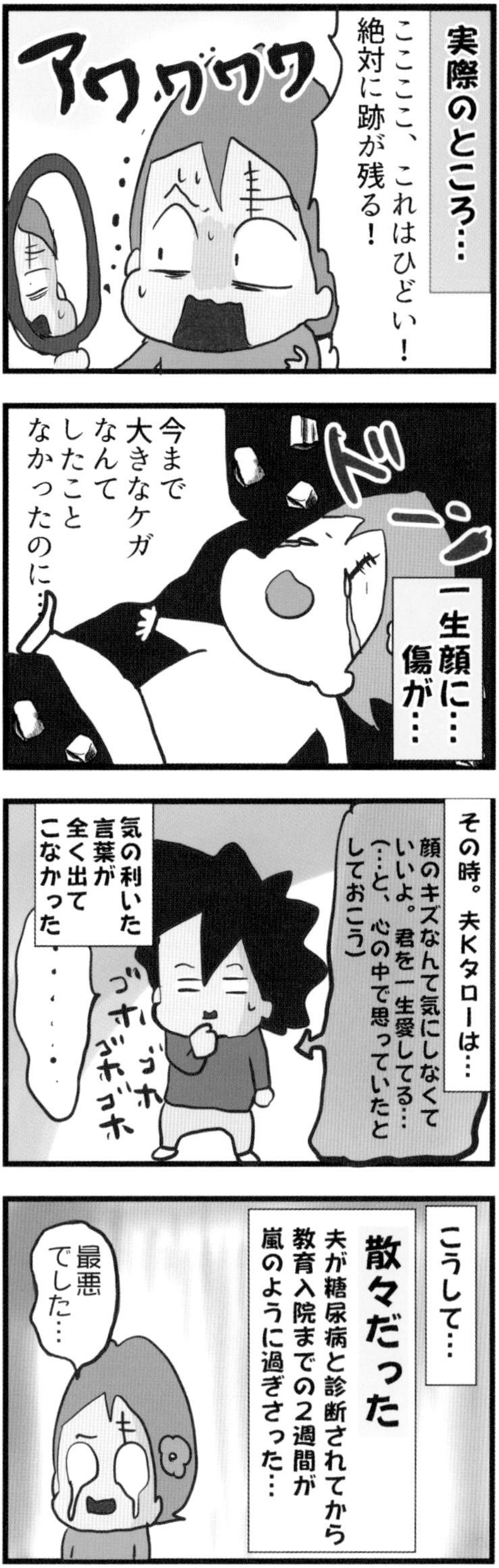
実際のところ…
こここここ、これはひどい！
絶対に跡が残る！
アワヷワワ
一生顔に…
傷が…
ドーン
今まで大きなケガなんてしたことなかったのに…
その時。夫Kタローは…
顔のキズなんて気にしなくていいよ。君を一生愛してる…
（…と、心の中で思っていたとしておこう）
気の利いた言葉が全く出てこなかった……
ゴホゴホゴホゴホ
こうして…
散々だった
夫が糖尿病と診断されてから教育入院までの2週間が嵐のように過ぎさった…
最悪でした…

この時はあせったな……
一生、マルコにはさからえないと思いました…

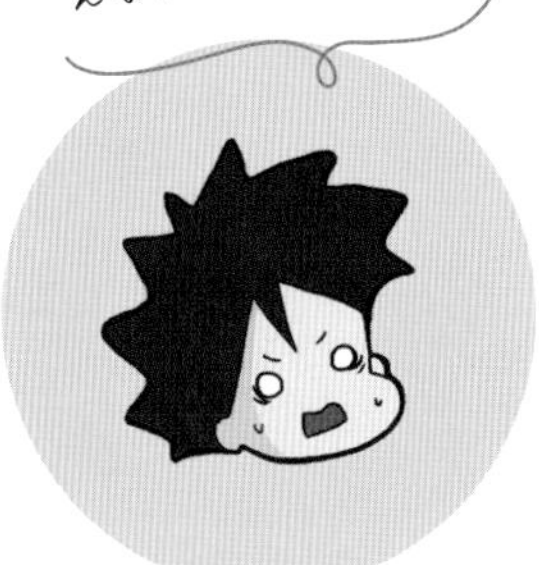

STORY 13

夫・Kタロー運命の「教育入院」謎の数値「ヘモグロビンA1c」とは？

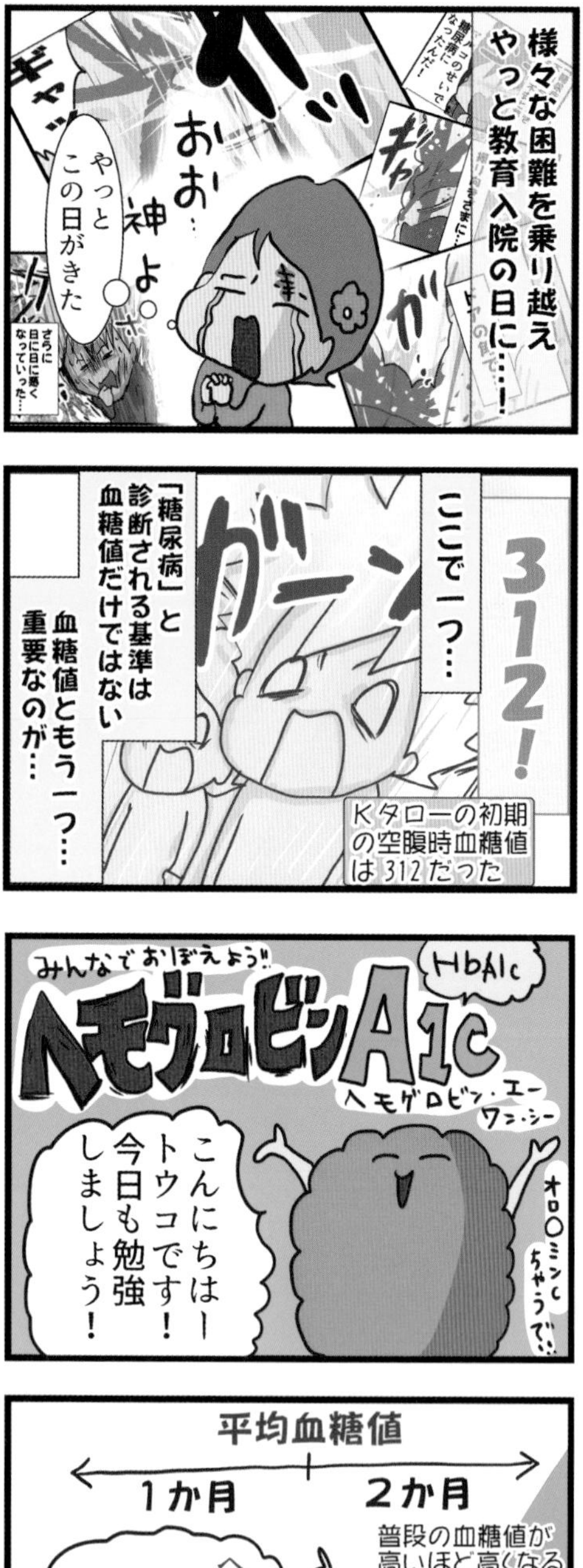
様々な困難を乗り越え
やっと教育入院の日に…！
おお…
神よ。
やっと
この日がきた
さらに日に日に悪くなっていった…
312！
ここで一つ…
ガーン
Kタローの初期の空腹時血糖値は312だった
「糖尿病」と診断される基準は血糖値だけではない
血糖値ともう一つ重要なのが…
みんなでおぼえよう!!
ヘモグロビンA1c
ヘモグロビン・エーワン・シー
HbA1c
オロ〇ミンCちゃうで…
こんにちはー
トウコです！
今日も勉強しましょう！
平均血糖値
1か月
2か月
普段の血糖値が高いほど高くなる
ヘモグロビンA1cとは過去1～2か月の血糖の平均的な状態のことだ！

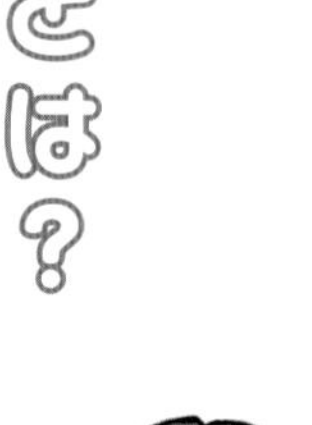

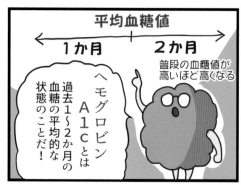

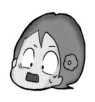

第1章

教育入院で大騒動！

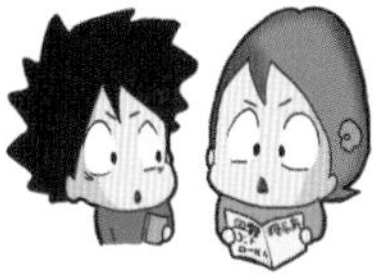

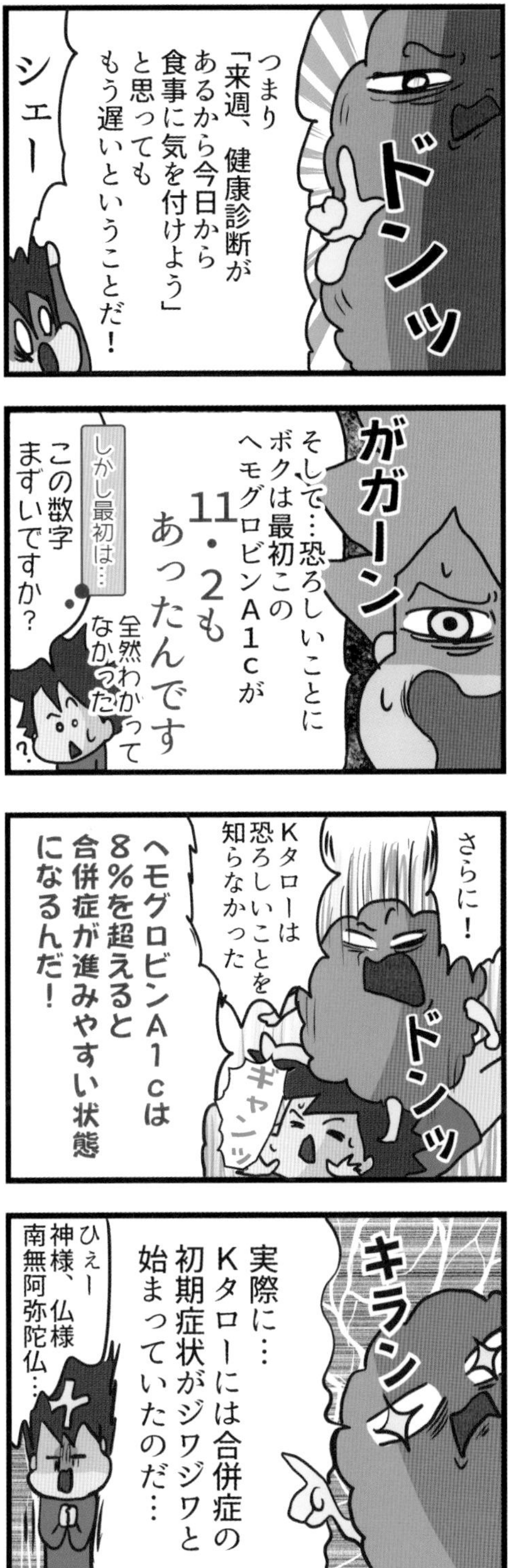
ドンッ
つまり「来週、健康診断があるから今日から食事に気を付けよう」と思ってももう遅いということだ！
シェー
ガガーン
そして…恐ろしいことにボクは最初このヘモグロビンA1cが11・2もあったんです
しかし最初は…
この数字まずいですか？
全然わかってなかった
さらに！
Kタローは恐ろしいことを知らなかった
ヘモグロビンA1cは8％を超えると合併症が進みやすい状態になるんだ！
ドンッ
ギャンッ
キラーン
実際に…Kタローには合併症の初期症状がジワジワと始まっていたのだ…
ひぇー
神様、仏様
南無阿弥陀仏…

知っとくメモ

HbA1c（ヘモグロビンエーワンシー）とは、過去1～2か月の血糖の状態を反映した数値なのでごまかしはききません。一般的に、正常な人の場合は5.6％未満。予備軍の人はだいたい6.0～6.4％。完全な糖尿病の人になると6.5％以上という数値になります。検査結果でも見落としがちなので要注意。

まさか…！　合併症の恐怖は始まっていた!!

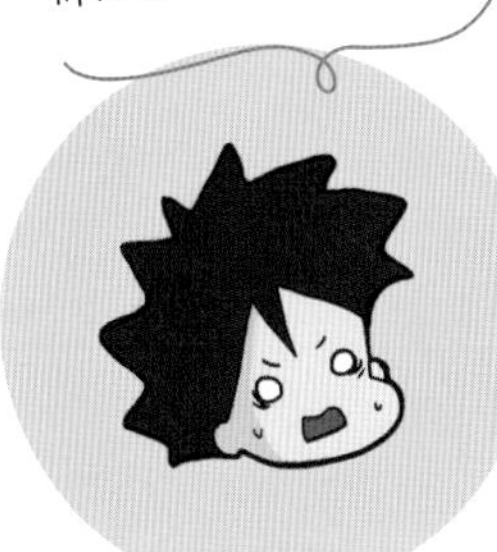

STORY 14

衝撃のヘモグロビンA1c11・2%！夫の合併症は始まっていた!?

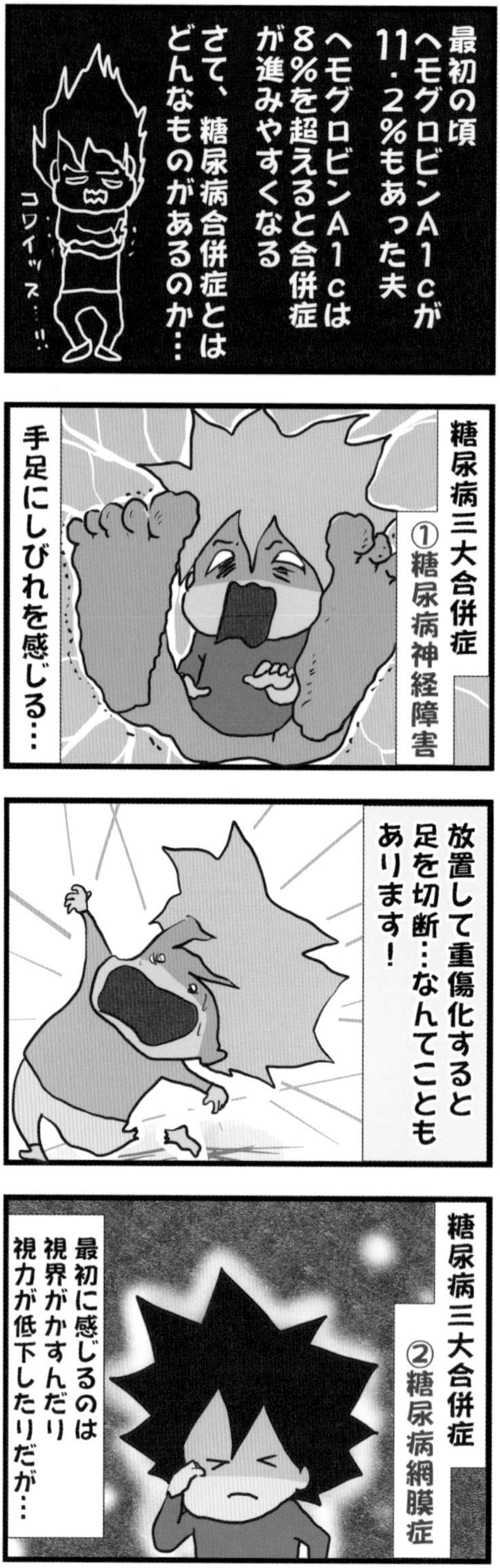
最初の頃
ヘモグロビンA1cが
11・2%もあった夫
ヘモグロビンA1cは
8%を超えると合併症
が進みやすくなる
さて、糖尿病合併症とは
どんなものがあるのか…
コワイッス…!!
糖尿病三大合併症
①糖尿病神経障害
手足にしびれを感じる…
放置して重傷化すると
足を切断…なんてことも
あります！
糖尿病三大合併症
②糖尿病網膜症
最初に感じるのは
視界がかすんだり
視力が低下したりだが…

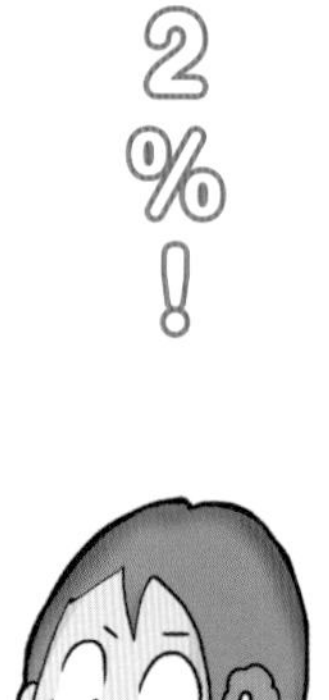

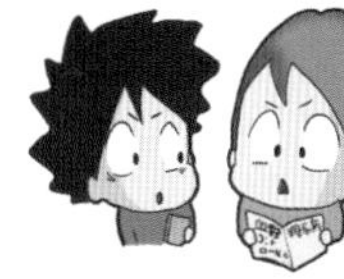

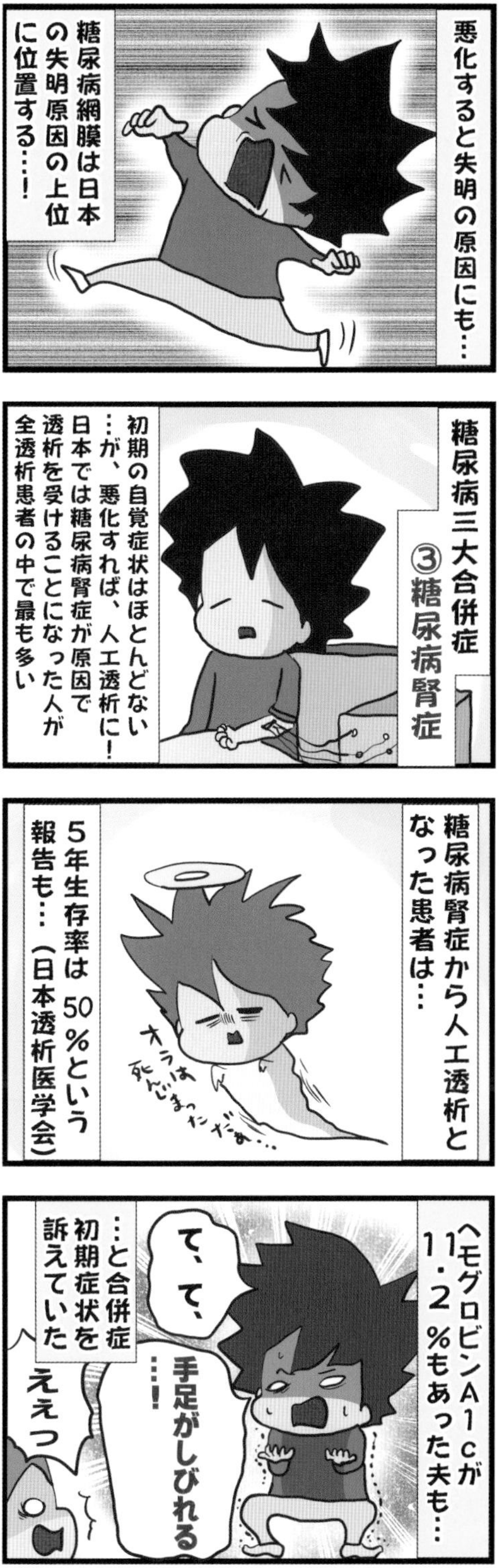
悪化すると失明の原因にも…
糖尿病網膜は日本の失明原因の上位に位置する…！
糖尿病三大合併症
③糖尿病腎症
初期の自覚症状はほとんどない…が、悪化すれば、人工透析に！
日本では糖尿病腎症が原因で透析を受けることになった人が全透析患者の中で最も多い
糖尿病腎症から人工透析となった患者は…
5年生存率は50％という報告も…（日本透析医学会）
オラは死んじまっただぁ…
ヘモグロビンA1cが11.2％もあった夫も…
て、て、
手足がしびれる…！
…と合併症初期症状を訴えていた
ええっ

★エビデンスに基づくCKD診療ガイドライン2009。

知っとくメモ

糖尿病で一番怖いのは、合併症が発症することです。動脈硬化からの心筋梗塞や脳梗塞のほか、目なら網膜症や白内障、ほかに腎不全、毛細血管が詰まっての手足のしびれや壊死など、考えただけでゾッとするような症状が現れます。詳しくは本書第2章で。

糖尿病の3大合併症を「し・め・じ（神経・目・腎臓）」と覚えてくださいね！

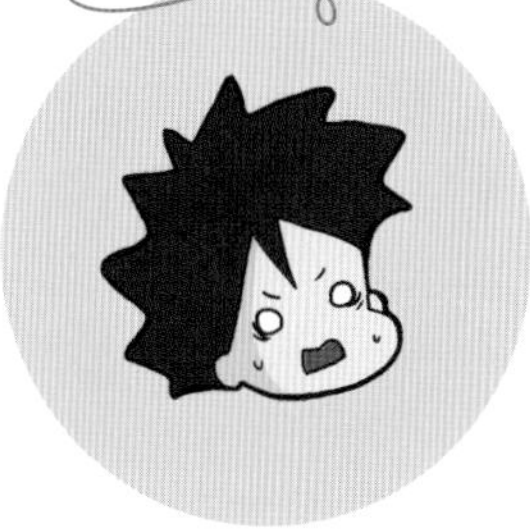

教育入院中の検査で知った衝撃！「両足に動脈硬化が疑われます…」

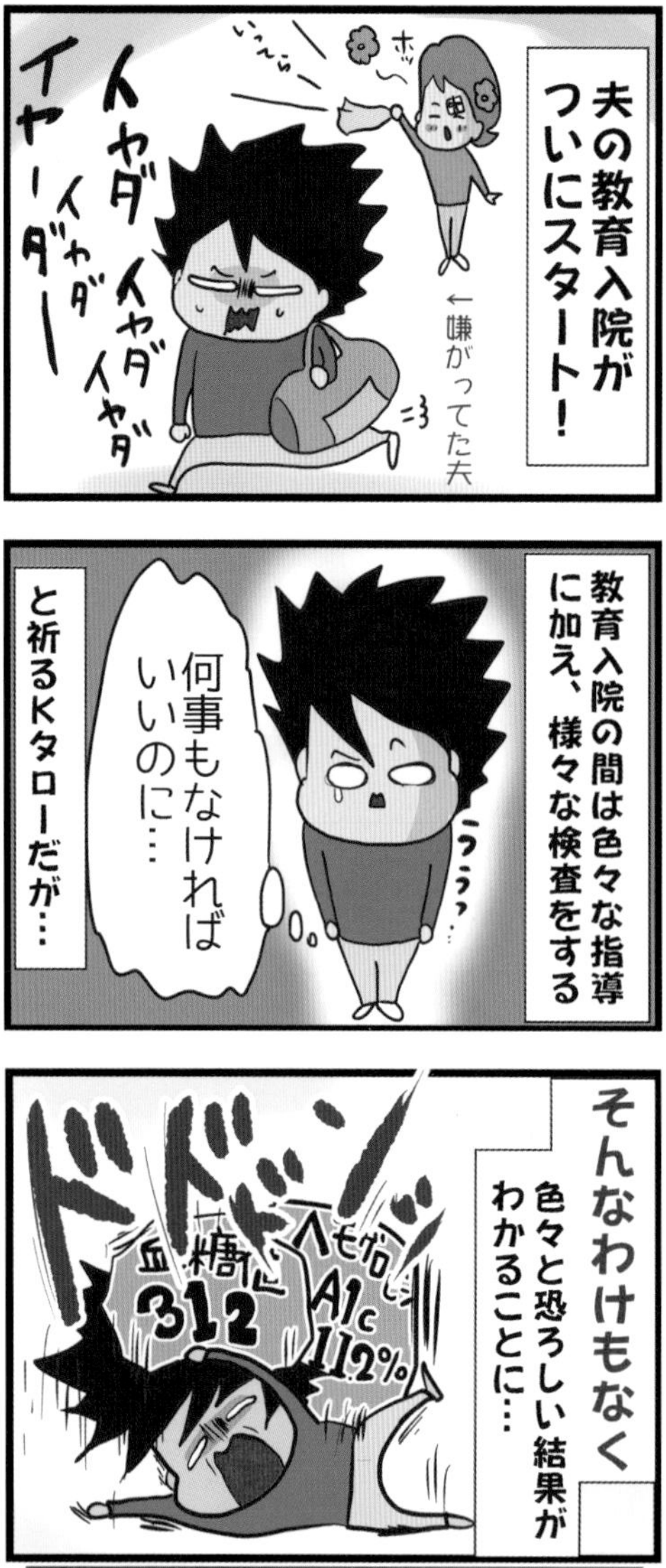
夫の教育入院がついにスタート！
いってら～
ホッ～
イヤダ イヤダ イヤダ イヤダ
イヤダ イヤダ
イヤーダー
←嫌がってた夫
教育入院の間は色々な指導に加え、様々な検査をする
何事もなければいいのに…
と祈るKタローだが…
ううっ…
そんなわけもなく
色々と恐ろしい結果がわかることに…
ドドドーン
血糖値 312
A1c 11.2%

夫が教育入院で実施した検査項目

胸部レントゲン　　※症状によりここに他の検査が足されます
心電図
24時間蓄尿検査①（腎臓の動きを調べる）
24時間蓄尿検査②（すい臓から出るインスリン量などを調べる）
採血（すい臓から出るインスリン量などを調べる）
眼底検査（網膜症を調べる）
ＡＢＩ・ＰＷＶ検査（動脈硬化を調べる）
ＢＯＤＹ検査（脂肪・筋肉量・基礎代謝量などを調べる）
頸動脈エコー（動脈硬化を調べる）
振動覚検査（神経障害を調べる）
起立試験（神経障害を調べる）
瞳孔機能検査（神経障害を調べる）
他に夫が受けた検査は腹部エコーと歯周病チェック

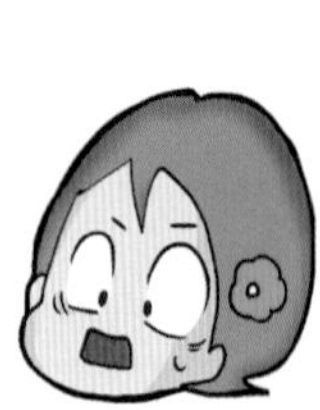

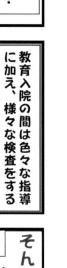

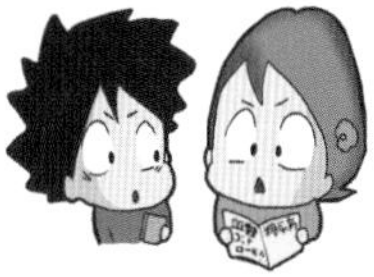

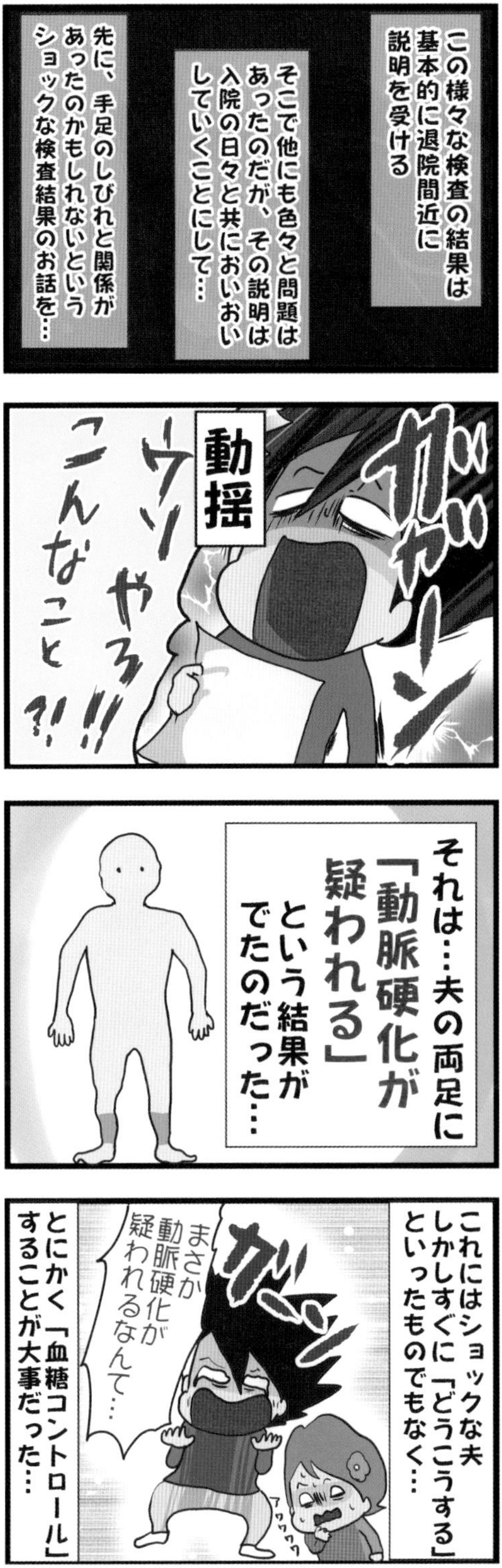
この様々な検査の結果は基本的に退院間近に説明を受ける
そこで他にも色々と問題はあったのだが、その説明は入院の日々と共においおいしていくことにして…
先に、手足のしびれと関係があったのかもしれないというショックな検査結果のお話を…
ガガーン
動揺
ウソやろ!!
こんなこと?!
それは…夫の両足に「動脈硬化が疑われる」という結果がでたのだった…
これにはショックな夫
しかしすぐに「どうこうする」といったものでもなく…
ガーン
まさか動脈硬化が疑われるなんて…
アワワワ
とにかく「血糖コントロール」することが大事だった…

知っとくメモ

動脈硬化は、糖尿病に限らずほかの生活習慣病や喫煙、肥満などさまざまな原因で発症します。動脈内にコレステロールなどからなるドロドロした塊(アテローム)がたまり、血液の流れを妨げ、その塊が剝げて血管に詰まって心筋梗塞や脳梗塞、大動脈瘤などを引き起こす原因になります。

知っていれば気をつけれたことはたくさんありました

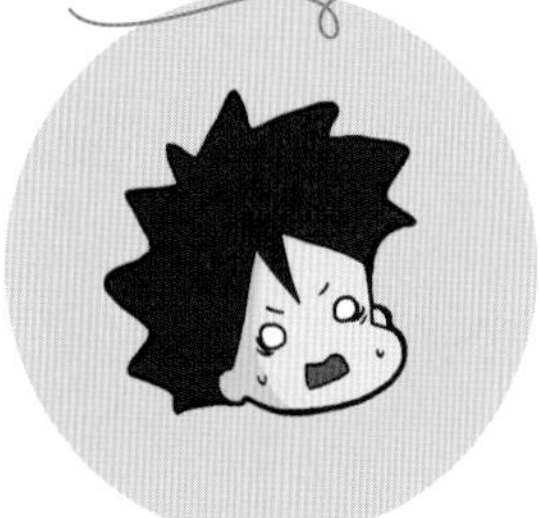

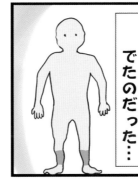

STORY 16

教育入院で出会った個性豊かな患者！むしろ夫は地味な患者だった…？

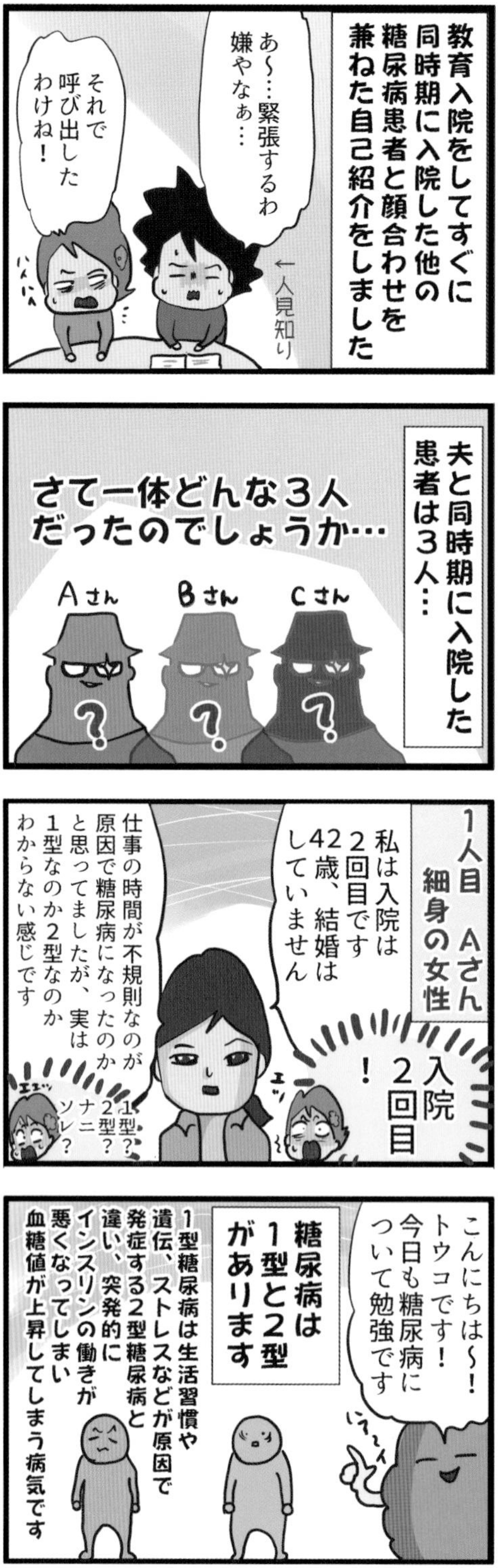
教育入院をしてすぐに同時期に入院した他の糖尿病患者と顔合わせを兼ねた自己紹介をしました
←人見知り
あ～…緊張するわ嫌やなぁ…
それで呼び出したわけね！
ハイハイ
夫と同時期に入院した患者は3人…
さて一体どんな3人だったのでしょうか…
Aさん
Bさん
Cさん
1人目 Aさん 細身の女性
私は入院は2回目です42歳、結婚はしていません
入院2回目！
エッ
仕事の時間が不規則なのが原因で糖尿病になったのかと思ってましたが、実は1型なのか2型なのかわからない感じです
1型？2型？ナニソレ？
エエッ
こんにちは～！トウコです！今日も糖尿病について勉強です
糖尿病は1型と2型があります
1型糖尿病は生活習慣や遺伝、ストレスなどが原因で発症する2型糖尿病と違い、突発的にインスリンの働きが悪くなってしまい血糖値が上昇してしまう病気です

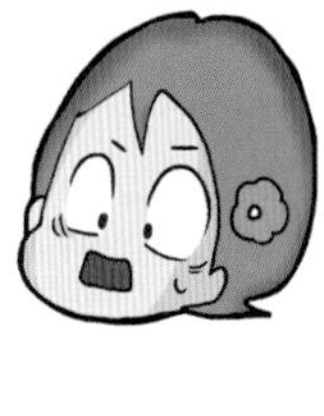

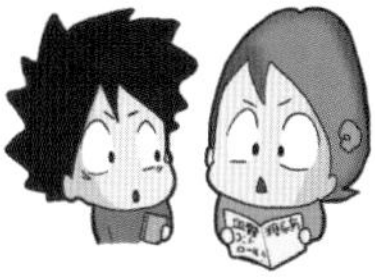

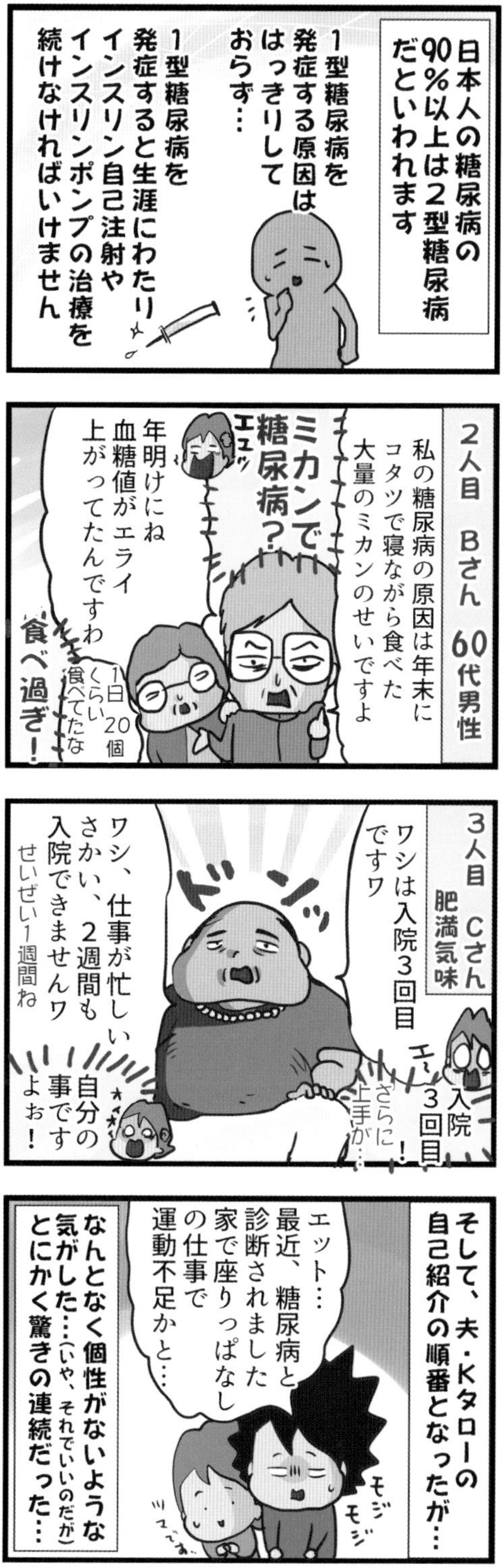
日本人の糖尿病の90％以上は2型糖尿病だといわれます
1型糖尿病を発症する原因ははっきりしておらず…
1型糖尿病を発症すると生涯にわたりインスリン自己注射やインスリンポンプの治療を続けなければいけません
2人目 Bさん 60代男性
私の糖尿病の原因は年末にコタツで寝ながら食べた大量のミカンのせいですよ
ミカンで糖尿病？
エュッ
年明けにね血糖値がエライ上がってたんですわ
1日20個くらい食べてたな
食べ過ぎ！
3人目 Cさん 肥満気味
ワシは入院3回目ですワ
ドーンッ
ワシ、仕事が忙しいさかい、2週間も入院できませんワ
せいぜい1週間ね
入院3回目！
エ〜
さらに上手が…
自分の事ですよぉ！
そして、夫・Kタローの自己紹介の順番となったが…
エット…最近、糖尿病と診断されました家で座りっぱなしの仕事で運動不足かと…
モジモジ
ツマです…
なんとなく個性がないような気がした…(いや、それでいいのだが)とにかく驚きの連続だった…

色んな患者さんたちに
ビックリしました…

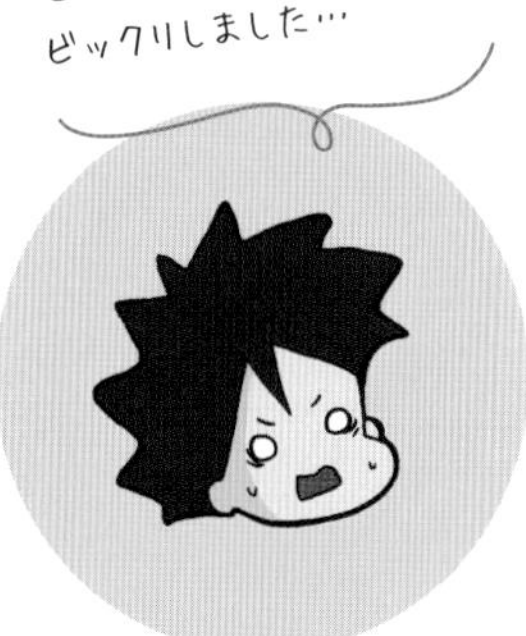

STORY 17

糖尿病の基本的な治療法について 1型と2型の治療の違いとは

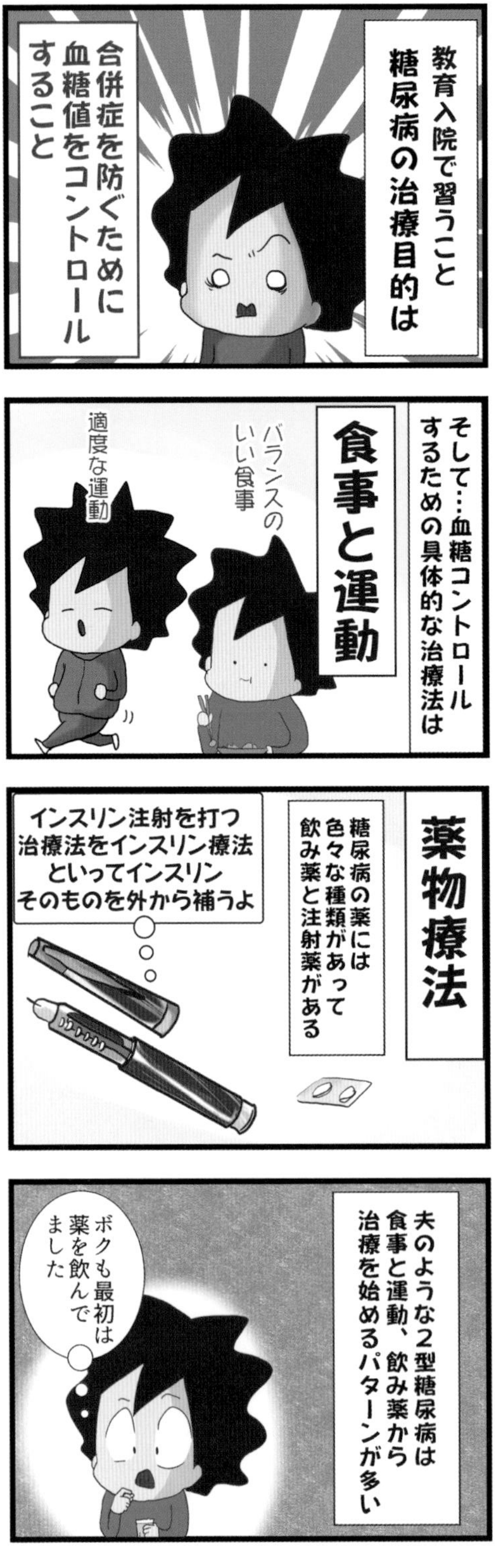

教育入院で習うこと
糖尿病の治療目的は
合併症を防ぐために血糖値をコントロールすること
そして…血糖コントロールするための具体的な治療法は
食事と運動
バランスのいい食事
適度な運動
薬物療法
糖尿病の薬には色々な種類があって飲み薬と注射薬がある
インスリン注射を打つ治療法をインスリン療法といってインスリンそのものを外から補うよ
夫のような2型糖尿病は食事と運動、飲み薬から治療を始めるパターンが多い
ボクも最初は薬を飲んでました

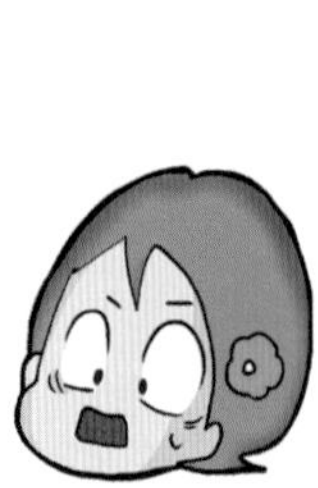

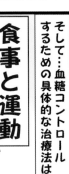

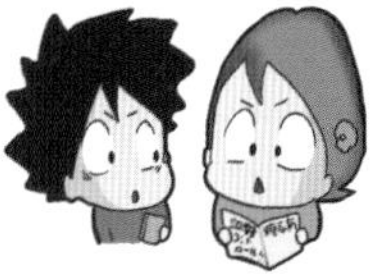

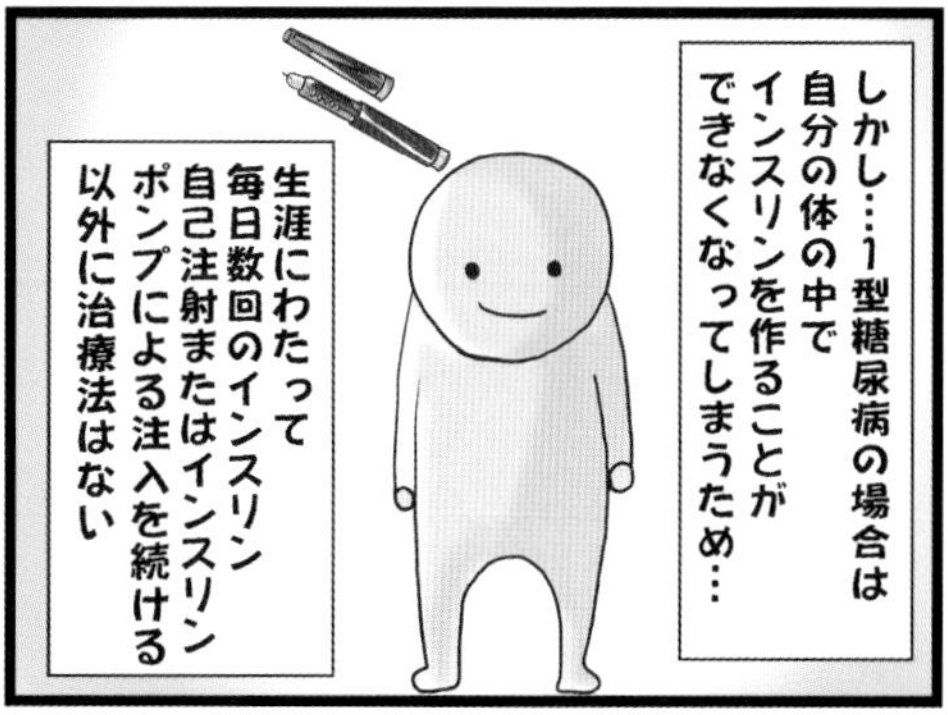
しかし…1型糖尿病の場合は
自分の体の中で
インスリンを作ることが
できなくなってしまうため…
生涯にわたって
毎日数回のインスリン
自己注射またはインスリン
ポンプによる注入を続ける
以外に治療法はない

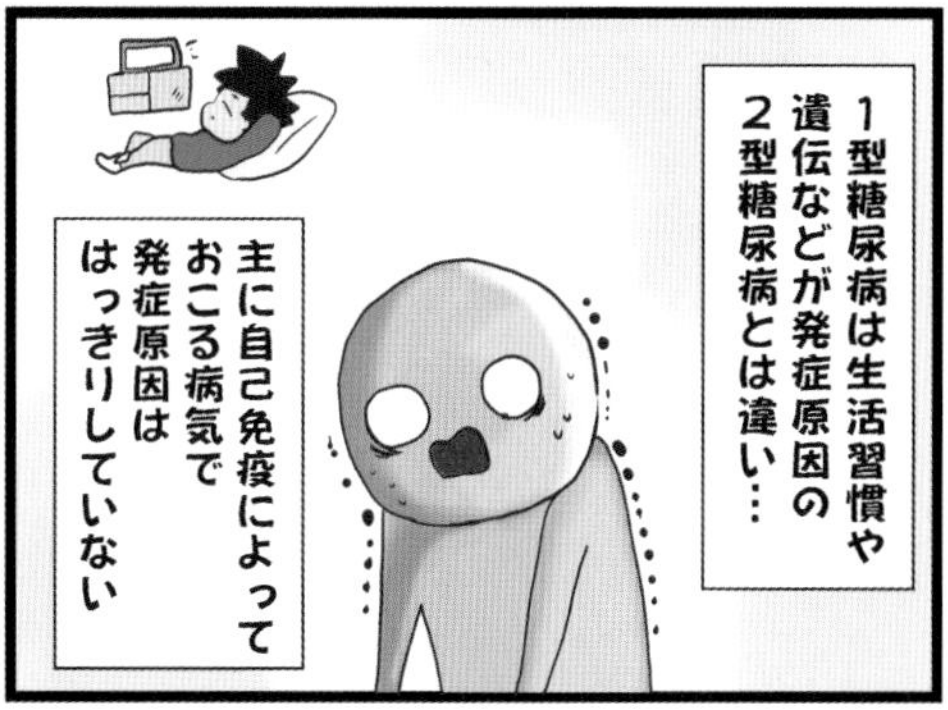
1型糖尿病は生活習慣や
遺伝などが発症原因の
2型糖尿病とは違い…
主に自己免疫によって
おこる病気で
発症原因は
はっきりしていない

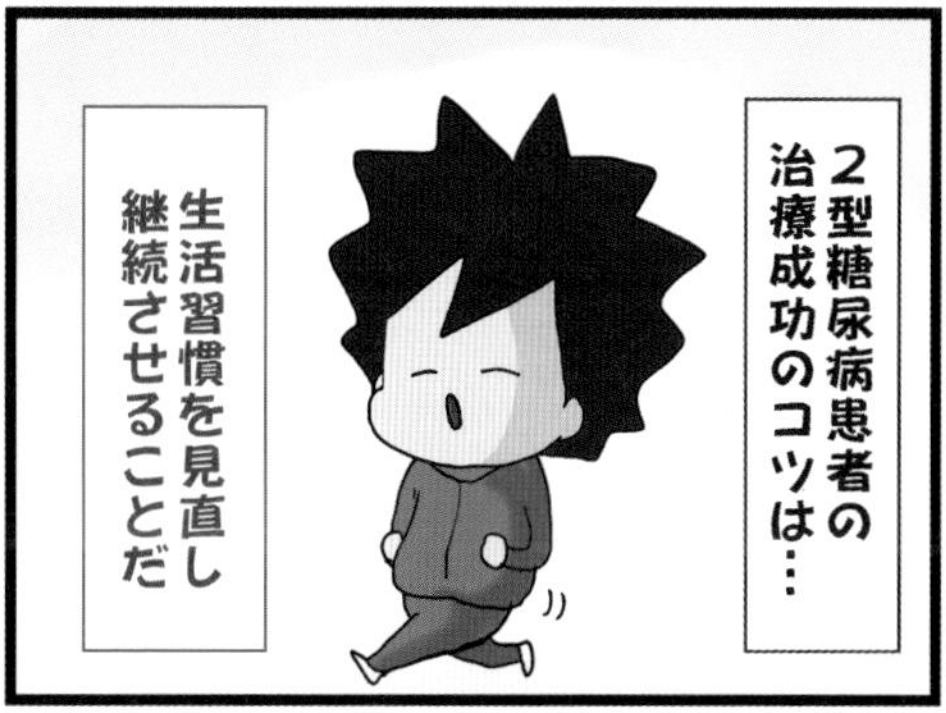
2型糖尿病患者の
治療成功のコツは…
生活習慣を見直し
継続させることだ

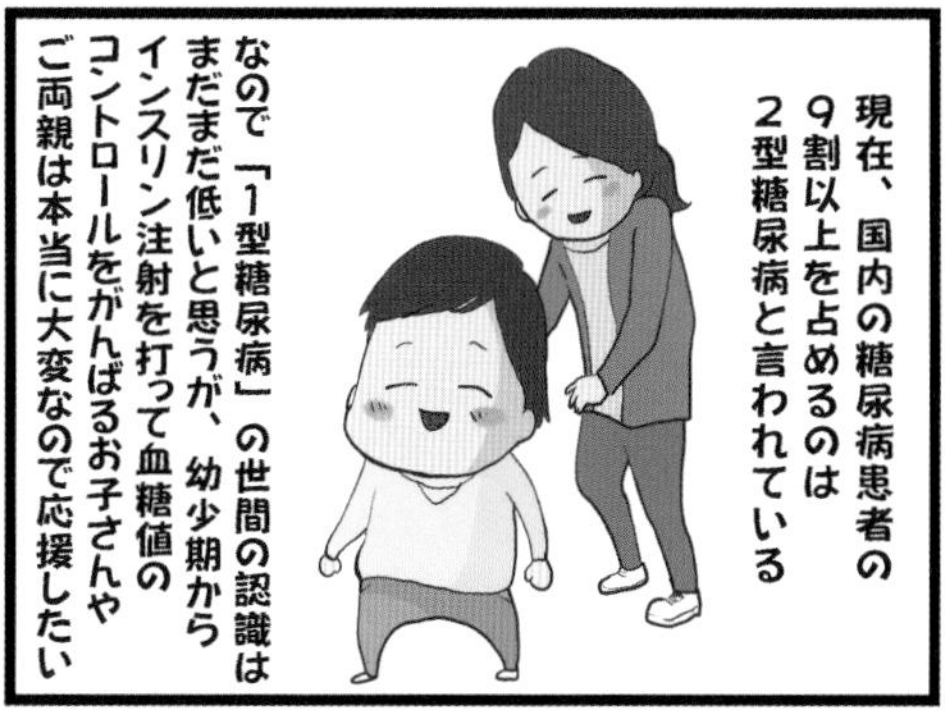
現在、国内の糖尿病患者の
9割以上を占めるのは
2型糖尿病と言われている
なので「1型糖尿病」の世間の認識は
まだまだ低いと思うが、幼少期から
インスリン注射を打って血糖値の
コントロールをがんばるお子さんや
ご両親は本当に大変なので応援したい

知っとくメモ

インスリンは、膵臓内にあるランゲルハンス島という組織にあるβ細胞から分泌されます。食事をして血糖値が上がるとすぐに分泌され、糖を細胞に取り込み、血液中の血糖の量を下げて一定量に保とうとします。これがうまく働かなくなると、血糖値が下がらなくなり糖尿病になってしまいます。

生活習慣や遺伝が発症原因の2型と1型は全然違うことを糖尿病になって初めて知ったよ

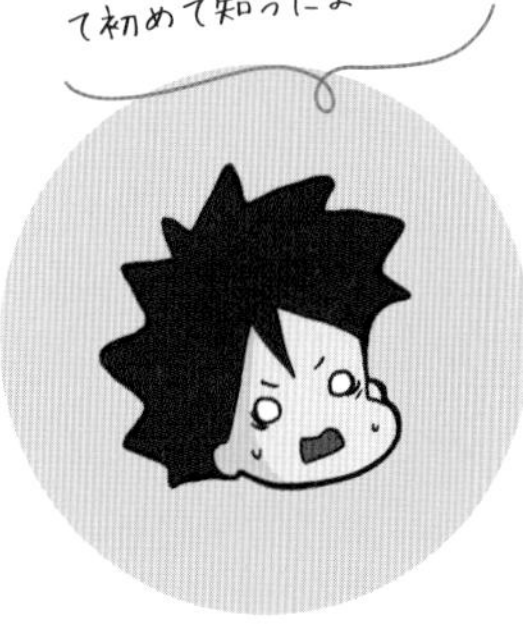

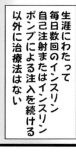

STORY 18

夫、入院中に病棟の患者を見て震える
糖尿病合併症の果てに待つもの…

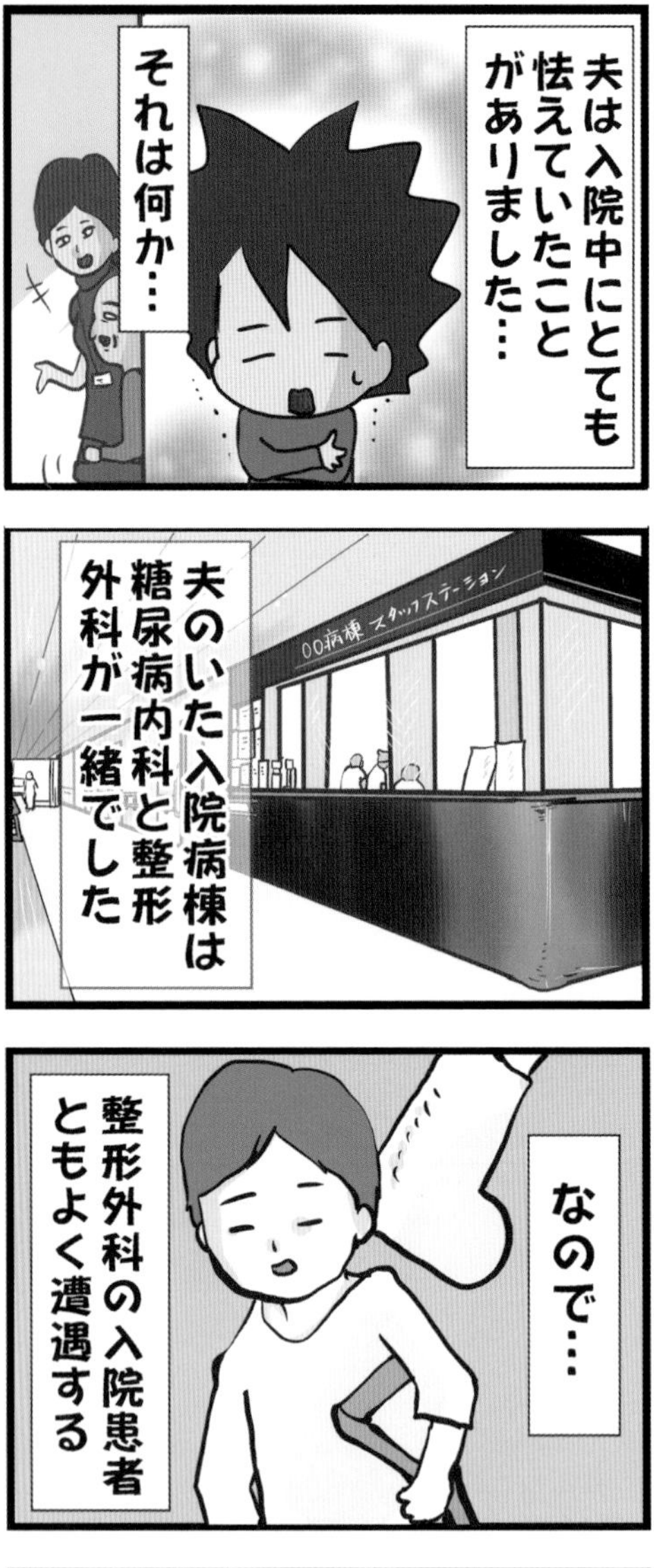

夫は入院中にとても怯えていたことがありました…
それは何か…
夫のいた入院病棟は糖尿病内科と整形外科が一緒でした
○○病棟 スタッフステーション
なので…
整形外科の入院患者ともよく遭遇する
そこで…
カラカラ

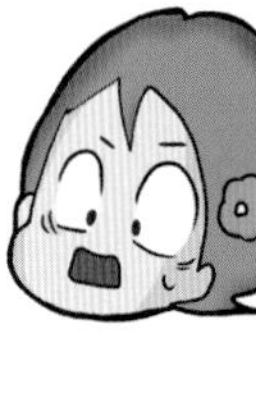

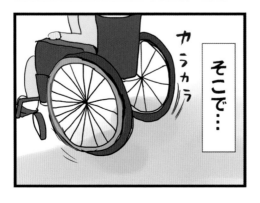

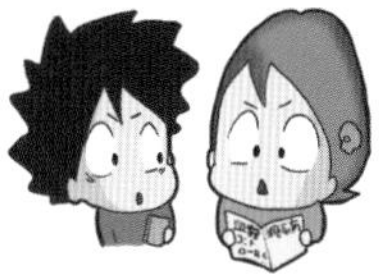

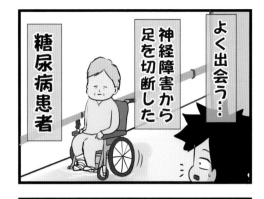

よく出会う…
神経障害から足を切断した
糖尿病患者
座学で糖尿病合併症を勉強した夫
合併症…
糖尿病 合併症
オレにもおこるかも
合併症…
糖尿病 合併症
オレ、高血糖の期間が結構長かったから、検査結果で合併症が発見されたらどうしよう
う～ん
祈るしかないね
アーメン…
実際…切断までいかずよかったのですが…起きていてもおかしくなかったのです…

無知とは恐ろしい…
本当に怖かった

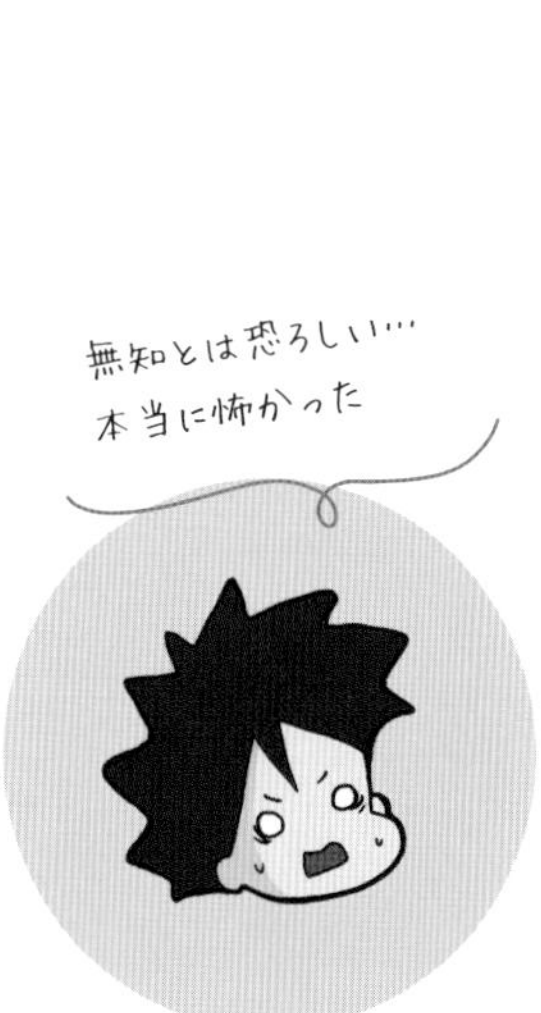

STORY 19

ガチでヤベェ！夫、糖尿病について真実を知る…

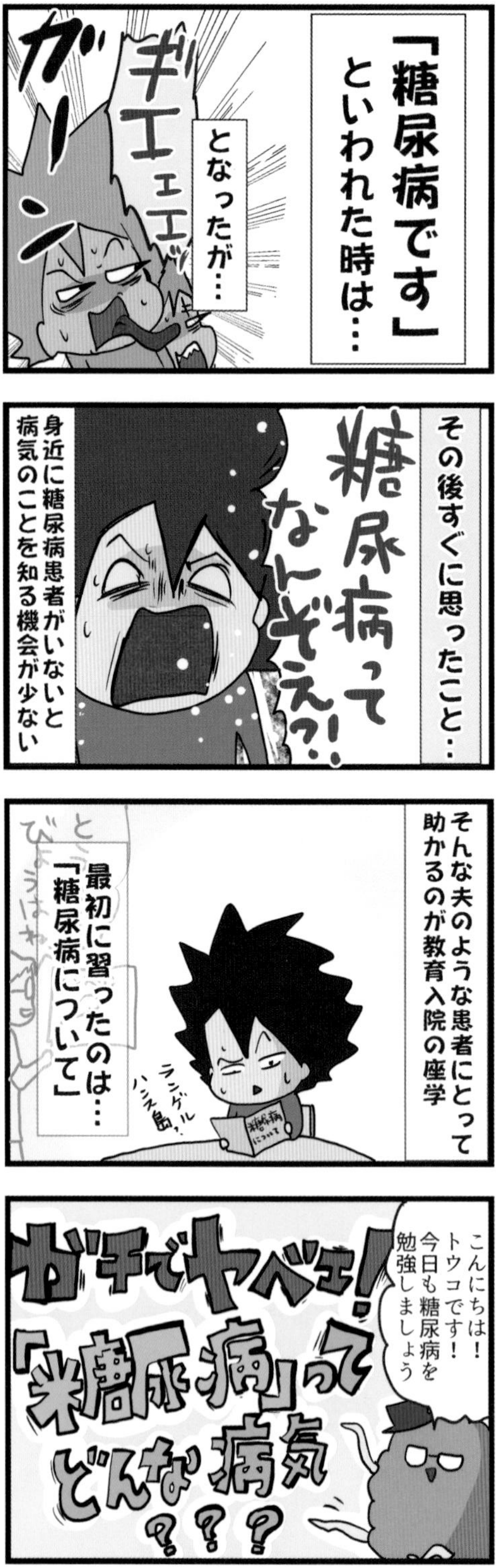
「糖尿病です」といわれた時は…
となったが…
ギエェエ
ガーン
その後すぐに思ったこと…
糖尿病ってなんぞえ?!
身近に糖尿病患者がいないと病気のことを知る機会が少ない
そんな夫のような患者にとって助かるのが教育入院の座学
最初に習ったのは…「糖尿病について」
ランゲルハンス島
こんにちは！トウコです！今日も糖尿病を勉強しましょう
ガチでヤベェ！「糖尿病」ってどんな病気？？？

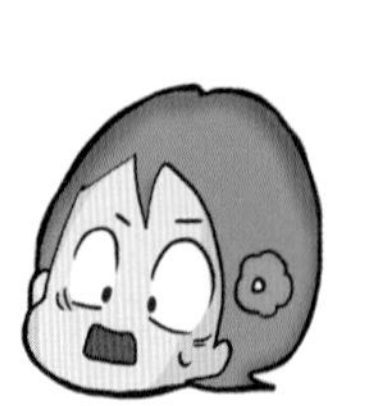

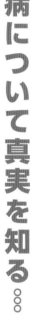

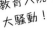

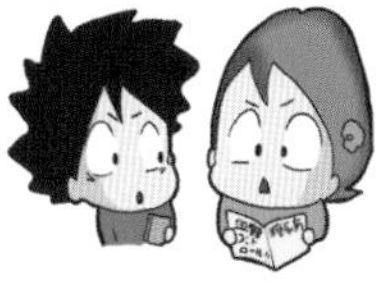

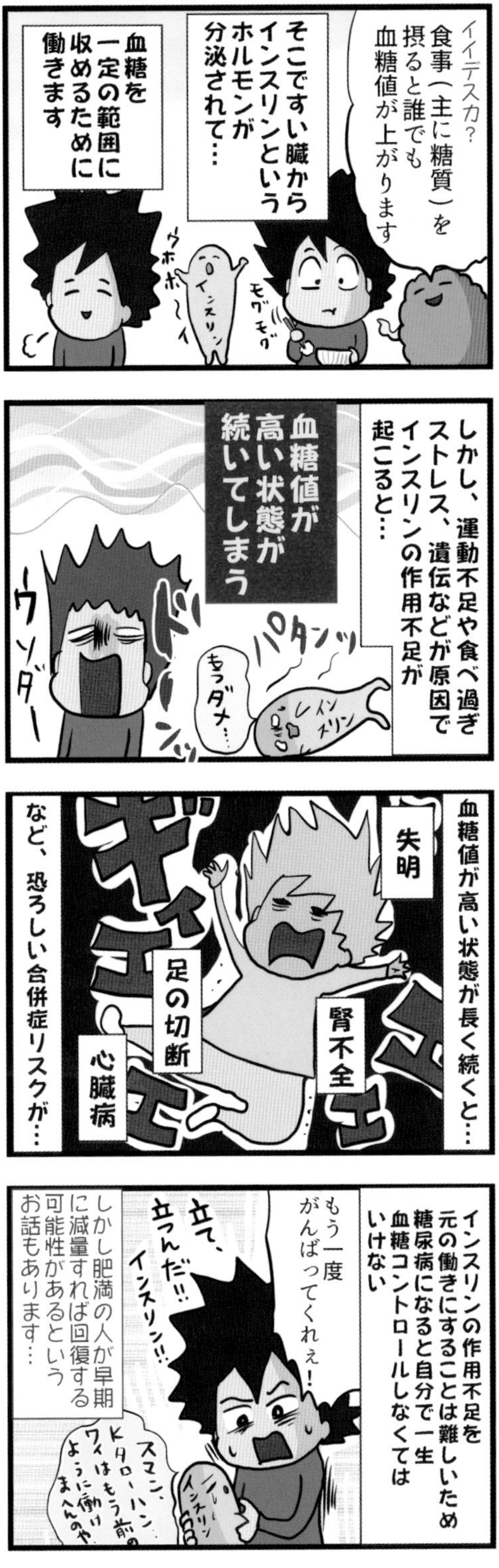
イイデスカ？
食事（主に糖質）を
摂ると誰でも
血糖値が上がります
ウホホ～イ
インスリン
モグモグ
そこですい臓から
インスリンという
ホルモンが
分泌されて…
血糖を
一定の範囲に
収めるために
働きます
しかし、運動不足や食べ過ぎ
ストレス、遺伝などが原因で
インスリンの作用不足が
起こると…
血糖値が
高い状態が
続いてしまう
パタンッ
もうダメ…
インスリン
ウゾダー
血糖値が高い状態が長く続くと…
失明
腎不全
足の切断
心臓病
など、恐ろしい合併症リスクが…
インスリンの作用不足を
元の働きにすることは難しいため
糖尿病になると自分で一生
血糖コントロールしなくては
いけない
もう一度
がんばってくれぇ！
立て、
立つんだ!!
インスリン!!
しかし肥満の人が早期
に減量すれば回復する
可能性があるという
お話もあります…
スマン、
Kタロー・ハン…
ワイはもう前の
ように働け
まへんのや
インスリン

知っとくメモ

膵臓の働きが弱くなるとインスリンの分泌量は低下します（インスリン分泌機能低下）。また、肝臓、筋肉など体の組織がインスリンの働きに鈍感になると、インスリンが分泌されても効きにくくなります（インスリン抵抗性）。2つ合わせて「インスリンの作用不足」といいます。

糖尿病になったら、できるだけ早く治療を始めないと後々大変だからね！

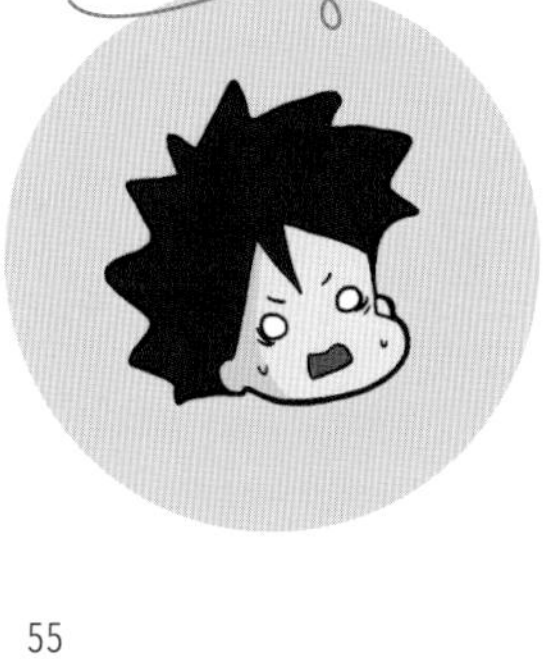

STORY 20

教育入院時の食後血糖値がヤバ過ぎ！ 夫、自己管理の重要性を知る

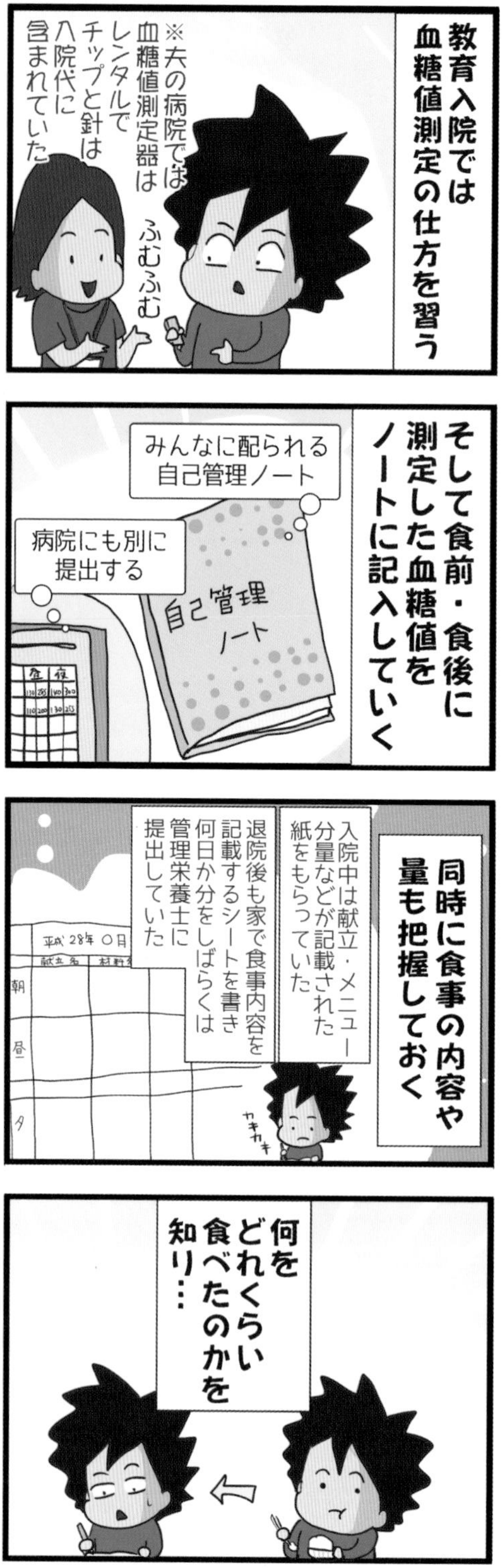
教育入院では血糖値測定の仕方を習う
ふむふむ
※夫の病院では血糖値測定器はレンタルでチップと針は入院代に含まれていた
そして食前・食後に測定した血糖値をノートに記入していく
みんなに配られる自己管理ノート
病院にも別に提出する
自己管理ノート
同時に食事の内容や量も把握しておく
入院中は献立・メニュー分量などが記載された紙をもらっていた
退院後も家で食事内容を記載するシートを書き何日か分をしばらくは管理栄養士に提出していた
平成28年 0月
献立名
朝
昼
夕
カキカキ
何をどれくらい食べたのかを知り…

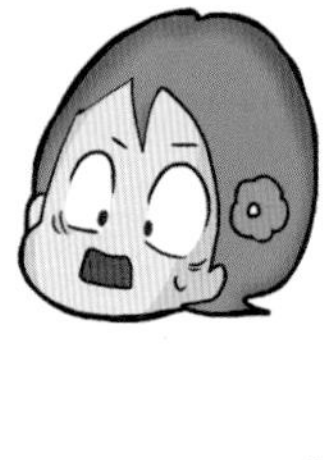

第1章

教育入院で
大騒動！

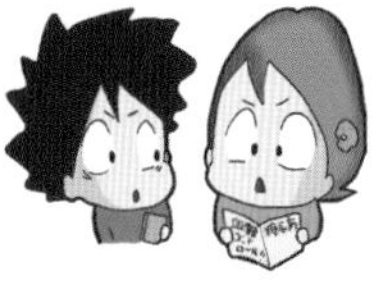

知っとくメモ

誰でも食後は血糖値が上がるものですが、普通はインスリンの効果によって下げられます。糖尿病患者や予備軍の人は、インスリンの作用不足によって、食後の血糖値が跳ね上がります。これが食後の「血糖値スパイク」と呼ばれるもので、要注意な症状です。本書82pを読んでください。

せめて、食後のウォーキングだけでもやっていればよかった…

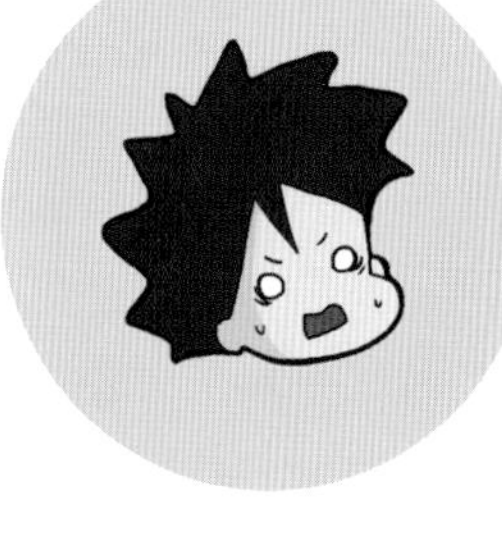

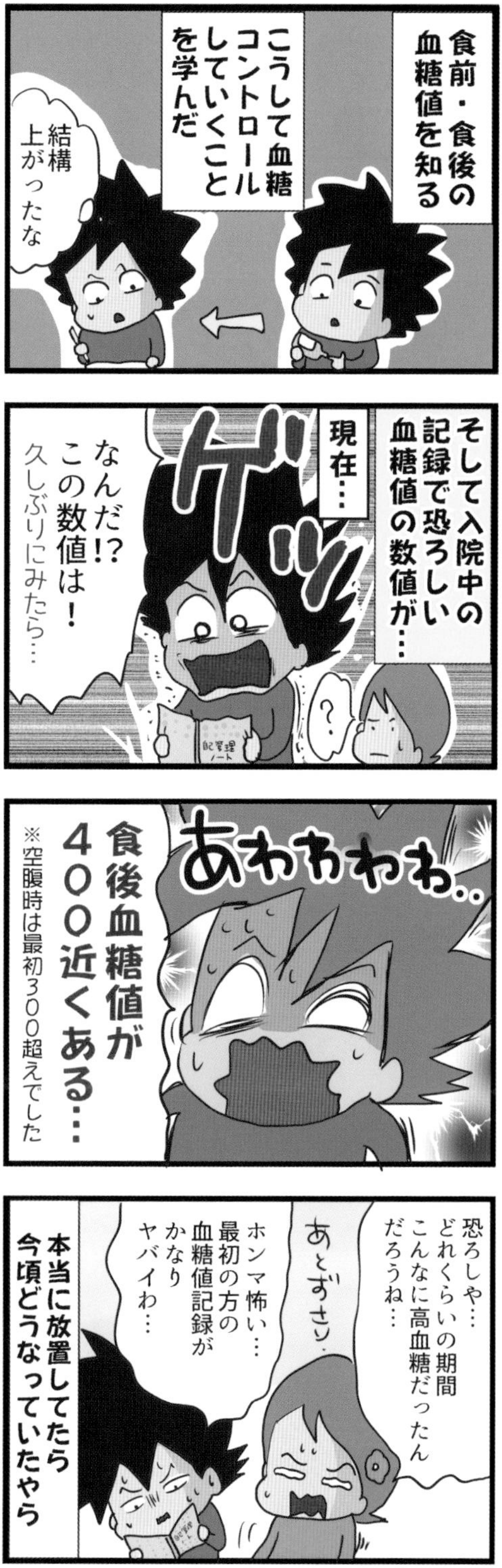
食前・食後の
血糖値を知る
こうして血糖
コントロール
していくこと
を学んだ
結構
上がったな
そして入院中の
記録で恐ろしい
血糖値の数値が…
現在…
ゲッ
なんだ!?
この数値は！
久しぶりにみたら…
?
あわわわわ‥
食後血糖値が
４００近くある…
※空腹時は最初300超えでした
恐ろしや…
どれくらいの期間
こんなに高血糖だったん
だろうね…
あとずさり
ホンマ怖い…
最初の方の
血糖値記録が
かなり
ヤバイわ…
本当に放置してたら
今頃どうなっていたやら

STORY 21

夫の病気で夫婦離婚の危機!?
ワガママ夫に我慢の限界！

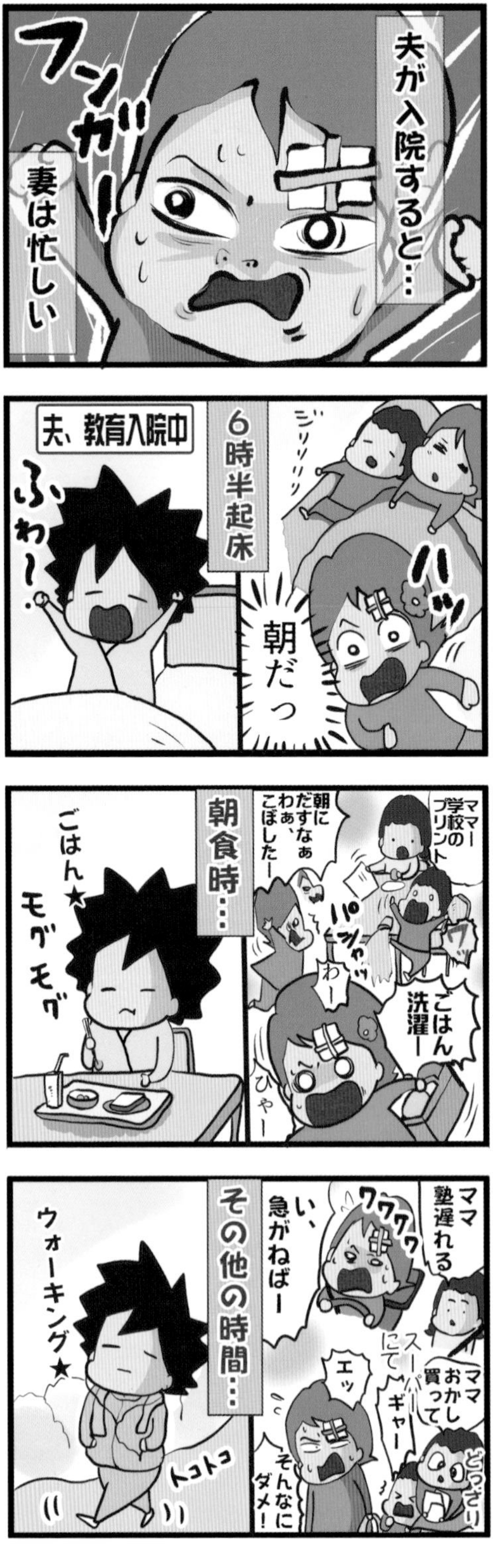

夫が入院すると…
妻は忙しい
フンガー！
夫、教育入院中
ジリリリリ
ハッ
朝だっ
6時半起床
ふわ〜。
ママー学校のプリント
朝にだすなぁ
わぁ、こぼしたー
パシャッ
わー
ごはん洗濯ー
ひゃー
朝食時…
ごはん★
モグモグ
ママ塾遅れる
ワワワワワ
い、急がねばー
スーパーにて
ママおかし買って
ギャー
エッ
どっさり
そんなにダメ！
その他の時間…
ウォーキング★
トコトコ

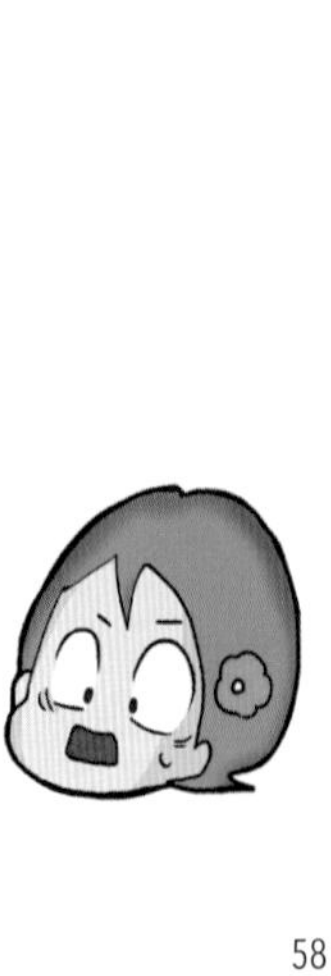

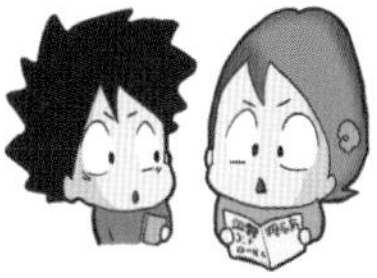

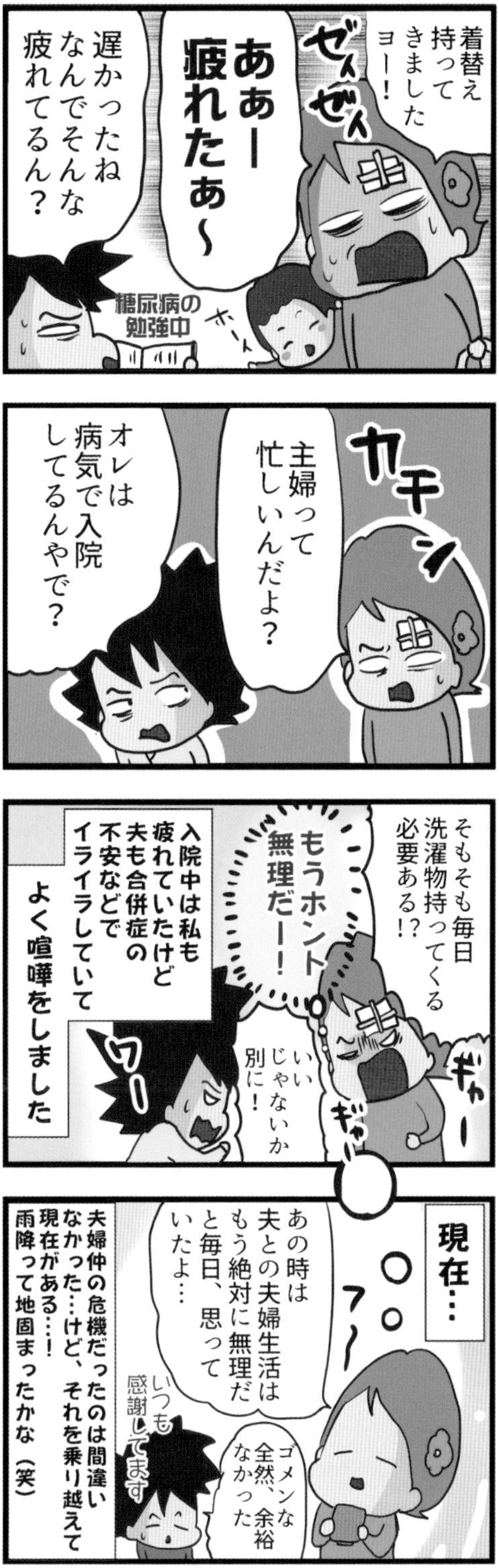
着替え持ってきましたヨー！
ぜんぜん
ああー疲れたあ～
遅かったねなんでそんな疲れてるん？
糖尿病の勉強中
ホーイ
カチン
主婦って忙しいんだよ？
オレは病気で入院してるんやで？
そもそも毎日洗濯物持ってくる必要ある!?
もうホント無理だー！
ギャー
ギャー
いいじゃないか別に！
ワー
入院中は私も疲れていたけど夫も合併症の不安などでイライラしていて
よく喧嘩をしました
現在…
フ～
あの時は夫との夫婦生活はもう絶対に無理だと毎日、思っていたよ…
ゴメンな全然、余裕なかった
いつも感謝してます
夫婦仲の危機だったのは間違いなかった…けど、それを乗り越えて現在がある…！雨降って地固まったかな（笑）

この頃はケンカも多くて色々あったなあ～

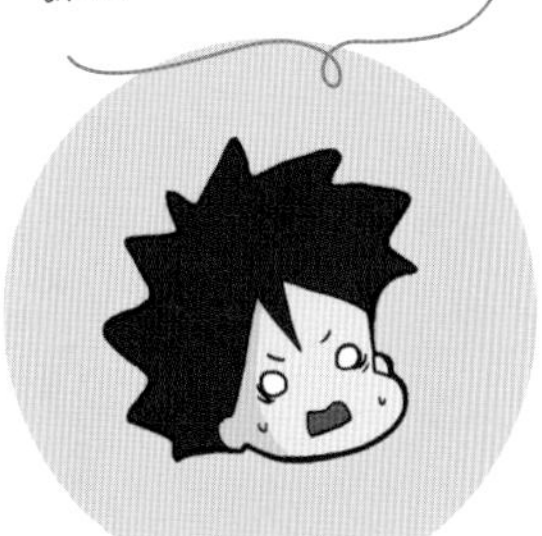

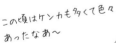

STORY 22

最後の検査結果で発覚… 夫の体に見つかった恐怖の爆弾！

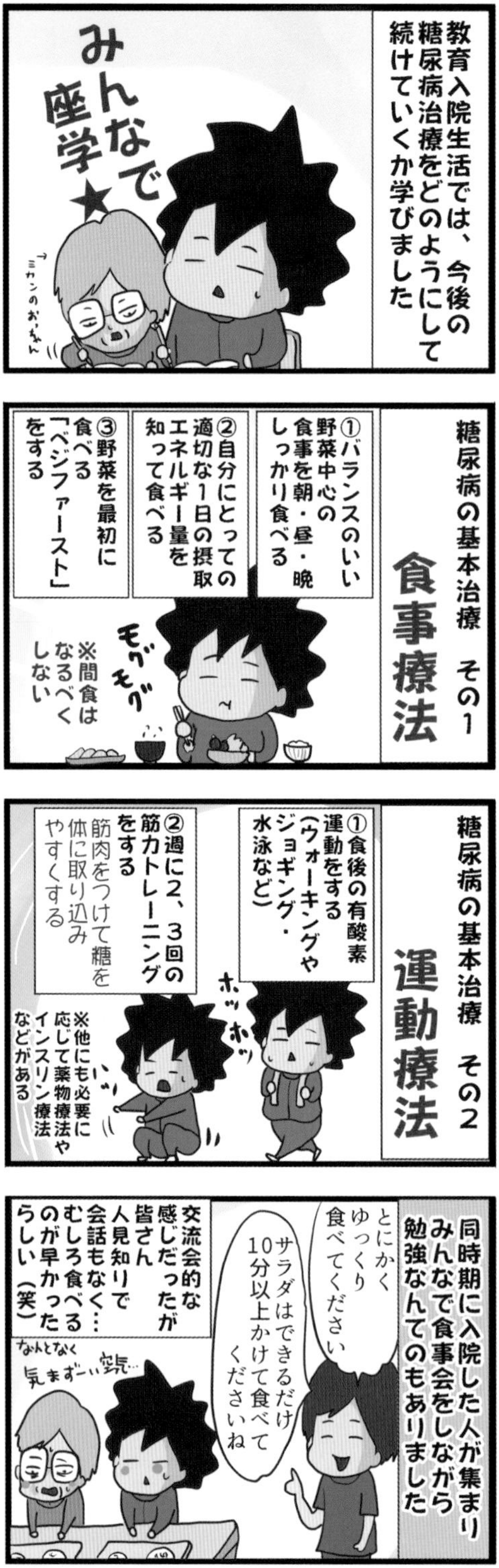
教育入院生活では、今後の糖尿病治療をどのようにして続けていくか学びました
みんなで座学★
ミカンのおっちゃん
糖尿病の基本治療　その1
食事療法
①バランスのいい野菜中心の食事を朝・昼・晩しっかり食べる
②自分にとっての適切な1日の摂取エネルギー量を知って食べる
③野菜を最初に食べる「ベジファースト」をする
モグモグ
※間食はなるべくしない
糖尿病の基本治療　その2
運動療法
①食後の有酸素運動をする（ウォーキングやジョギング・水泳など）
②週に2、3回の筋力トレーニングをする
筋肉をつけて糖を体に取り込みやすくする
ホッホッ
※他にも必要に応じて薬物療法やインスリン療法などがある
同時期に入院した人が集まりみんなで食事会をしながら勉強なんてのもありました
とにかくゆっくり食べてください
サラダはできるだけ10分以上かけて食べてくださいね
交流会的な感じだったが皆さん人見知りで会話もなく…むしろ食べるのが早かったらしい（笑）
なんとなく気まずーい空気…

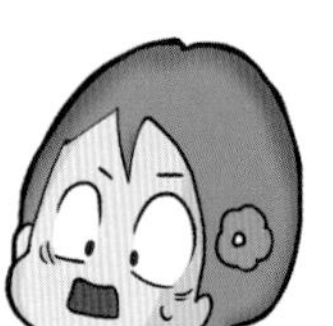

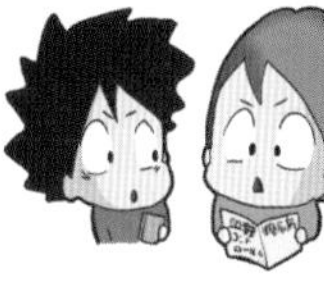

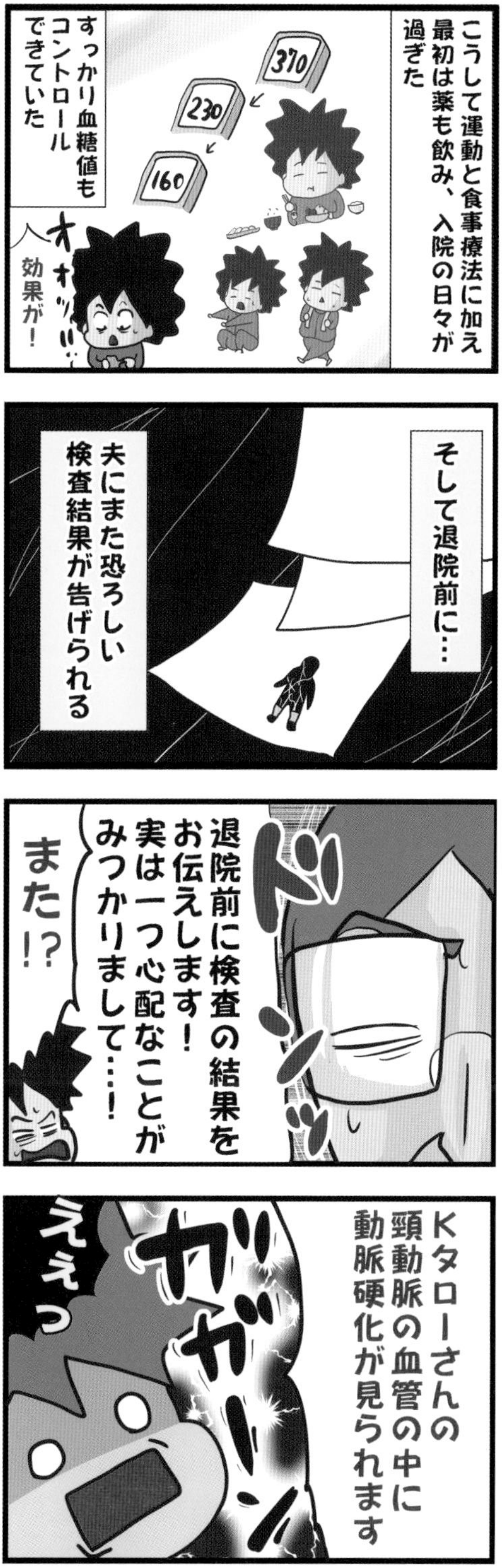
こうして運動と食事療法に加え最初は薬も飲み、入院の日々が過ぎた
370
230
160
すっかり血糖値もコントロールできていた
オオッ!!…
効果が!
そして退院前に…
夫にまた恐ろしい検査結果が告げられる
ドン
退院前に検査の結果をお伝えします!実は一つ心配なことがみつかりまして…!
また!?
Kタローさんの頸動脈の血管の中に動脈硬化が見られます
ガガーン
ええっ

知っとくメモ

糖尿病対策には食事、と思いがちですが、実は運動療法も大切です。一般的な2型糖尿病の原因は、肥満や運動不足だからです。ただし極端な運動を無理に行うのではなく、ウォーキングや自転車など、比較的実行しやすいものに取り組んだほうが、飽きずに運動を継続できるのでオススメですよ。

ガーン…また動脈硬化が発見された…

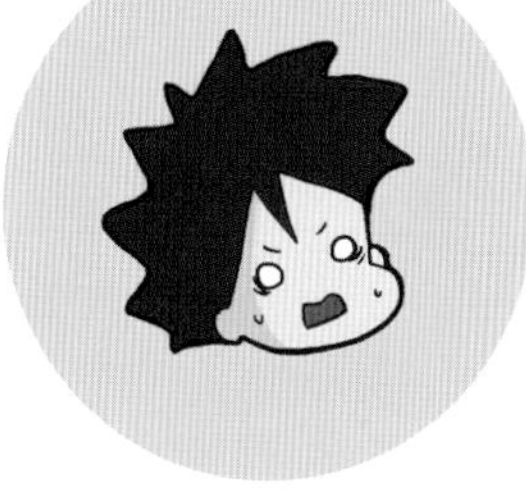

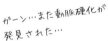

STORY 23

命に関わる爆弾を抱えてしまった夫… 頼みの綱は“血糖コントロール”!

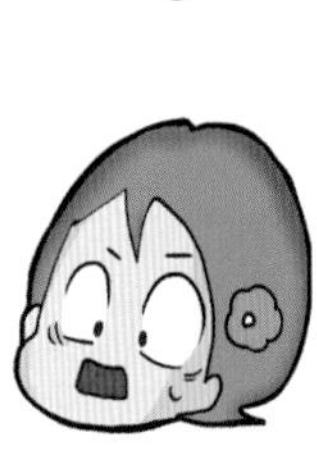

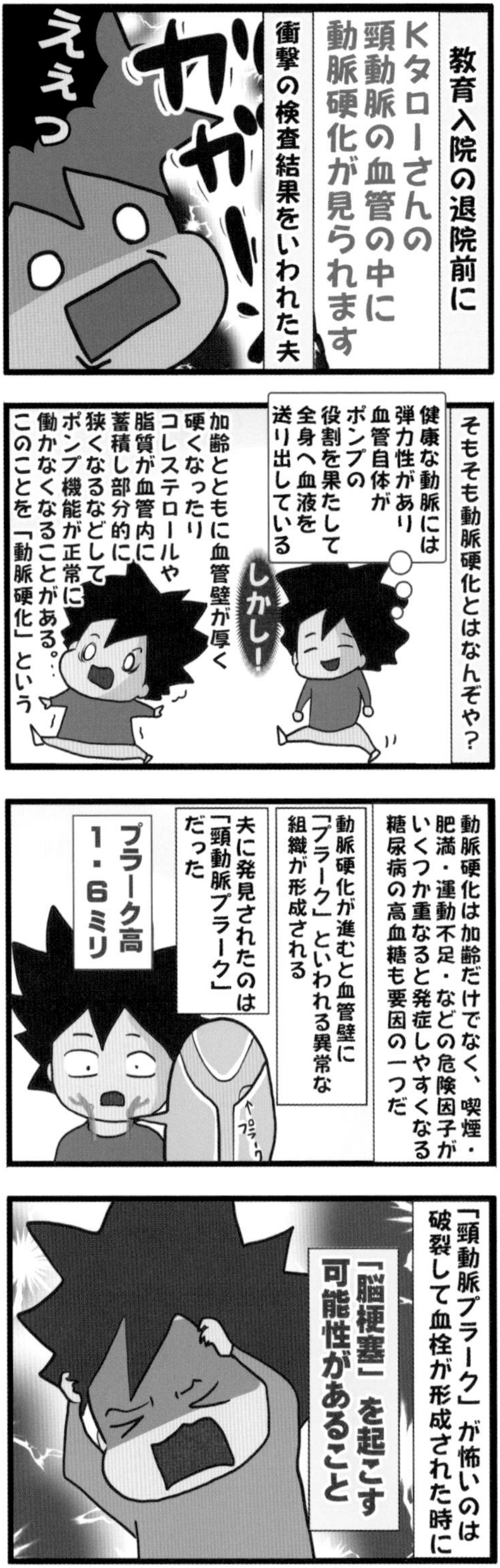

教育入院の退院前に
Kタローさんの頸動脈の血管の中に動脈硬化が見られます
衝撃の検査結果をいわれた夫
ガガー!!
えぇっ
そもそも動脈硬化とはなんぞや?
健康な動脈には弾力性があり血管自体がポンプの役割を果たして全身へ血液を送り出している
しかし!
加齢とともに血管壁が厚く硬くなったりコレステロールや脂質が血管内に蓄積し部分的に狭くなるなどしてポンプ機能が正常に働かなくなることがある。…このことを「動脈硬化」という
動脈硬化は加齢だけでなく、喫煙・肥満・運動不足・などの危険因子がいくつか重なると発症しやすくなる糖尿病の高血糖も要因の一つだ
動脈硬化が進むと血管壁に「プラーク」といわれる異常な組織が形成される
夫に発見されたのは「頸動脈プラーク」だった
プラーク高 1・6ミリ
←プラーク
「頸動脈プラーク」が怖いのは破裂して血栓が形成された時に
「脳梗塞」を起こす可能性があること

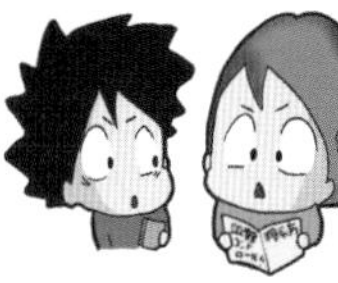

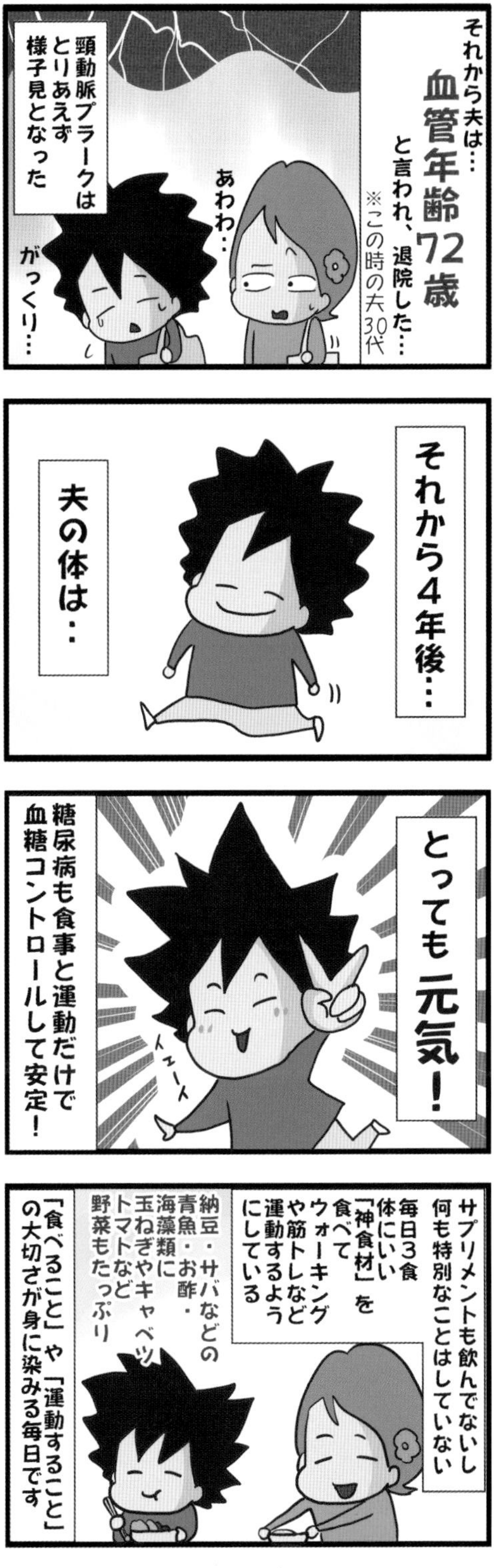
それから夫は…
血管年齢72歳
と言われ、退院した…
※この時の夫30代
あわわ…
頸動脈プラークはとりあえず様子見となった
がっくり…
それから4年後…
夫の体は…
とっても元気！
イェーイ
糖尿病も食事と運動だけで血糖コントロールして安定！
サプリメントも飲んでないし何も特別なことはしていない
毎日3食体にいい「神食材」を食べてウォーキングや筋トレなど運動するようにしている
納豆・サバなどの青魚・お酢・海藻類に玉ねぎやキャベツトマトなど野菜もたっぷり
「食べること」や「運動すること」の大切さが身に染みる毎日です

知っとくメモ

よく耳にする「血管年齢」とは、血管のしなやかさの基準。血管壁にコレステロールがたまって血液の通り道を塞ぎ、血管のしなやかさを失わせるようになると、動脈硬化などの病気の原因になります。特に糖尿病患者は血管年齢が急激に「高齢化」しやすいので注意が必要です。

この時は大変だったけど今は元気です!! 教育入院は本当に勉強になりました

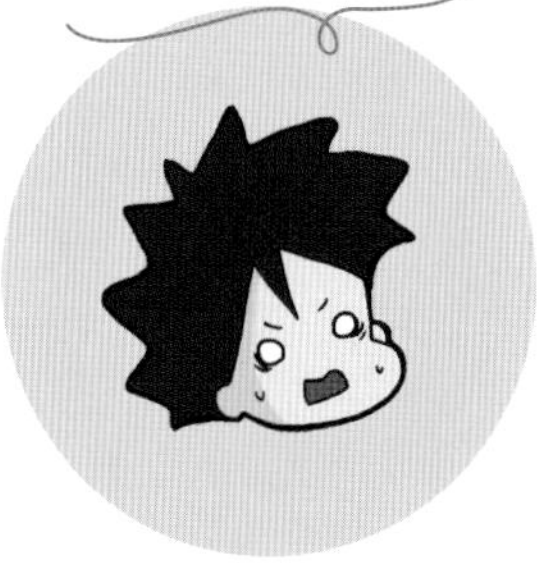

あなたが糖尿病(予備軍)になった原因は何だと思いますか？

ぜひ皆さまのご意見をお聞かせください。

1: 暴飲暴食	2324 件 (23.3%)
2: 運動不足	2572 件 (25.8%)
3: ストレス	2387 件 (24.0%)
4: 遺伝	1719 件 (17.3%)
5: 子供の頃の食生活	584 件 (5.9%)
6: その他	370 件 (3.7%)

回答者データ

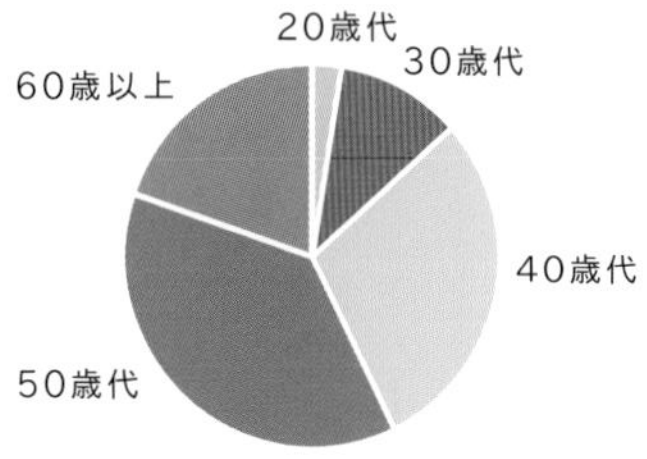
20歳代
30歳代
60歳以上
40歳代
50歳代

血糖値が高いアナタの悩みを教えてください　※複数回答可

皆さまの「悩み」を教えてください！

1: 甘いものがやめられない	2386 件 (26.4%)
2: 運動が続かない(できないなど)	2521 件 (27.9%)
3: 食事制限が続かない(やり方がわからないなど)	2189 件 (24.2%)
4: タバコがやめられない	724 件 (8.0%)
5: お酒がやめられない	952 件 (10.5%)
6: その他	264 件 (3.0%)

回答者データ

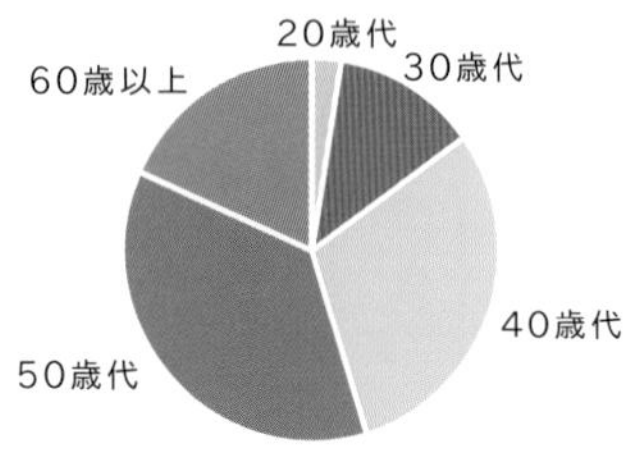
20歳代
30歳代
60歳以上
40歳代
50歳代

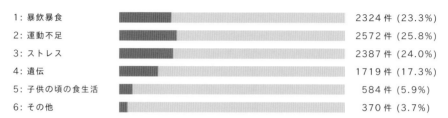

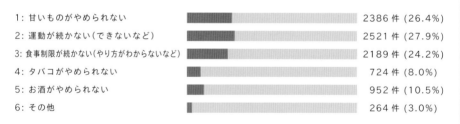

読者に聞いた糖尿病に関するアンケートの結果❶

糖尿病(予備軍)のあなたの食事療法を教えてください

どのようなことをされているか気になります。

1: カロリー制限をしている	434件 (12.6%)
2: 糖質制限をしている	2535件 (73.5%)
3: 脂質制限をしている	148件 (4.3%)
4: その他	330件 (9.6%)

回答者データ

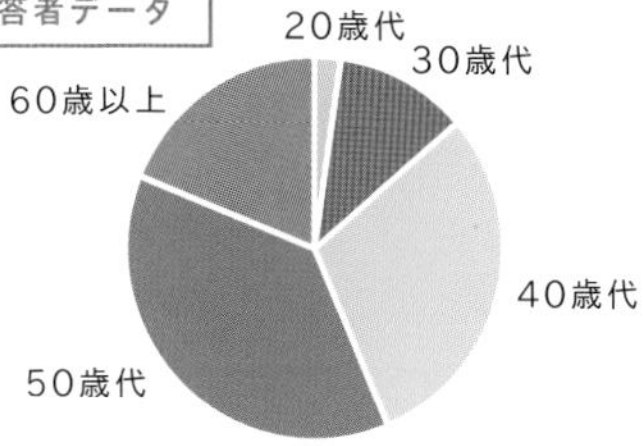

20歳代
30歳代
40歳代
50歳代
60歳以上

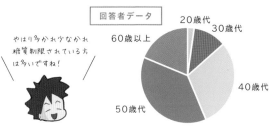

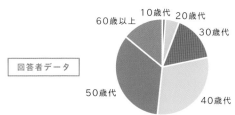

やはり多かれ少なかれ
糖質制限されている方
は多いですね！

〈アンケートのその他の回答〉
◆炭水化物以外は好きな物を好きなだけ食べる。◆ご飯は玄米。パンは全粒粉。◆体重が減らない程度に糖質をとる。◆血糖値が上がる物は最後に少しだけ。◆食べる順番を意識。野菜や海藻類から食べる。◆ストレスが溜まるので時には甘い物を食べる。 etc.

血糖値を気にするアナタが食べてみたい低糖質スイーツを教えてください

166ページで紹介する超低糖質スイーツの「SHAREEAT」様とのコラボアンケートです。

1: チョコレート	534件 (11.7%)
2: ティラミス	467件 (10.3%)
3: チーズケーキ	703件 (15.4%)
4: モンブラン	650件 (14.3%)
5: ガトーショコラ	463件 (10.2%)
6: アイスクリーム	519件 (11.4%)
7: 煉り羊羹	221件 (4.9%)
8: 今川焼き	593件 (13.0%)
9: ぜんざい	325件 (7.1%)
10: もなか	80件 (1.7%)

回答者データ

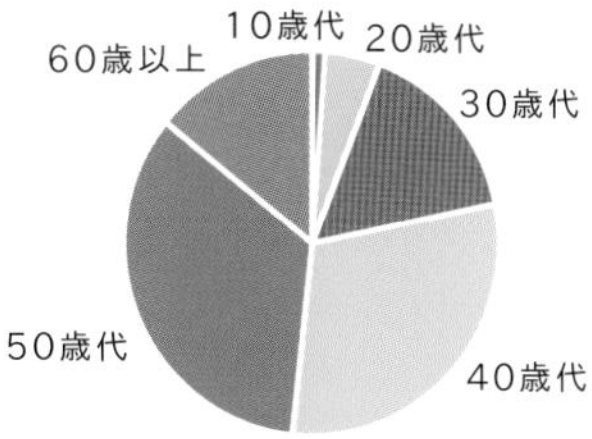

10歳代
20歳代
30歳代
40歳代
50歳代
60歳以上

Let's Cooking!

豆腐の
ヘルシーチョコケーキ

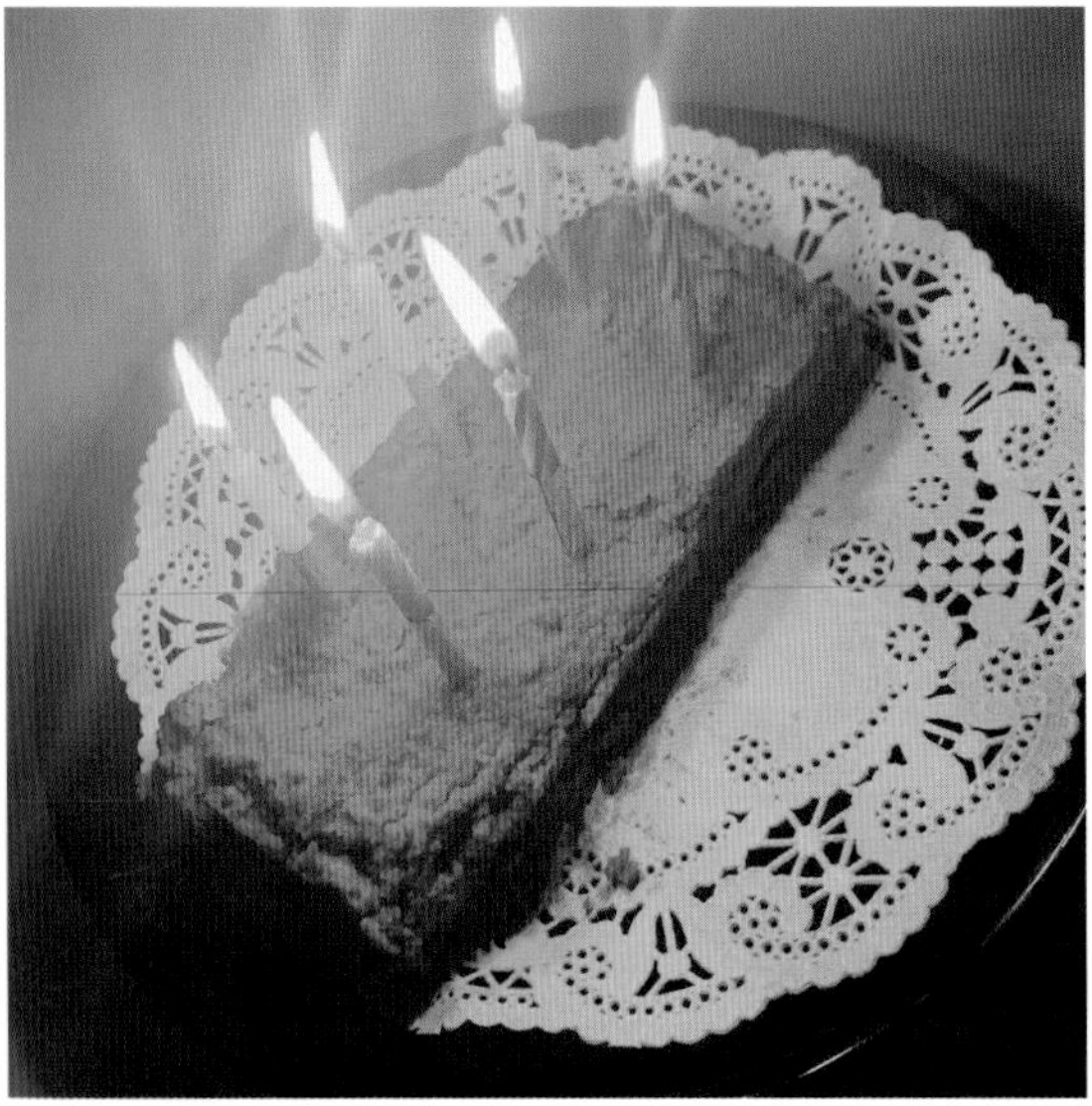

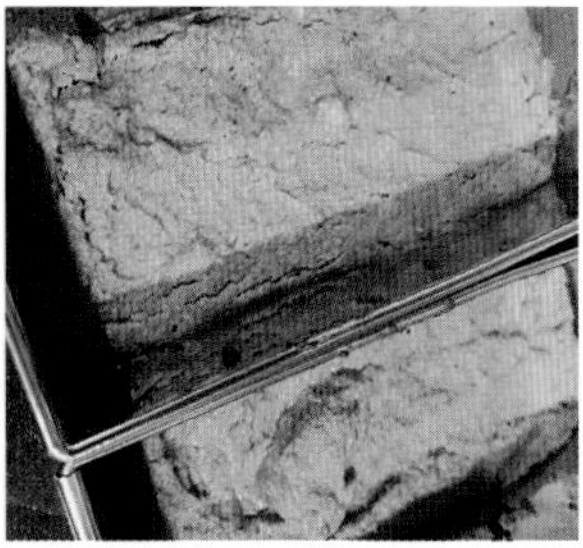

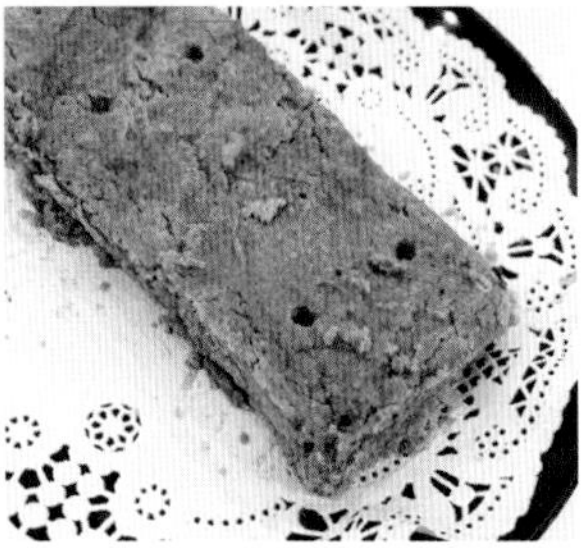

材料

□ 絹豆腐：200g　□ 卵：1 個　□ エリスリトール：大さじ 3
□ アーモンドパウダー：100g　□ ココアパウダー：50g　□ バター：40g
□ ラム酒：小さじ 1（なくても OK）　□ クルミ（なくても OK）

下準備

- バター、卵は常温に戻しておく
- ケーキ型にクッキングシートを敷いておく
- オーブンは 180 度に熱しておく

作り方

❶ 豆腐と玉子、エリスリトールをハンドミキサーでトロトロになるまで混ぜる
❷ ①にアーモンドパウダー、ココアパウダー、バターも入れてヘラで混ぜる（この時点でラム酒やクルミも混ぜる）
❸ ②を型に流し込み、180 度に熱したオーブンで 35 分焼く

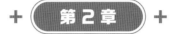

第2章

糖尿病は単純な病気じゃない！

死を招く合併症の恐怖

STORY 01

サラリーマン パン太郎シリーズ その①
バリバリの営業マンが道を外れ始める…

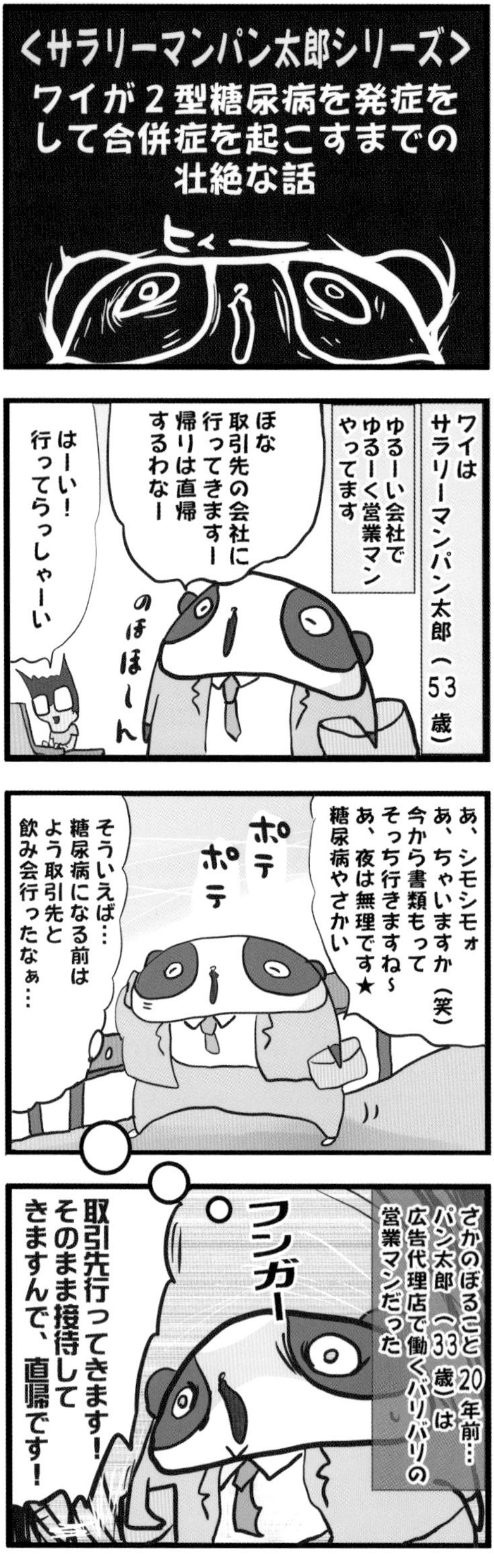
＜サラリーマンパン太郎シリーズ＞
ワイが２型糖尿病を発症をして合併症を起こすまでの壮絶な話
ヒィー
ワイはサラリーマンパン太郎（53歳）
ゆるーい会社でゆるーく営業マンやってます
ほな取引先の会社に行ってきますー帰りは直帰するわなー
のほほーん
はーい！行ってらっしゃーい
あ、シモシモォ
あ、ちゃいますか（笑）
今から書類もってそっち行きますね～
あ、夜は無理です★
糖尿病やさかい
ポテ
ポテ
そういえば…糖尿病になる前はよう取引先と飲み会行ったなぁ…
さかのぼること20年前…パン太郎（33歳）は広告代理店で働くバリバリの営業マンだった
フンガー
取引先行ってきます！そのまま接待してきますんで、直帰です！

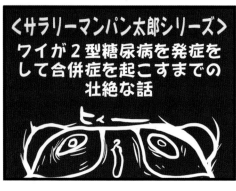

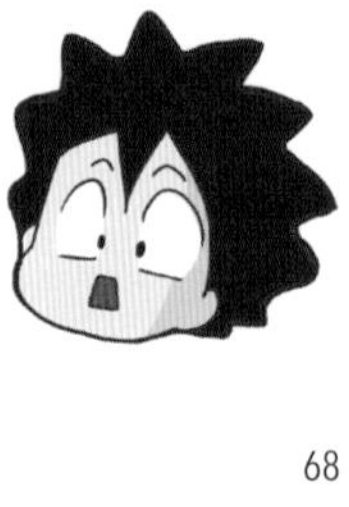

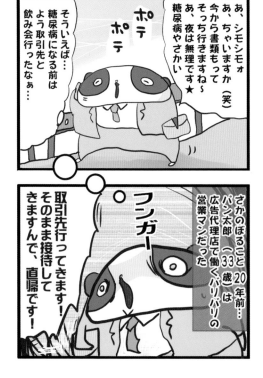

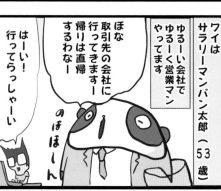

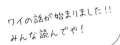

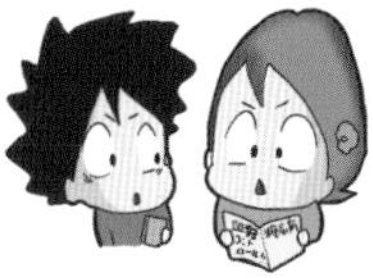

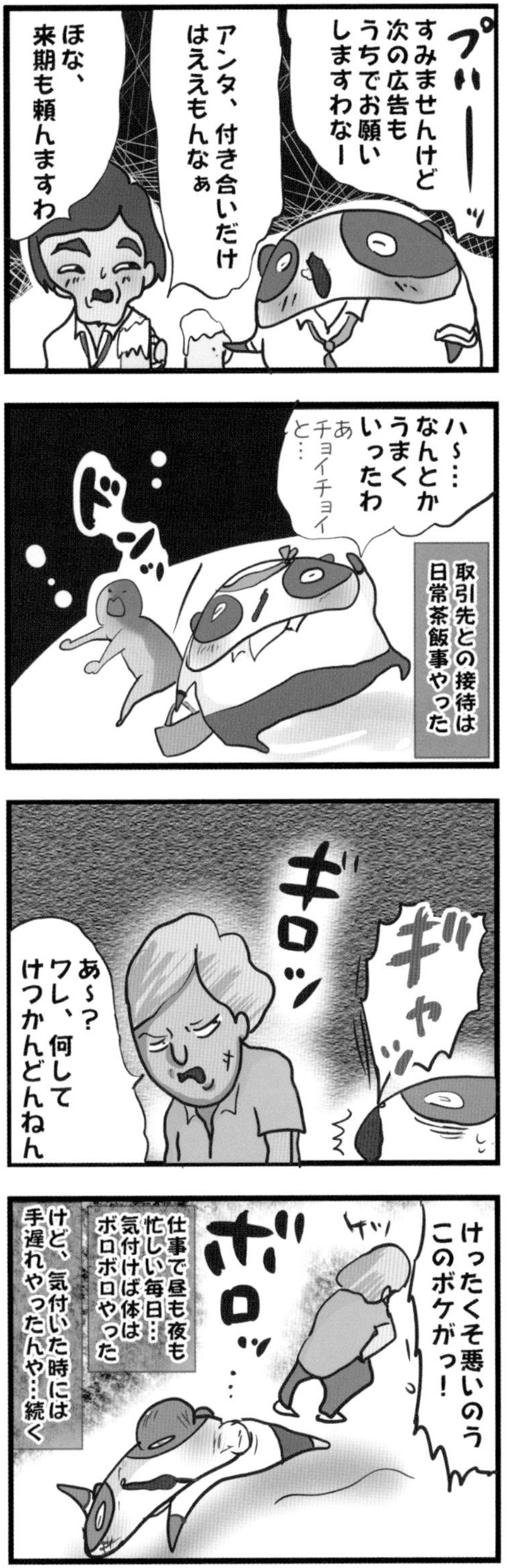
プハーーーッ
すみませんけど 次の広告も うちでお願い しますわなー
アンタ、付き合いだけ はええもんなぁ
ほな、来期も頼んますわ
取引先との接待は 日常茶飯事やった
ハ～… なんとか うまく いったわ
あ チョイチョイ と…
ドンッ
ギャッ～
ギロッ
あ～？ ワレ、何して けつかんどんねん
けったくそ悪いのう このボケがっ！
ペッ
ボロッ…
仕事で昼も夜も 忙しい毎日… 気付けば体は ボロボロやった
けど、気付いた時には 手遅れやったんや…続く

知っとくメモ

肥満の人は、食生活が偏っている可能性が高く、糖尿病になりやすい状態です。肥満度の指標にはBMI値が広く利用されています。BMI = 体重（kg）÷身長（m）÷身長（m）。結果が18.5未満なら低体重、25以上なら肥満とされ、一般的に22が最も病気になりにくいといわれています。

ワイの話が始まりました!!
みんな読んでや！

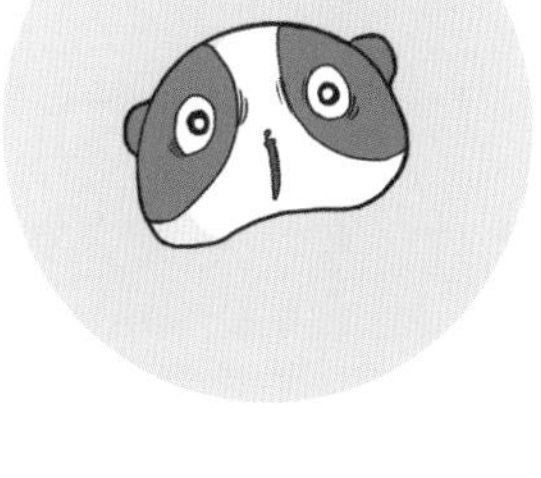

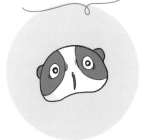

STORY 02

サラリーマン パン太郎シリーズ その②

トイレが近い、ひどい汗、何かおかしい…

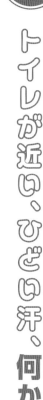

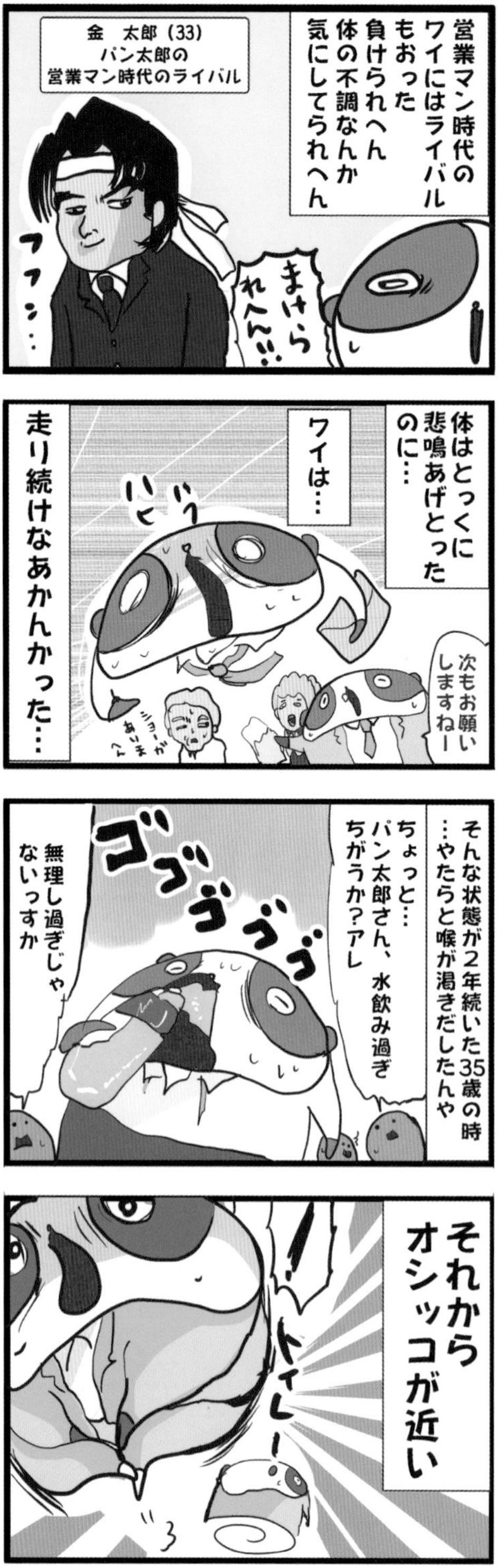
営業マン時代のワイにはライバルもおった
負けられへん体の不調なんか気にしてられへん
金　太郎（33）
パン太郎の
営業マン時代のライバル
まけられへん!!
フフン…
体はとっくに悲鳴あげとったのに…
ワイは…
ハヒぃ
次もお願いしますねー
ショーがありまへん
走り続けなあかんかった…
そんな状態が2年続いた35歳の時
…やたらと喉が渇きだしたんや
ちょっと…
パン太郎さん、水飲み過ぎちがうか？アレ
ゴゴゴゴゴ
無理し過ぎじゃないっすか
それから
オシッコが近い
トイレー!

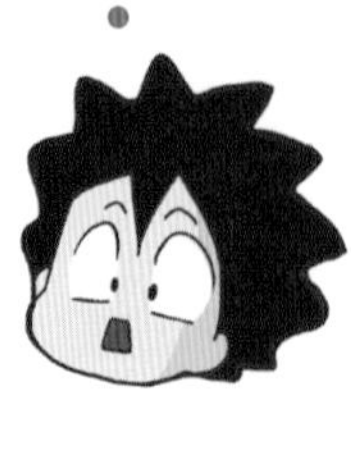

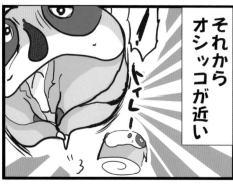

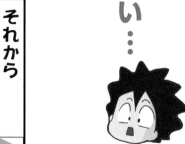

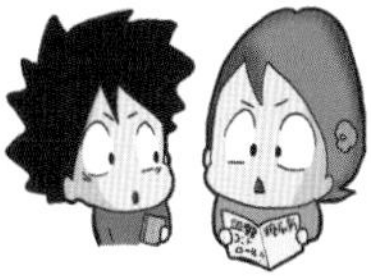

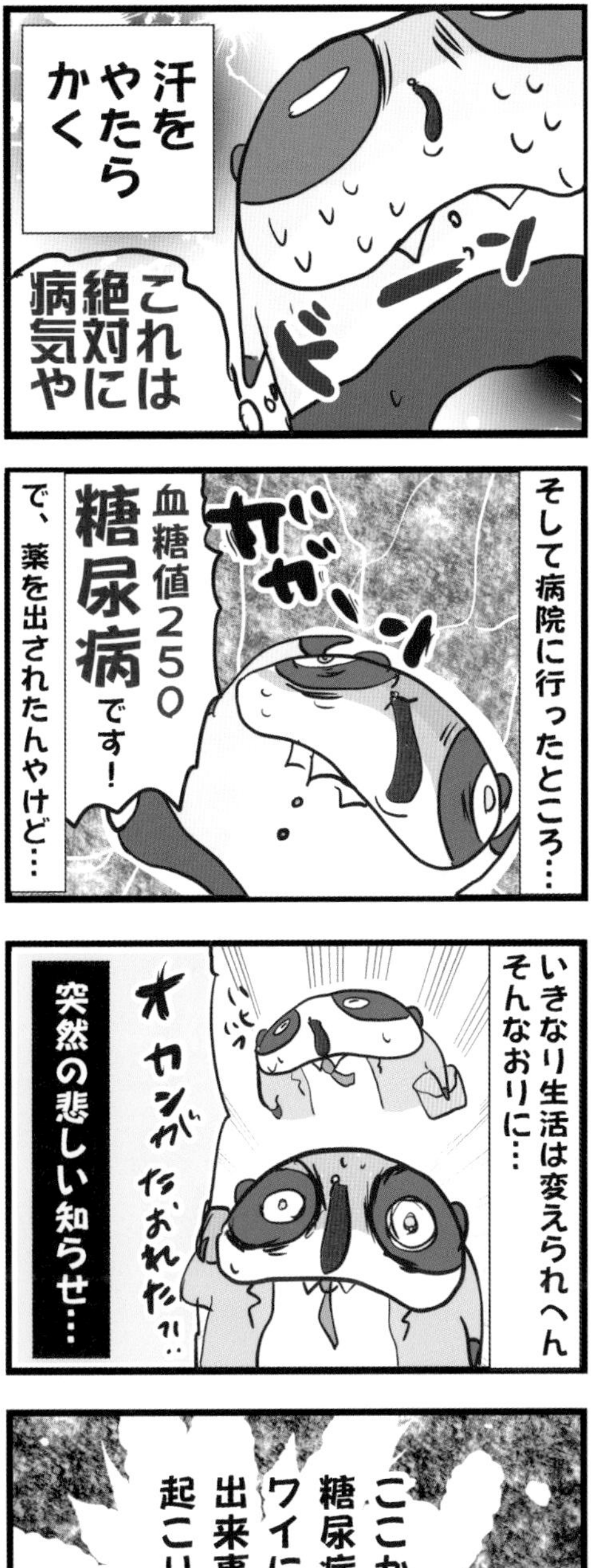
汗をやたらかく
これは絶対に病気や
そして病院に行ったところ…
ガガーン
血糖値250
糖尿病です!
で、薬を出されたんやけど…
いきなり生活は変えられへん
そんなおりに…
オカンがたおれた?!
突然の悲しい知らせ…
ここから…
糖尿病をなめとった
ワイに恐ろしい
出来事が
起こりだすんや…

知っとくメモ

糖尿病が原因で急にやせることがあります。これは血液中のブドウ糖をエネルギーとして利用することができなくなるため、脂肪や筋肉のたんぱく質を分解してエネルギーに変えてしまうから。むしろ糖尿病が発症し、進行している可能性が高いので、ぜひ一度診察してもらいましょう。

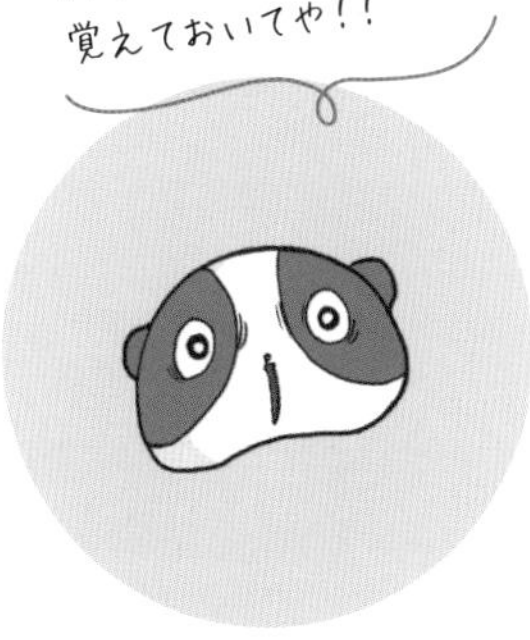
糖尿病の初期症状は他にも、手足のしびれ、目のかすみなどがあるよ。覚えておいてや!!

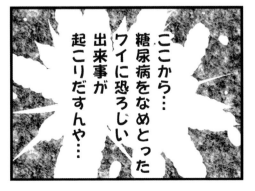

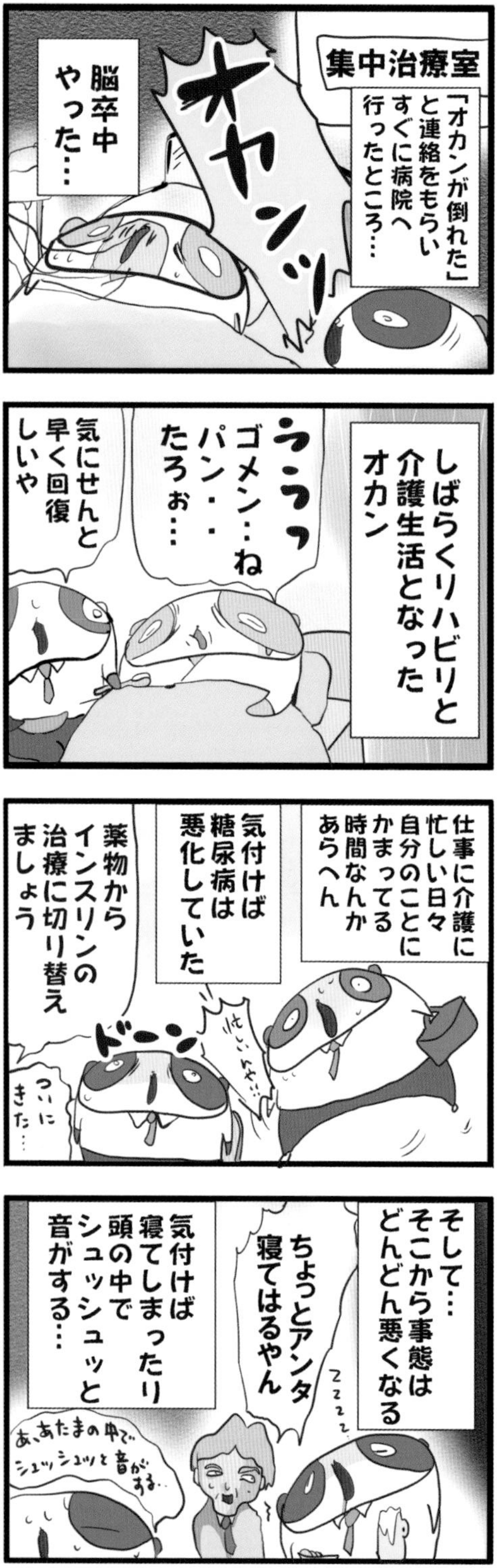
集中治療室
「オカンが倒れた」と連絡をもらいすぐに病院へ行ったところ…
オカンッ
脳卒中やった…
しばらくリハビリと介護生活となったオカン
ううっゴメン…ねパン・・たろぉ…
気にせんと早く回復しいや
仕事に介護に忙しい日々自分のことにかまってる時間なんかあらへん
気付けば糖尿病は悪化していた
忙しいんや…!!
薬物からインスリンの治療に切り替えましょう
ドーン
ついにきた…
そして…そこから事態はどんどん悪くなる
ちょっとアンタ寝てはるやん
zzzz
気付けば寝てしまったり頭の中でシュッシュッと音がする…
あ、あたまの中でシュッシュッと音がする…

STORY 03

サラリーマン パン太郎シリーズ その③

糖尿病から合併症が始まり緊急手術へ！

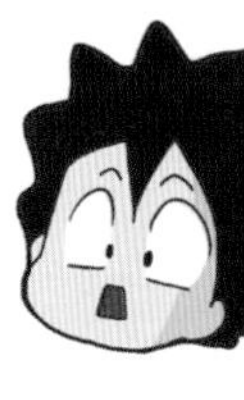

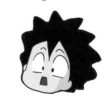

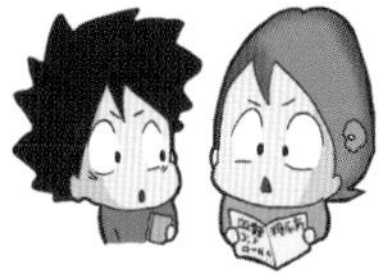

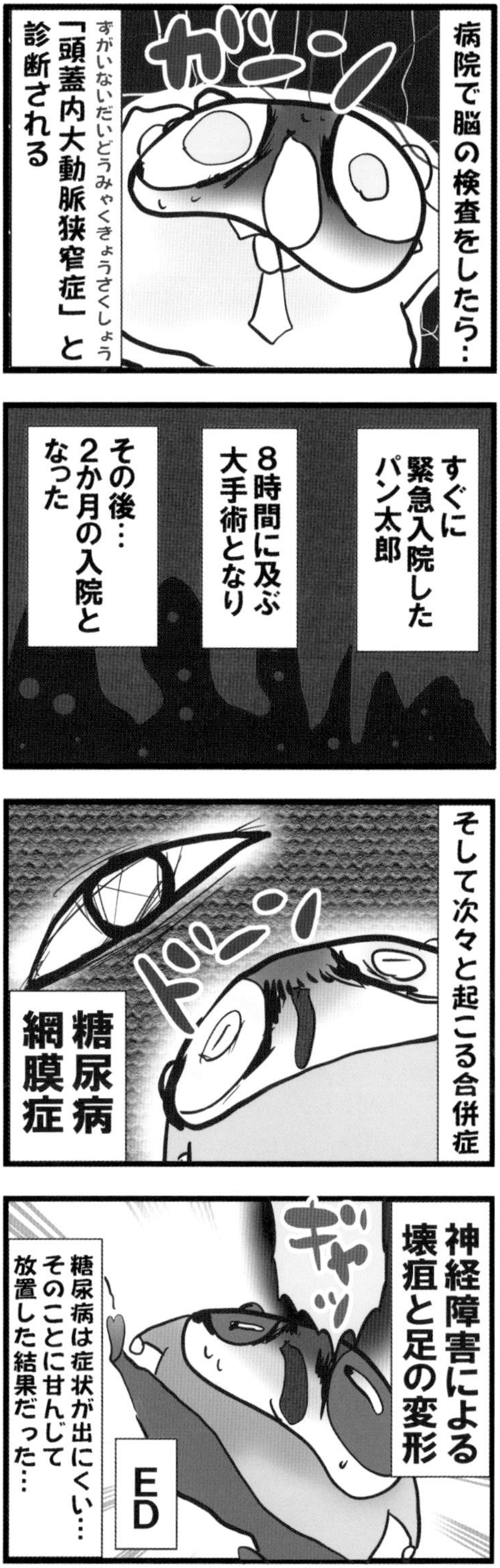
病院で脳の検査をしたら…
ガーン
「頭蓋内大動脈狭窄症《ずがいないだいどうみゃくきょうさくしょう》」と
診断される
すぐに
緊急入院した
パン太郎
8時間に及ぶ
大手術となり
その後…
2か月の入院と
なった
そして次々と起こる合併症
ドーン
糖尿病
網膜症
神経障害による
壊疽と足の変形
ギャッ
ED
糖尿病は症状が出にくい…
そのことに甘んじて
放置した結果だった…

知っとくメモ

怖いのは合併症。三大合併症は、糖尿病網膜症、糖尿病腎症、糖尿病神経障害です。ほかに動脈硬化からの心筋梗塞といった血管の病気、末端部の壊疽なども。また免疫機能の低下で風邪やインフルエンザなどの感染症にかかったり、骨粗しょう症、歯周病などが発症したりもします。

糖尿病から進行した合併症は生死に関わるから血糖コントロールはとても大切やで！

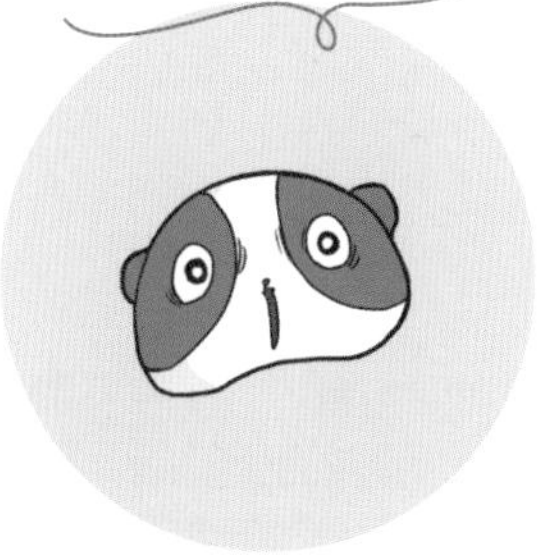

STORY 04

サラリーマン パン太郎シリーズ その④

退職、介護と療養、そして再就職へ

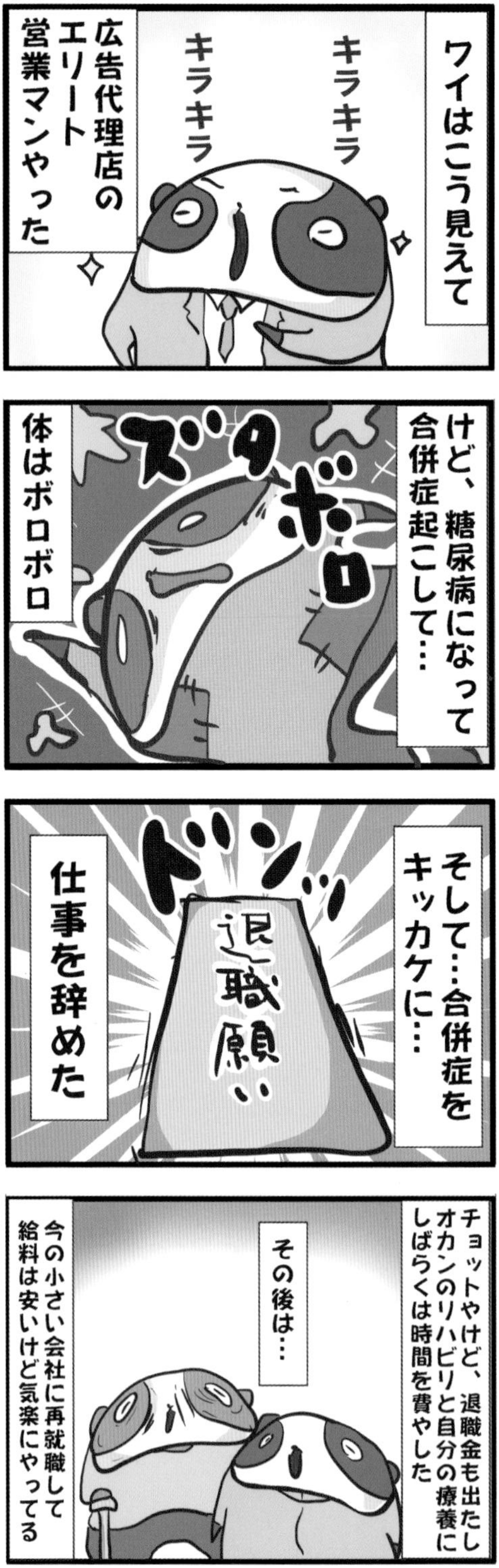
ワイはこう見えて
キラキラ
キラキラ
広告代理店のエリート営業マンやった
けど、糖尿病になって合併症起こして…
ズタボロ
体はボロボロ
そして…合併症をキッカケに…
ドン
退職願
仕事を辞めた
チョットやけど、退職金も出たしオカンのリハビリと自分の療養にしばらくは時間を費やした
その後は…
今の小さい会社に再就職して給料は安いけど気楽にやってる

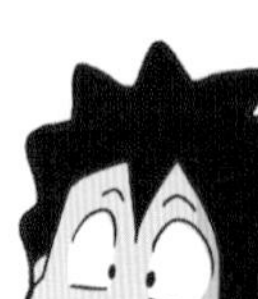

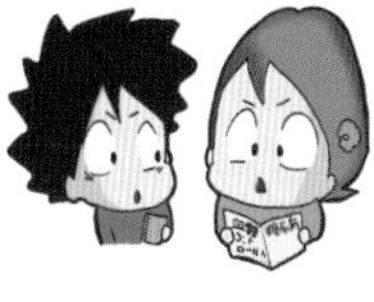

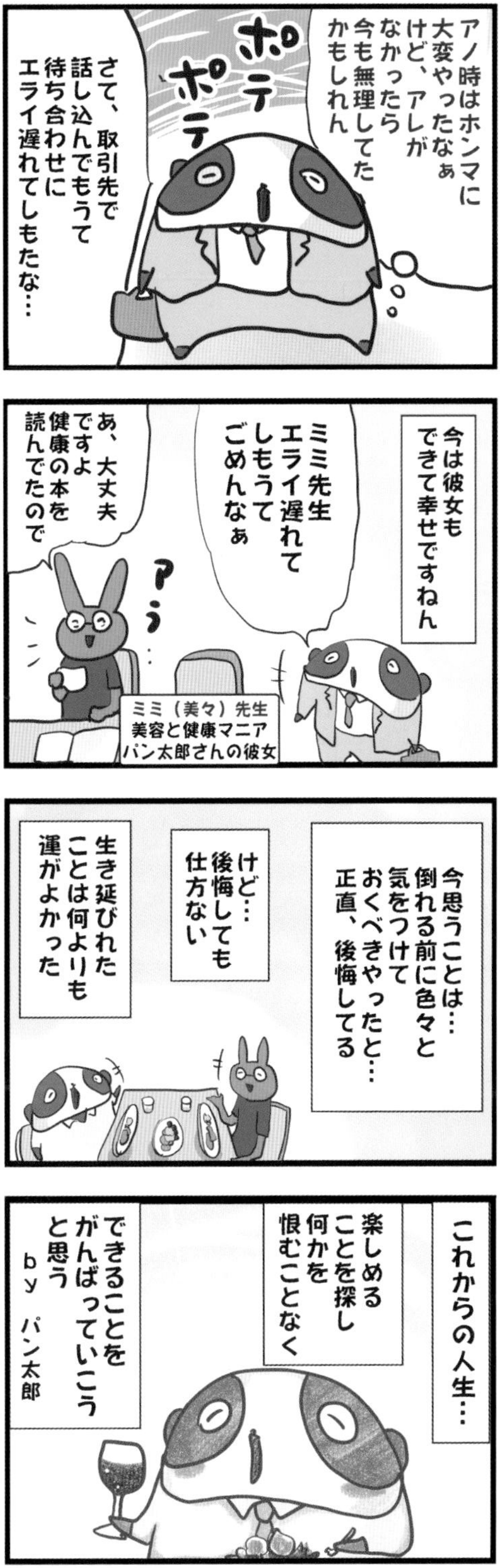
アノ時はホンマに大変やったなぁけど、アレがなかったら今も無理してたかもしれん
ポテ
ポテ
さて、取引先で話し込んでもうて待ち合わせにエライ遅れてしもたな…
今は彼女もできて幸せですねん
ミミ先生エライ遅れてしもうてごめんなぁ
アう…
あ、大丈夫ですよ健康の本を読んでたので
ミミ（美々）先生
美容と健康マニア
パン太郎さんの彼女
今思うことは…倒れる前に色々と気をつけておくべきやったと…正直、後悔してる
けど…後悔しても仕方ない
生き延びれたことは何よりも運がよかった
これからの人生…
楽しめることを探し何かを恨むことなく
できることをがんばっていこうと思う
by パン太郎

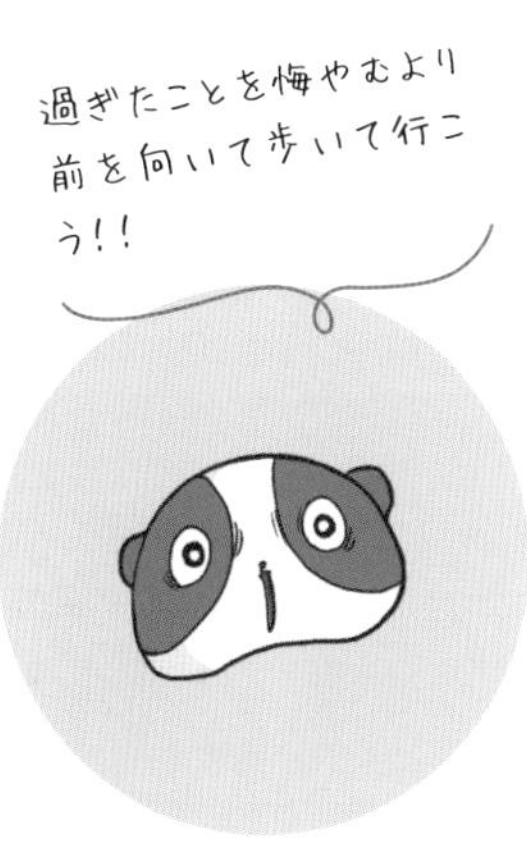
過ぎたことを悔やむより前を向いて歩いて行こう!!

STORY 05

真夏にヒンヤリ怖い話 合併症が招く神経障害の恐怖！

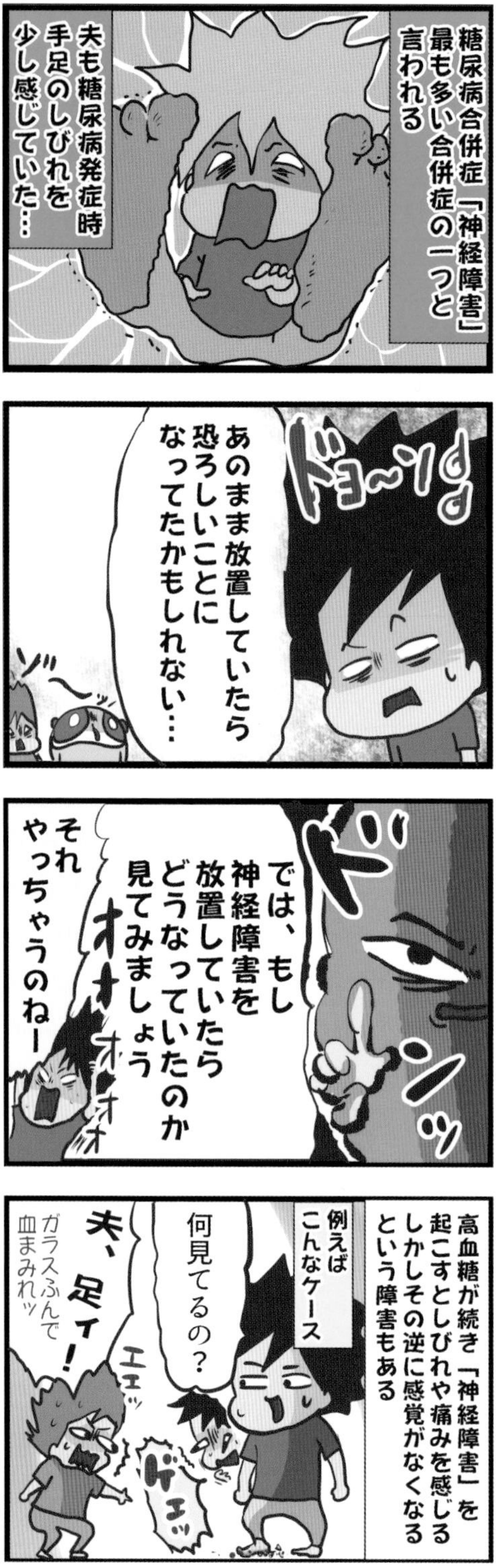

糖尿病合併症「神経障害」最も多い合併症の一つと言われる
夫も糖尿病発症時手足のしびれを少し感じていた…
ドョ～ン
あのまま放置していたら恐ろしいことになってたかもしれない…
ゾ～ッ
ドンッ
では、もし神経障害を放置していたらどうなっていたのか見てみましょう
オォォォォ
それやっちゃうのねー
高血糖が続き「神経障害」を起こすとしびれや痛みを感じるしかしその逆に感覚がなくなるという障害もある
例えばこんなケース
何見てるの？
夫、足ィ！
ガラスふんで血まみれッ
エェッ
ゲェッ

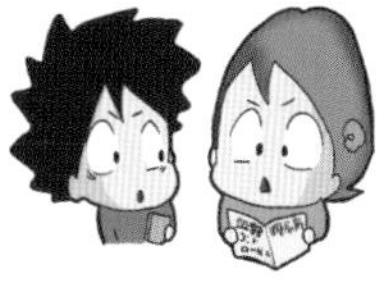

知っとくメモ

糖尿病神経障害は高血糖で引き起こされます。最初は足の指や足の裏にピリピリしたしびれるような痛みが出て、進行すると足全体や手にも痛みが感じられるようになります。さらに進むと今度は神経が働かなくなり、感覚がなくなるような状態に。ひどいと血管障害も重なって壊死が始まります。

最初から自覚症状のある人は少なく、急に痛みだすから初期糖尿病の人は注意してや!

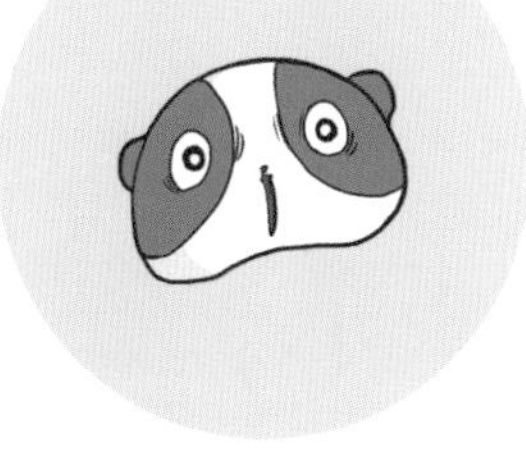

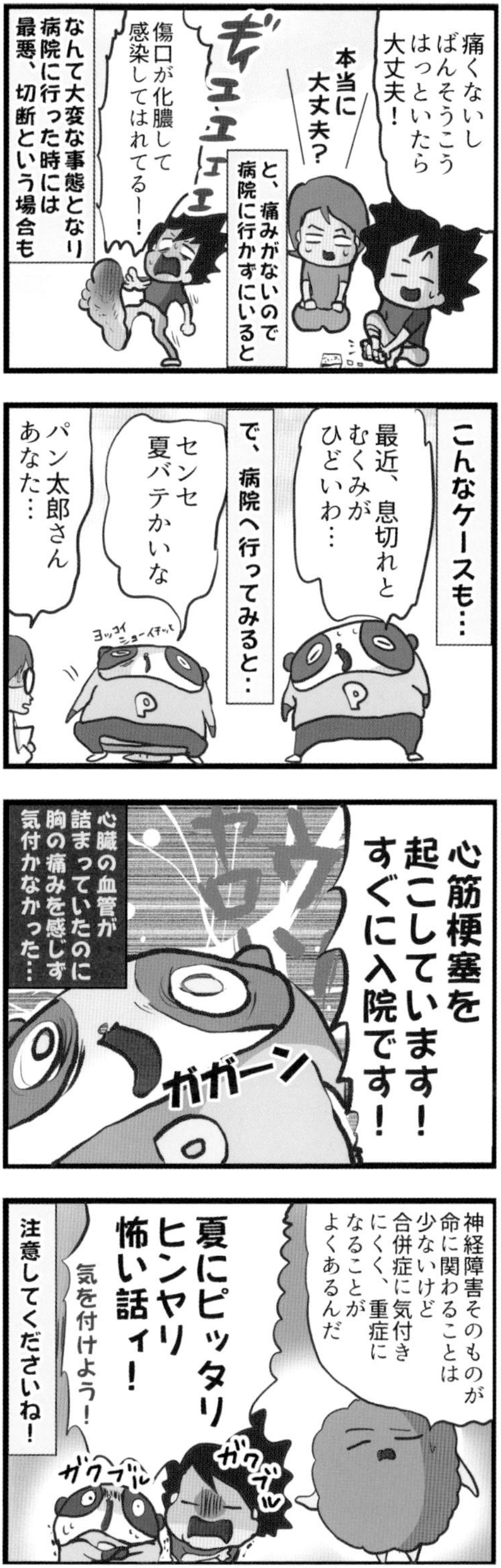
痛くないしばんそうこうはっといたら大丈夫!
本当に大丈夫?
と、痛みがないので病院に行かずにいると
ギェエエエ
傷口が化膿して感染してはれてるーー!
なんて大変な事態となり病院に行った時には最悪、切断という場合も
こんなケースも…
最近、息切れとむくみがひどいわ…
で、病院へ行ってみると…
センセ夏バテかいな
ヨッコイショーイチッ
パン太郎さんあなた…
心筋梗塞を起こしています!すぐに入院です!!
心臓の血管が詰まっていたのに胸の痛みを感じず気付かなかった…
ガガーン
神経障害そのものが命に関わることは少ないけど合併症に気付きにくく、重症になることがよくあるんだ
夏にピッタリヒンヤリ怖い話ィ!
気を付けよう!
ガクブル
ガクブル
注意してくださいね!

STORY 06

気づいた時には取り返しがつかない!? 失明の可能性もある糖尿病網膜症!

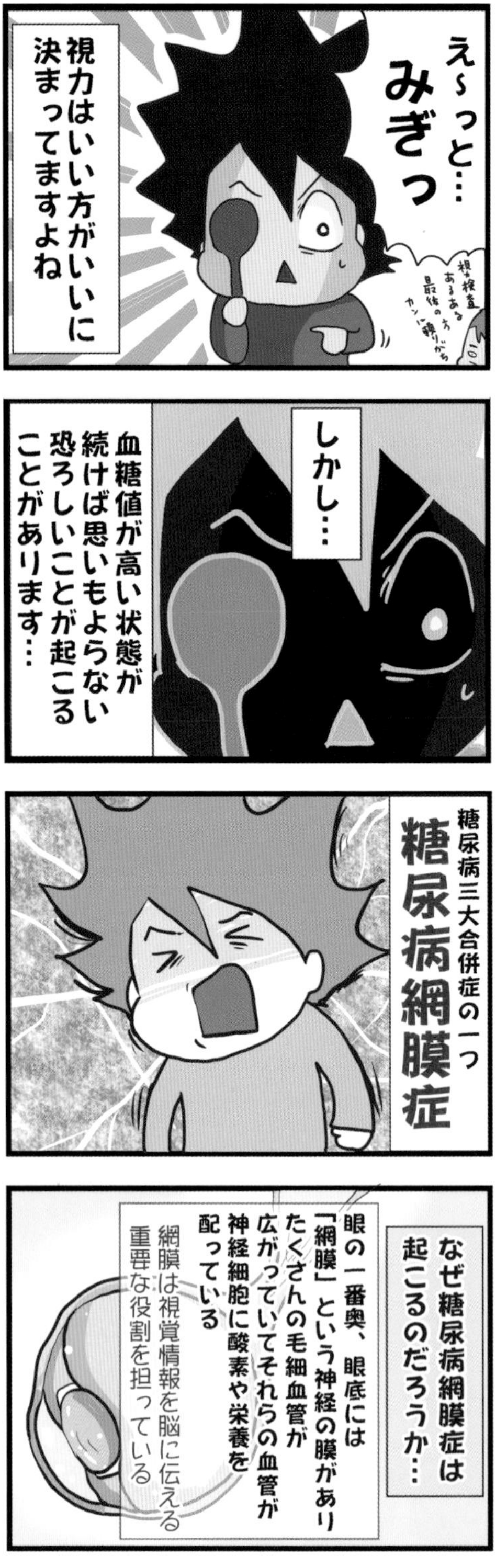
え～っと…
みぎっ
視力検査あるある 最後の方カンに頼りがち
視力はいい方がいいに決まってますよね
しかし…
血糖値が高い状態が続けば思いもよらない恐ろしいことが起こることがあります…
糖尿病三大合併症の一つ
糖尿病網膜症
なぜ糖尿病網膜症は起こるのだろうか…
眼の一番奥、眼底には「網膜」という神経の膜がありたくさんの毛細血管が広がっていてそれらの血管が神経細胞に酸素や栄養を配っている
網膜は視覚情報を脳に伝える重要な役割を担っている

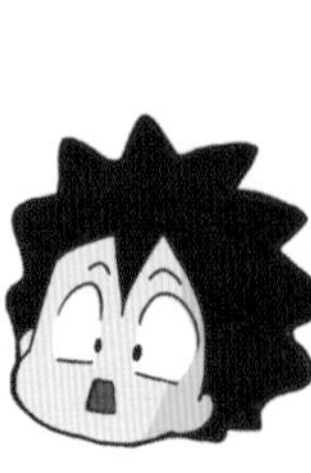

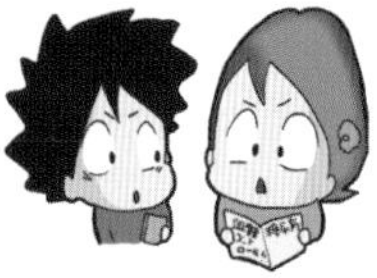

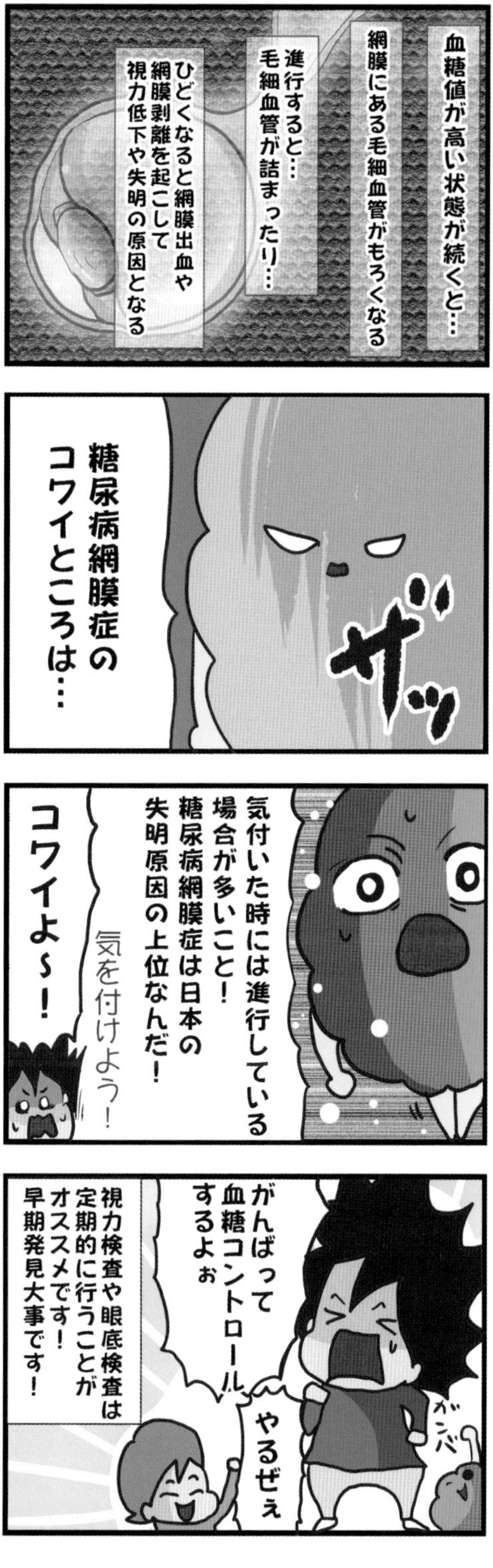
血糖値が高い状態が続くと…
網膜にある毛細血管がもろくなる
進行すると…毛細血管が詰まったり…
ひどくなると網膜出血や網膜剥離を起こして視力低下や失明の原因となる
糖尿病網膜症のコワイところは…
ザッ
気付いた時には進行している場合が多いこと!糖尿病網膜症は日本の失明原因の上位なんだ!
コワイよ~!
気を付けよう!
がんばって血糖コントロールするよぉ
視力検査や眼底検査は定期的に行うことがオススメです!早期発見大事です!
やるぜぇ
ガンバ

知っとくメモ

ほかに多いのは黄斑《おうはん》症。網膜で最も大切な黄斑という部分に障害が起きる病気です。血管新生緑内障は、光を取り入れる虹彩にある管を新生血管が塞ぎ視神経を圧迫するもので、普通の緑内障より治療が困難。さらに白内障や目が開きにくくなるケース、屈折・調節異常などがあります。

目は毛細血管が多く、構造も複雑で繊細な器官なんや!

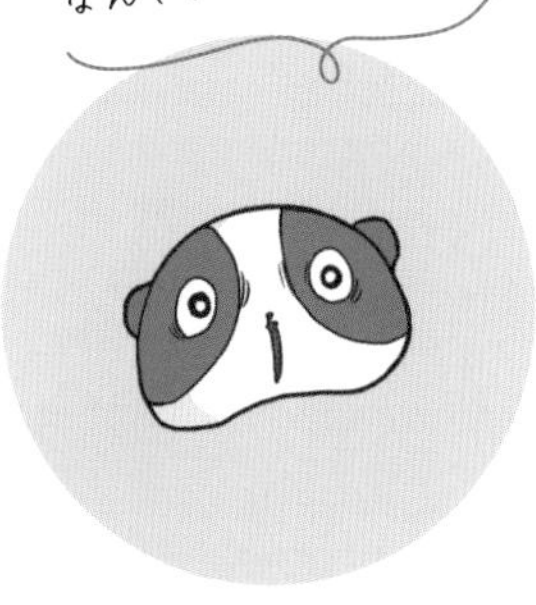

STORY 07

「予備軍だから」とあなどらないで！自覚症状なしで進行、人工透析への道

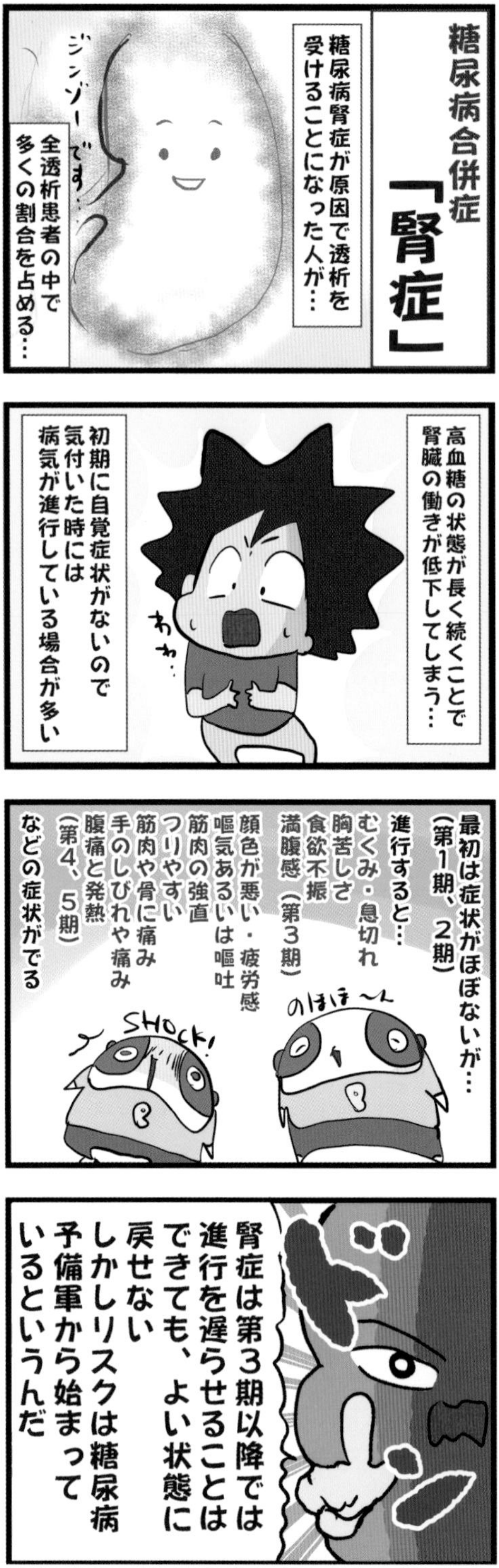
糖尿病合併症
「腎症」
糖尿病腎症が原因で透析を受けることになった人が…
ジンゾーです…
全透析患者の中で多くの割合を占める…
高血糖の状態が長く続くことで腎臓の働きが低下してしまう…
わわ…
初期に自覚症状がないので気付いた時には病気が進行している場合が多い
最初は症状がほぼないが…
（第1期、2期）
進行すると…
むくみ・息切れ
胸苦しさ
食欲不振
満腹感（第3期）
顔色が悪い・疲労感
嘔気あるいは嘔吐
筋肉の強直
つりやすい
筋肉や骨に痛み
手のしびれや痛み
腹痛と発熱
（第4、5期）
などの症状がでる
のほほ〜ん
SHOCK!
ド
腎症は第3期以降では進行を遅らせることはできても、よい状態に戻せない
しかしリスクは糖尿病予備軍から始まっているというんだ

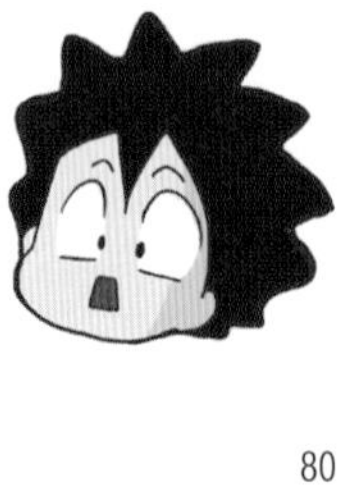

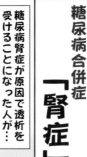

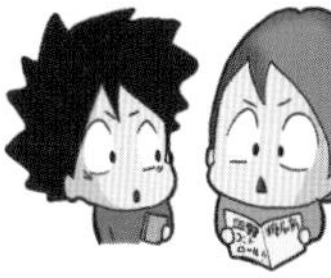

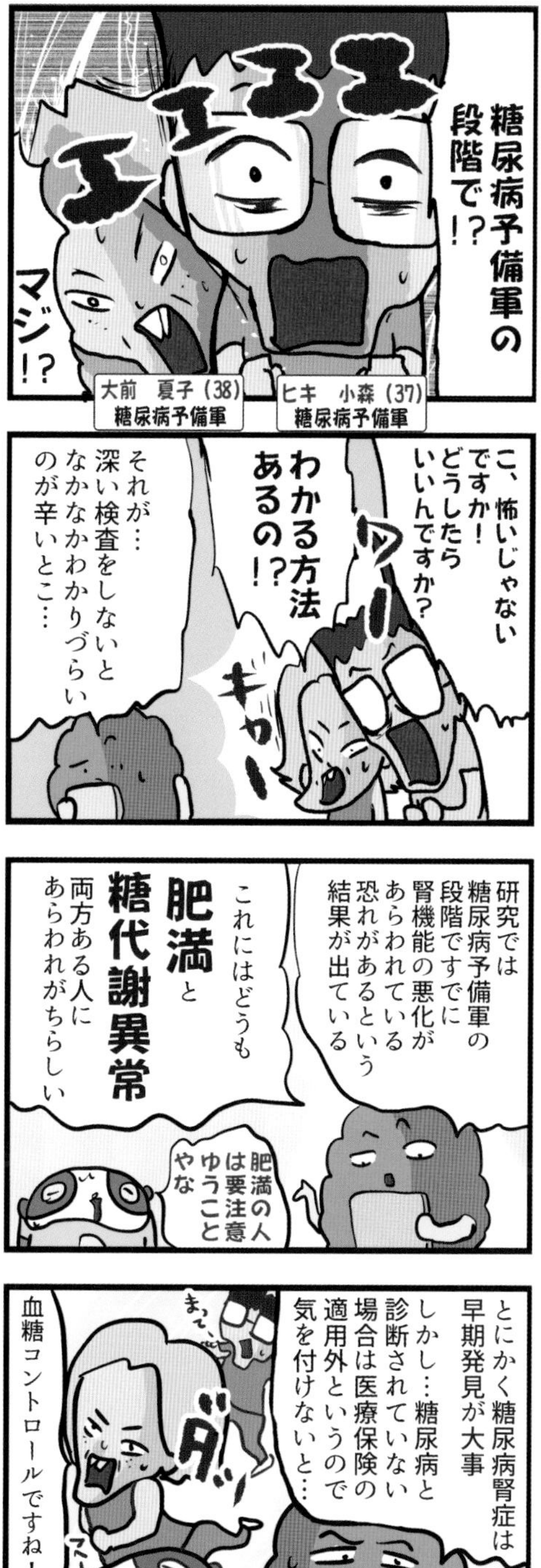
糖尿病予備軍の段階で!?
エエエエエ
マジ!?
大前 夏子（38）
糖尿病予備軍
ヒキ 小森（37）
糖尿病予備軍
こ、怖いじゃないですか! どうしたらいいんですか?
わかる方法あるの!?
ワー
ギャー
それが…深い検査をしないとなかなかわかりづらいのが辛いとこ…
研究では糖尿病予備軍の段階ですでに腎機能の悪化があらわれている恐れがあるという結果が出ている
これにはどうも肥満と糖代謝異常両方ある人にあらわれがちらしい
肥満の人は要注意ゆうことやな
とにかく早期発見が大事
しかし…糖尿病と診断されていない場合は医療保険の適用外というので気を付けないと…
うむ
まって
ダッ
血糖コントロールですね!
運動しまっす

知っとくメモ

糖尿病腎症の原因は諸説ありますが、動脈硬化が始まった時に毛細血管の固まりである腎臓内の糸球体の網目が破れたり、詰まったりすることで、血中の老廃物のろ過ができなくなってしまうものだと考えられています。重症になると人工透析が必要となります。

人工透析をするようになったら、ほぼ一生続けなければならないから、ホントに怖いで

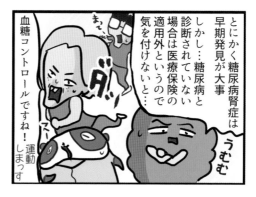

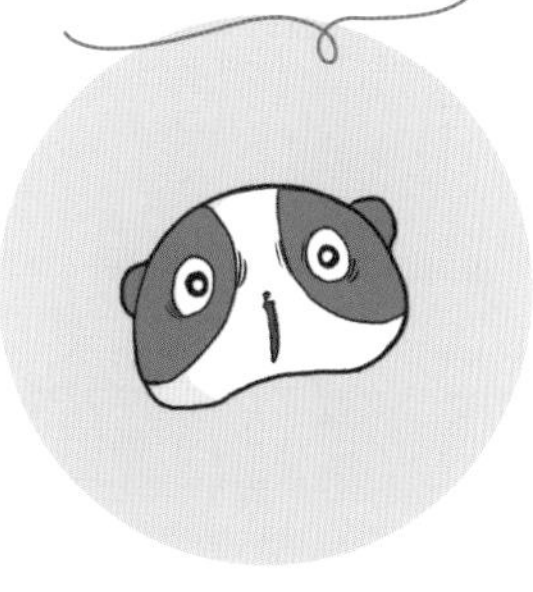

STORY 08

イライラするKタロー
認知症にもなる食後の血糖値スパイク!!

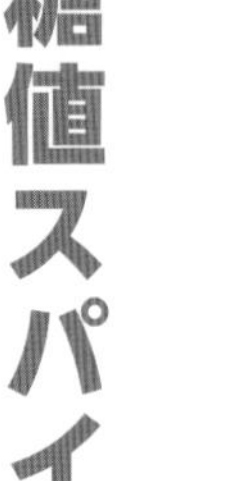

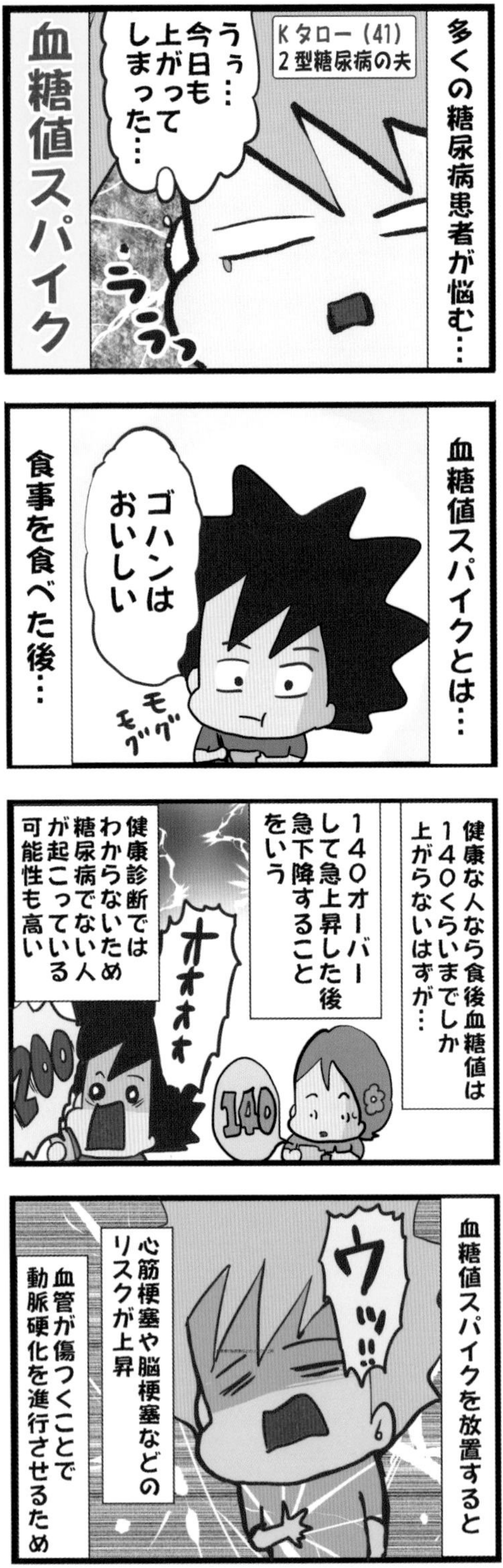
多くの糖尿病患者が悩む…
Kタロー（41）
2型糖尿病の夫
うぅ…今日も上がってしまった…
ううう
血糖値スパイク
血糖値スパイクとは…
ゴハンはおいしい
モグモグ
食事を食べた後…
健康な人なら食後血糖値は140くらいまでしか上がらないはずが…
140オーバーして急上昇した後急下降することをいう
オオオオ
140
200
健康診断ではわからないため糖尿病でない人が起こっている可能性も高い
血糖値スパイクを放置すると
ウッ!!
心筋梗塞や脳梗塞などのリスクが上昇
血管が傷つくことで動脈硬化を進行させるため

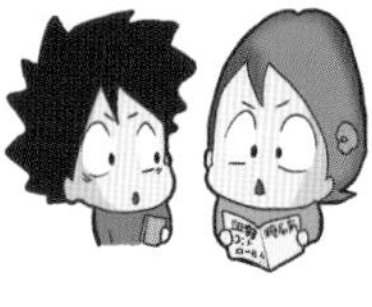

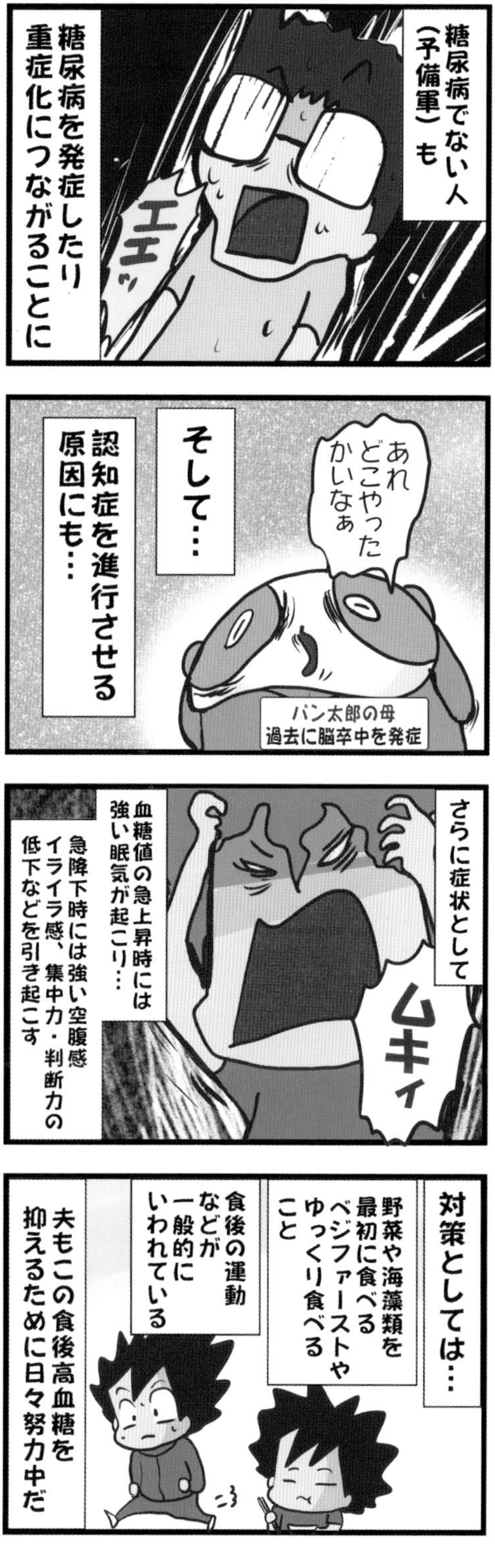
糖尿病でない人（予備軍）も
糖尿病を発症したり重症化につながることに
エェッ
そして…
あれどこやったかいなぁ
認知症を進行させる原因にも…
パン太郎の母
過去に脳卒中を発症
さらに症状として
ムキィ
血糖値の急上昇時には強い眠気が起こり…
急降下時には強い空腹感イライラ感、集中力・判断力の低下などを引き起こす
対策としては…
野菜や海藻類を最初に食べるベジファーストやゆっくり食べること
食後の運動などが一般的にいわれている
夫もこの食後高血糖を抑えるために日々努力中だ

知っとくメモ

血糖値スパイクが怖いのは、健康診断が空腹時血糖値だけを測るため、見つかりにくく放置しがちで、静かに動脈硬化、糖尿病が進行している点。お菓子や缶コーヒーなどを多く摂ると血糖値スパイクを起こしがち。日本では1400万人以上（2017年）の人がスパイクを起こしていると推定されています。

食後に眠くなるのは、血糖値スパイクがあるのかも。食生活を見直してや！

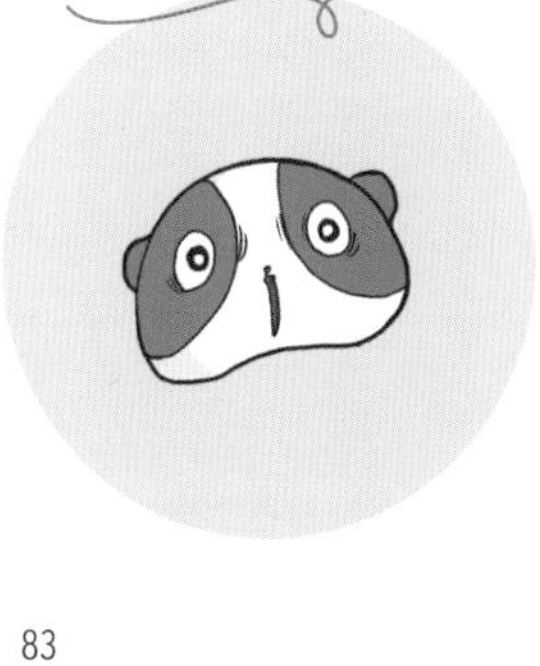

日本の糖尿病の食事療法に「糖質制限食」を認めるべきだと思いますか？

理由も気になります。教えてください。

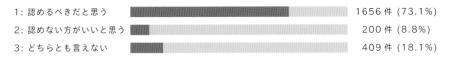

1: 認めるべきだと思う	1656 件 (73.1%)
2: 認めない方がいいと思う	200 件 (8.8%)
3: どちらとも言えない	409 件 (18.1%)

回答者データ

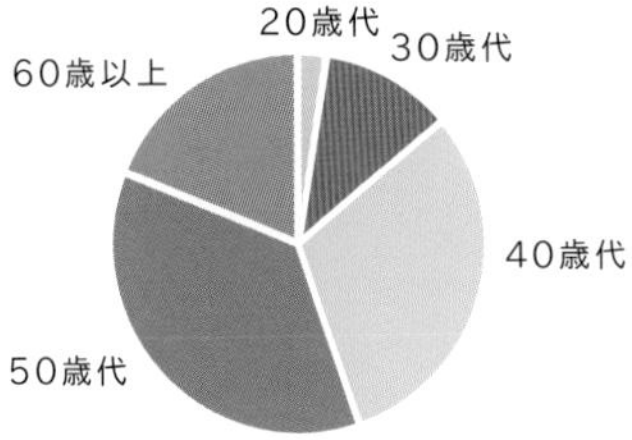

20歳代
30歳代
60歳以上
40歳代
50歳代

〈アンケートの回答〉
◆体質によって差があるので一概に言えない。◆まだデータ不足の気がする。◆医者の指導があればいいのでは。◆血糖値を上げるのは糖質なのだから答えは明白。◆世界の基準に合わせて欲しい。◆極端な糖質制限には低血糖の危険がある。etc.

糖尿病(予備軍)のあなたの1日の糖質摂取量(の目安)を教えてください

参考ですが、ご飯(精白米) 1 膳(150g)の糖質量は 55g です。

1: 1 日 60 g 以下 (例：毎食の主食を完全カット)	323 件 (17.1%)
2: 1 日 70 ~ 100g 程度 (例：お昼だけ主食を食べるなど)	448 件 (23.8%)
3: 1 日 110 ~ 140g 程度 (例：毎食のご飯を半膳にする程度)	496 件 (26.3%)
4: 1 日 150 ~ 200g 程度 (例:ご飯のお代わりはしない程度)	484 件 (25.7%)
5: それ以上	134 件 (7.1%)

回答者データ

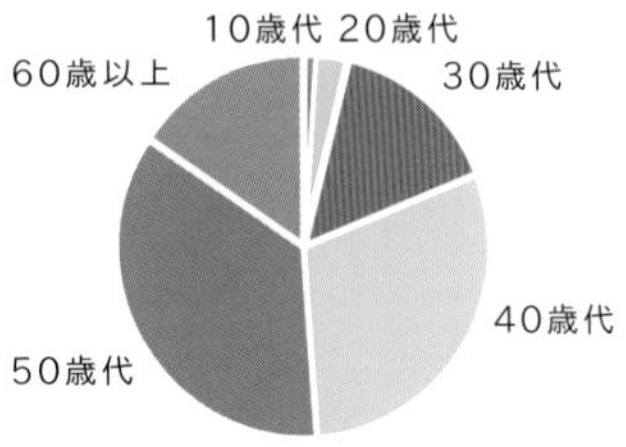

10歳代
20歳代
60歳以上
30歳代
40歳代
50歳代

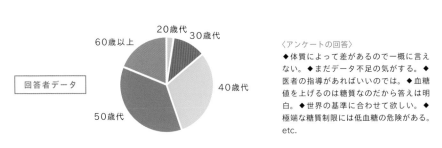

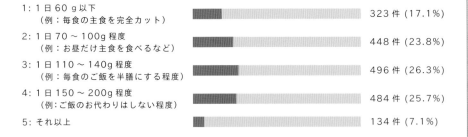

読者に聞いた糖尿病に関するアンケートの結果②

糖尿病(予備軍)になって人付き合いは減りましたか?増えましたか?

理由は人それぞれですね。興味深いです。

1: 減った 846件(36.3%)
2: 増えた 70件(3.0%)
3: 変わらない 1416件(60.7%)

回答者データ

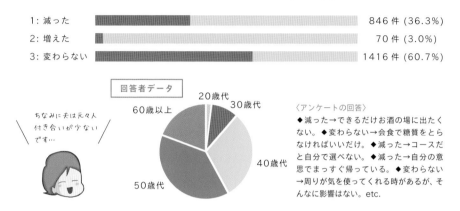

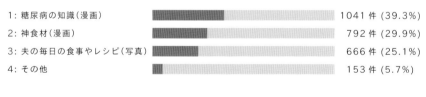

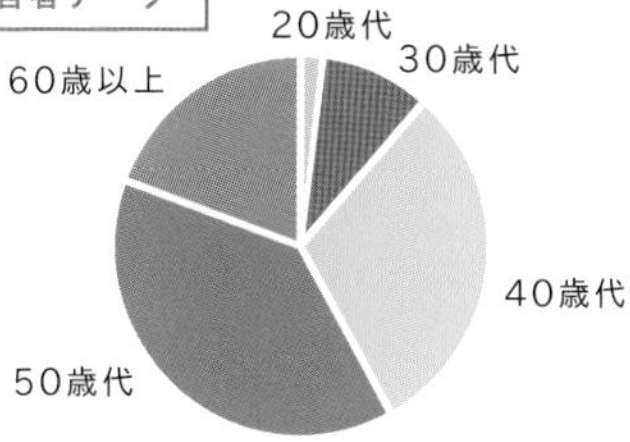

〈アンケートの回答〉
◆減った→できるだけお酒の場に出たくない。◆変わらない→会食で糖質をとらなければいいだけ。◆減った→コースだと自分で選べない。◆減った→自分の意思でまっすぐ帰っている。◆変わらない→周りが気を使ってくれる時があるが、そんなに影響はない。etc.

アナタがブログ「うちの夫が糖尿病になっちゃった!」で扱ってほしいネタは何ですか?

今後のブログ作りの参考にさせていただくのでよろしくお願いします。

1: 糖尿病の知識(漫画) 1041件(39.3%)
2: 神食材(漫画) 792件(29.9%)
3: 夫の毎日の食事やレシピ(写真) 666件(25.1%)
4: その他 153件(5.7%)

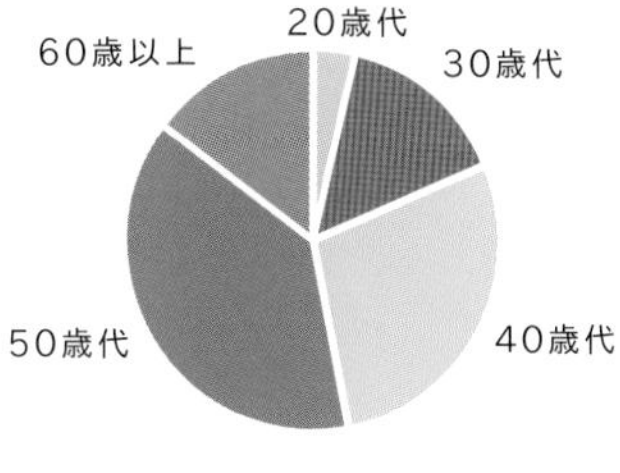

回答者データ

Let's Cooking!

サバの南蛮漬け

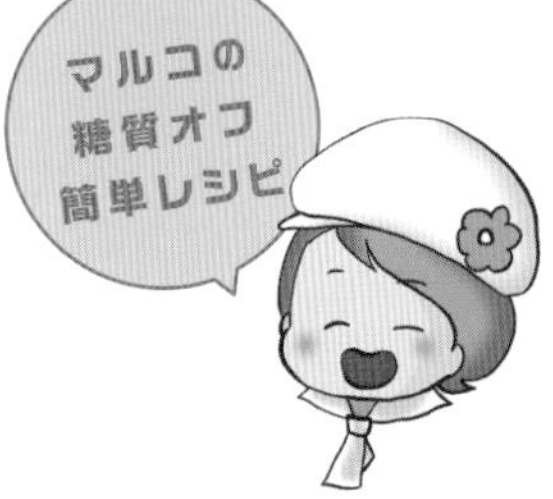

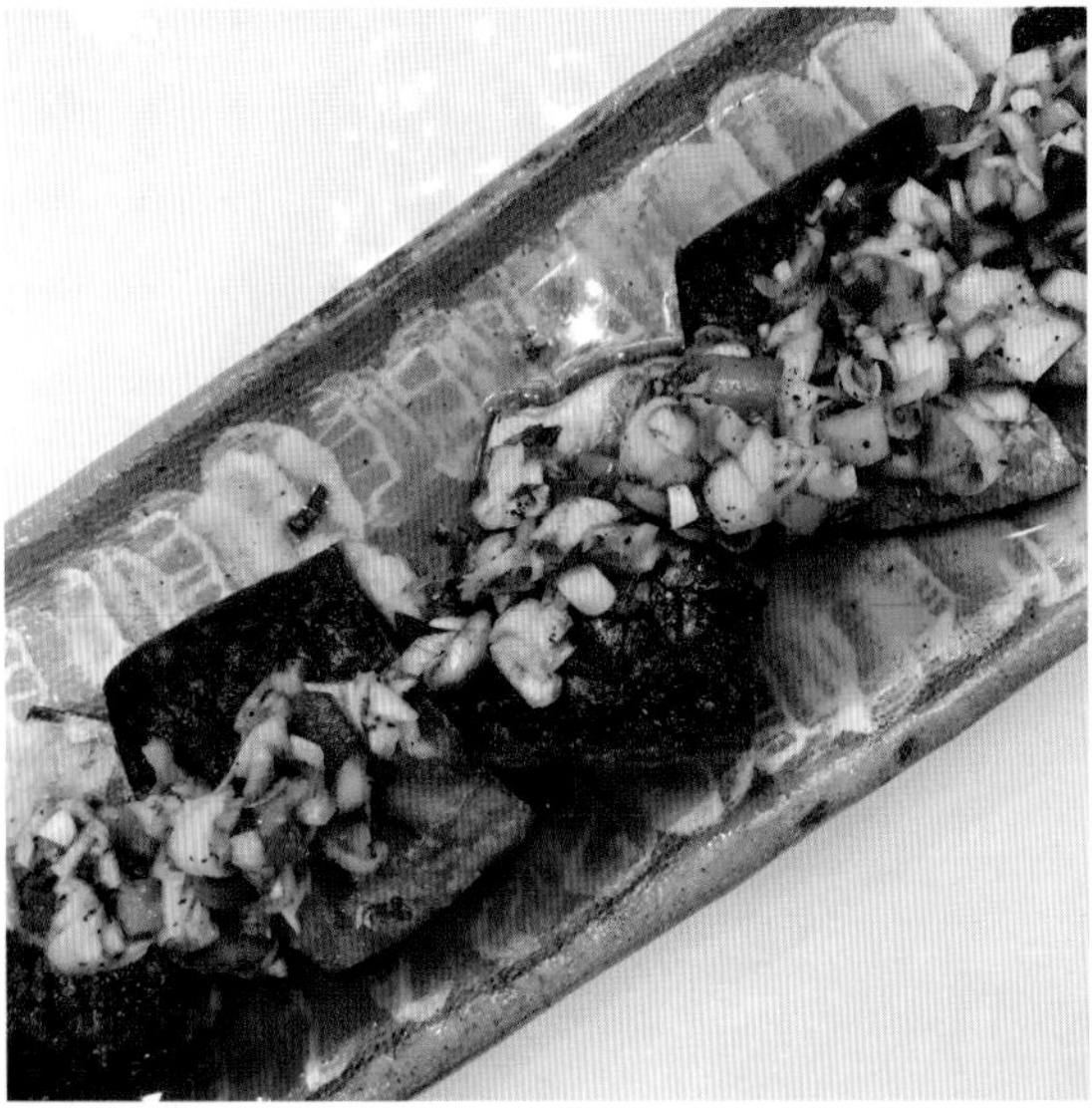

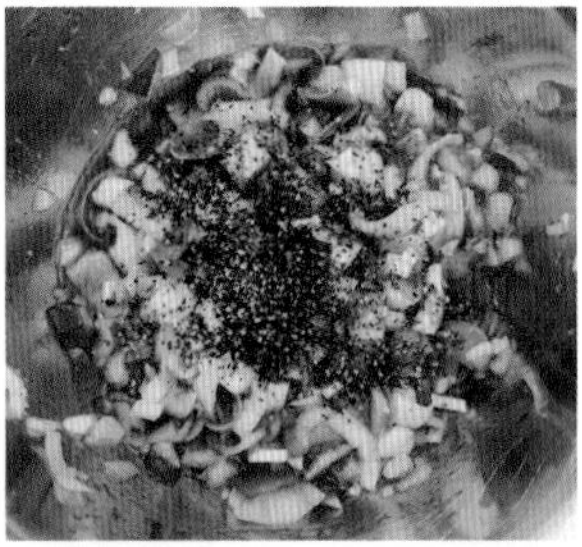

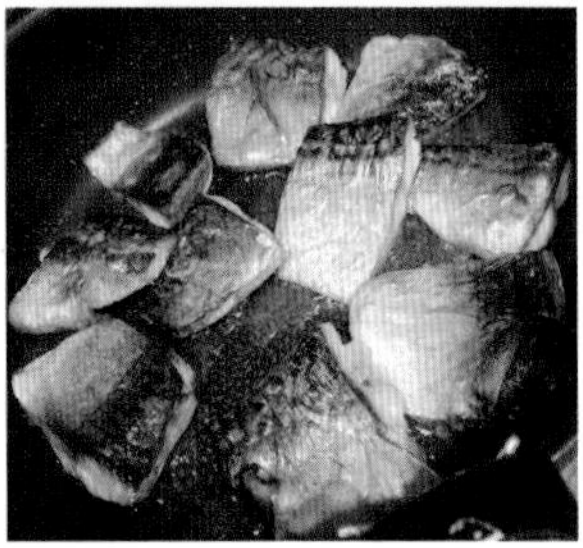

材料

□ サバ切り身：2枚　□ 長ネギ：1本　□ 小麦粉：少々

〈ネギダレ調味料〉

□ 醤油：大さじ2　□ ごま油：大さじ1　□ お酢：大さじ1

□ シソ、ゴマ（お好みに合わせた薬味、なくても OK）

□ おろし生姜、ニンニク（チューブでOK）

作り方

❶ みじん切りした長ネギにネギダレ調味料を全部入れる

❷ 黒ゴマなどもこの時に入れてまぜまぜ…

❸ この長ネギソースは冷蔵庫で少し寝かせる。味が染みておいしい

❹ サバは食べやすい大きさに切って小麦粉を軽くふる

❺ フライパンにオリーブオイルを敷いて両面しっかり焼く

❻ 焼けたらフライパンから皿に移して長ネギソースをかけて完成

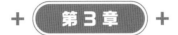

第3章

糖尿病と上手に付き合おう!!
血糖値が高めならどうする？

STORY 01

やっとけば、やめとけばよかった！糖尿病夫の後悔まとめ

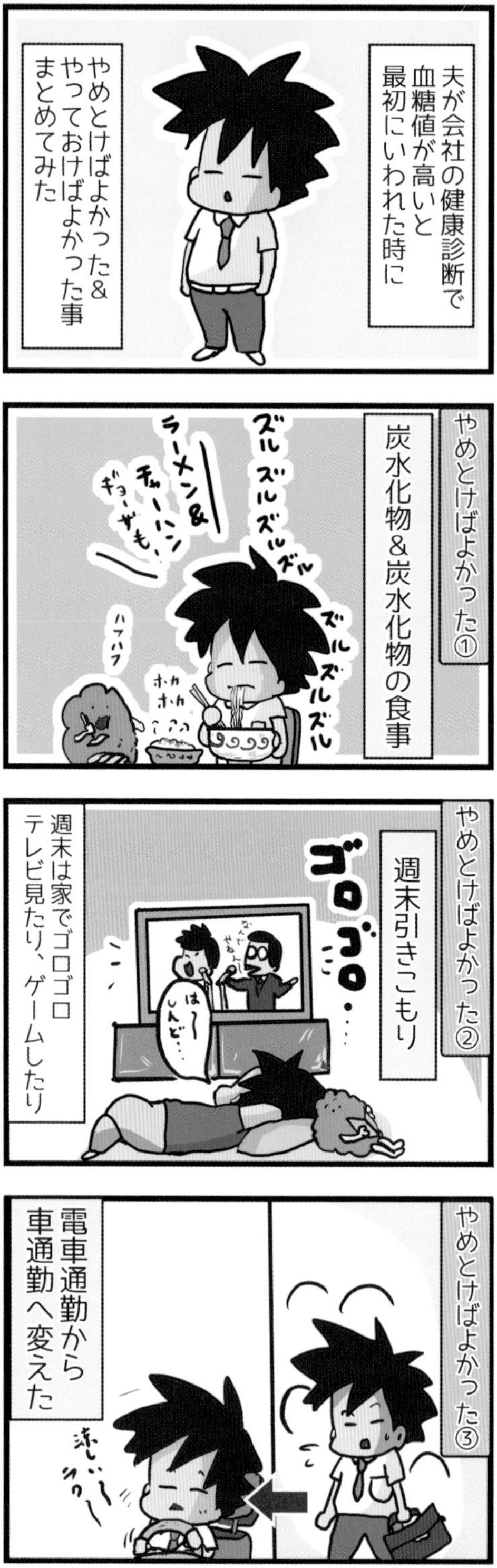
夫が会社の健康診断で
血糖値が高いと
最初にいわれた時に
やめとけばよかった&
やっておけばよかった事
まとめてみた
やめとけばよかった①
炭水化物&炭水化物の食事
ズルズルズルズル
ラーメン&チャーハン&ギョーザも
ズルズルズルズル
ハフハフ
ホカホカ
やめとけばよかった②
週末引きこもり
ゴロゴロ…
なんでやねん〜
はー〜しんど…
週末は家でゴロゴロ
テレビ見たり、ゲームしたり
やめとけばよかった③
電車通勤から
車通勤へ変えた
涼しい〜
ラク〜

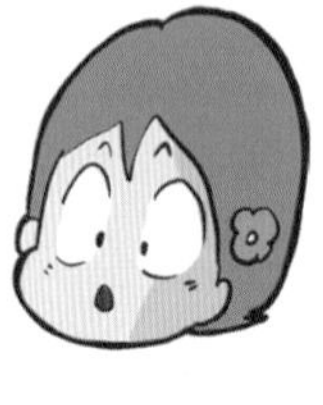

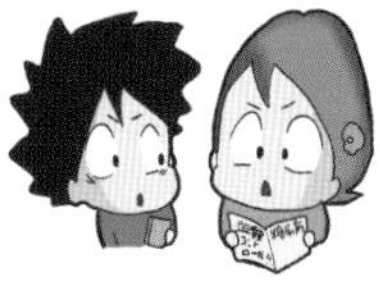

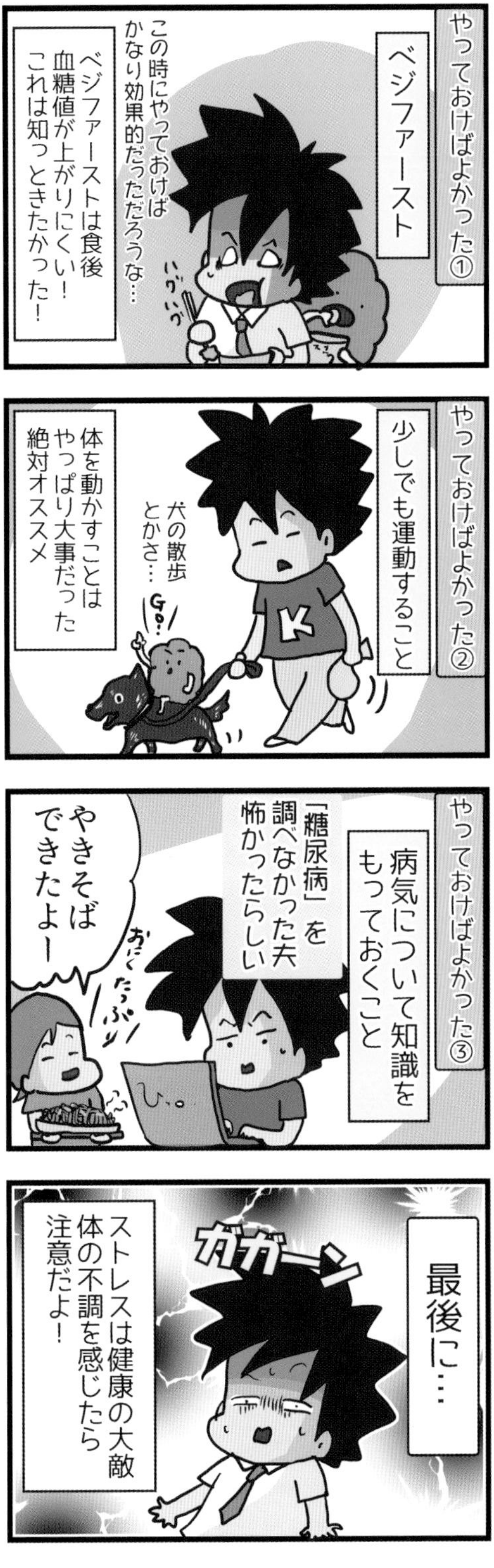
やっておけばよかった①
ベジファースト
この時にやっておけば
かなり効果的だっただろうな…
いグいグ
ベジファーストは食後
血糖値が上がりにくい！
これは知っときたかった！
やっておけばよかった②
少しでも運動すること
犬の散歩
とかさ…
GO!
体を動かすことは
やっぱり大事だった
絶対オススメ
やっておけばよかった③
病気について知識を
もっておくこと
「糖尿病」を
調べなかった夫
怖かったらしい
おにく
たっぷり
やきそば
できたよー
最後に…
ガガーン
ストレスは健康の大敵
体の不調を感じたら
注意だよ！

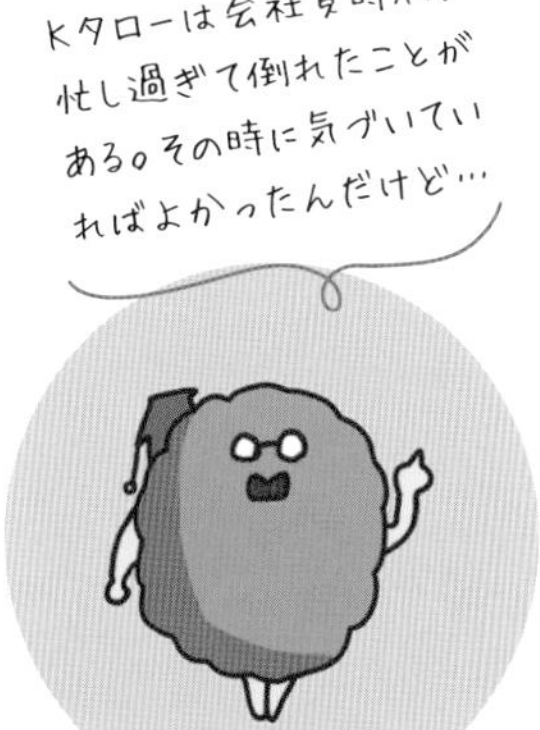
Kタローは会社員時代に
忙し過ぎて倒れたことが
ある。その時に気づいてい
ればよかったんだけど…

STORY 02

食事編

血糖値を上げない食事の基本は「ベジファースト」

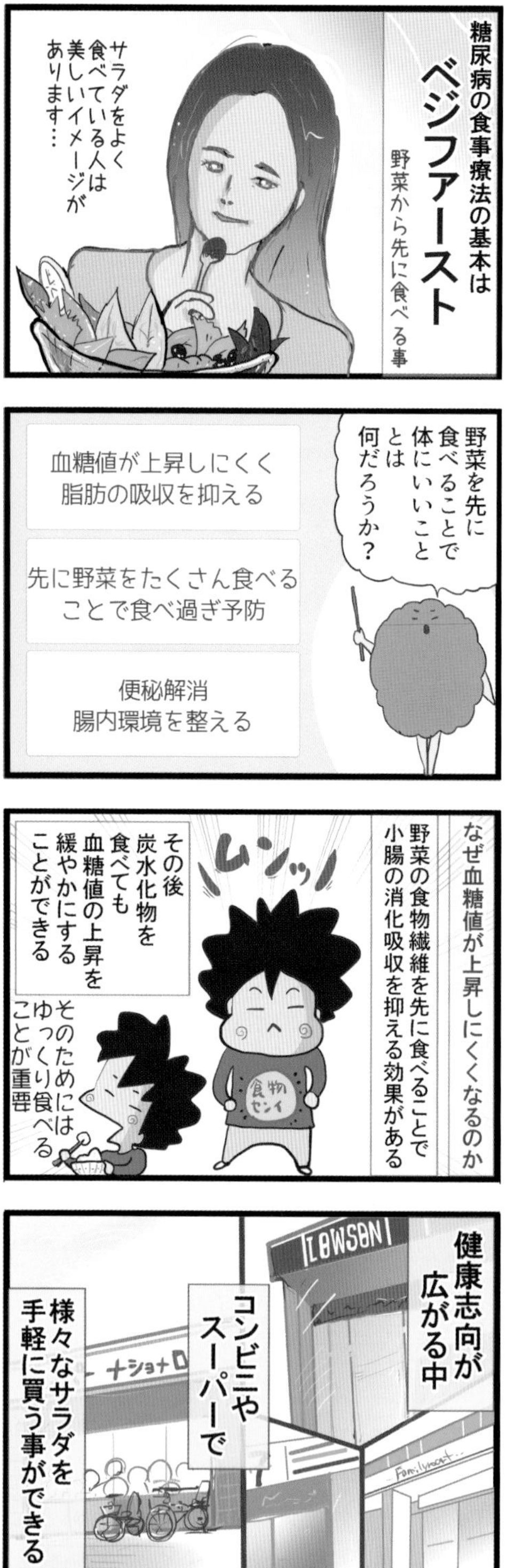

糖尿病の食事療法の基本は
ベジファースト
野菜から先に食べる事
サラダをよく食べている人は美しいイメージがあります…
野菜を先に食べることで体にいいこととは何だろうか？
血糖値が上昇しにくく
脂肪の吸収を抑える
先に野菜をたくさん食べる
ことで食べ過ぎ予防
便秘解消
腸内環境を整える
なぜ血糖値が上昇しにくくなるのか
野菜の食物繊維を先に食べることで小腸の消化吸収を抑える効果がある
ムンッ
その後炭水化物を食べても血糖値の上昇を緩やかにすることができる
食物センイ
そのためにはゆっくり食べることが重要
健康志向が広がる中
LOWSON
コンビニやスーパーで
様々なサラダを手軽に買う事ができる

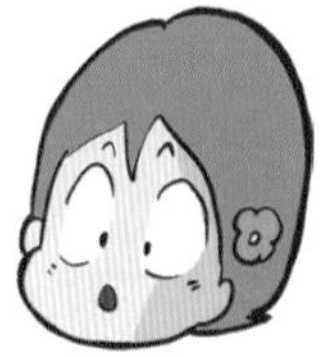

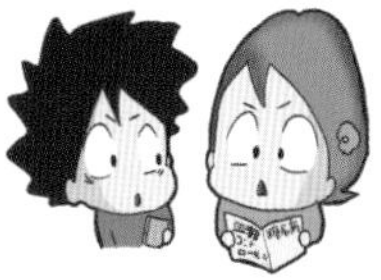

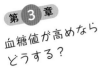

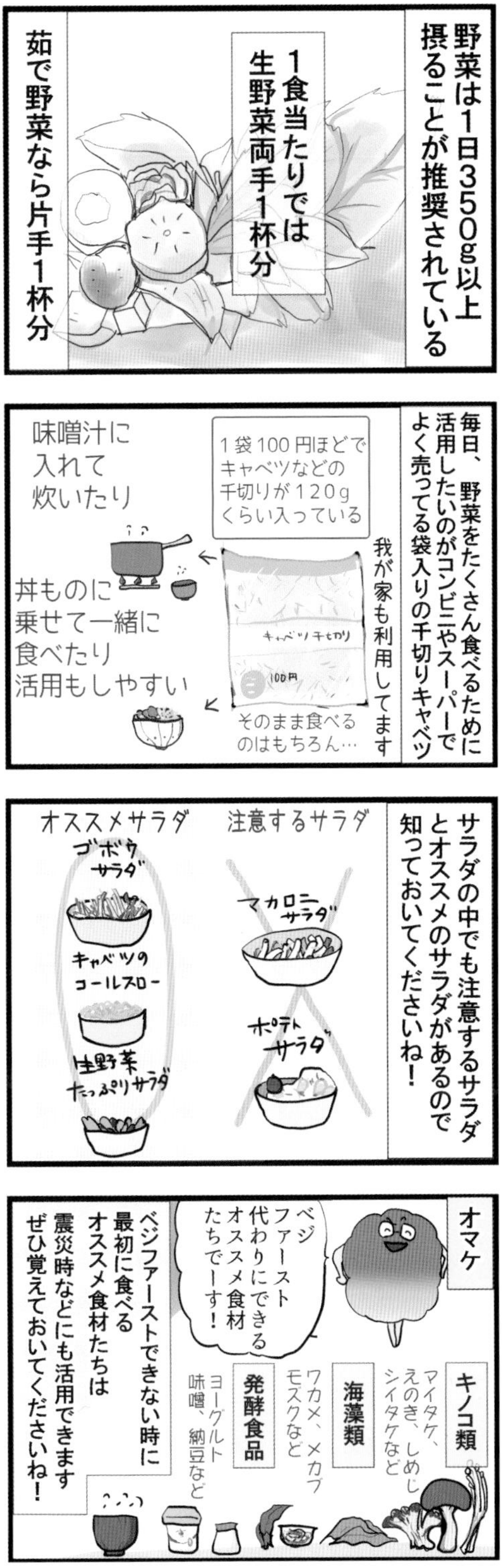
野菜は1日350g以上摂ることが推奨されている
1食当たりでは生野菜両手1杯分
茹で野菜なら片手1杯分
毎日、野菜をたくさん食べるために活用したいのがコンビニやスーパーでよく売ってる袋入りの千切りキャベツ
我が家も利用してます
1袋100円ほどでキャベツなどの千切りが120gくらい入っている
キャベツ千切り
100円
そのまま食べるのはもちろん…
味噌汁に入れて炊いたり
丼ものに乗せて一緒に食べたり活用もしやすい
サラダの中でも注意するサラダとオススメのサラダがあるので知っておいてくださいね！
注意するサラダ
マカロニサラダ
ポテトサラダ
オススメサラダ
ゴボウサラダ
キャベツのコールスロー
生野菜たっぷりサラダ
オマケ
ベジファースト代わりにできるオススメ食材たちでーす！
キノコ類
マイタケ、えのき、しめじ、シイタケなど
海藻類
ワカメ、メカブ、モズクなど
発酵食品
ヨーグルト
味噌、納豆など
ベジファーストできない時に最初に食べるオススメ食材たちは震災時などにも活用できますぜひ覚えておいてくださいね！

知っとくメモ

ベジファーストといっても、糖質の多い野菜もあるので注意。例えば、じゃがいも、さつまいも、かぼちゃ、とうもろこしなど。

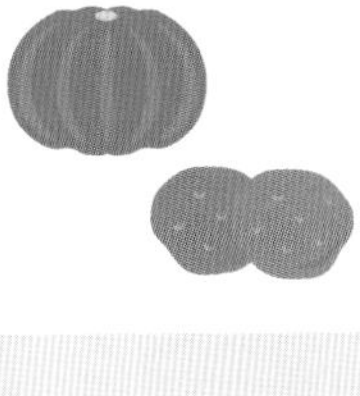

ゴボウは糖質が多いけれど、それを上回るほど食物繊維が豊富だから、ゴボウはOK！

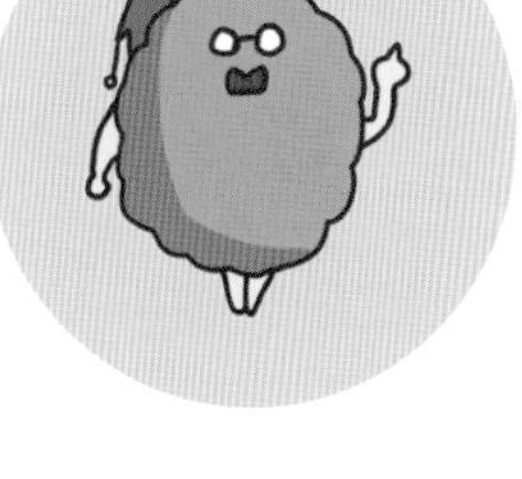

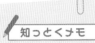

STORY 03

食事編

朝食は食べる？ 食べない？ どっちが「血糖コントロール」にいいの？

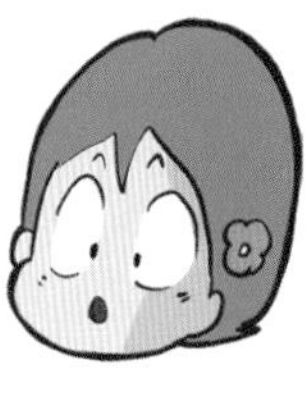

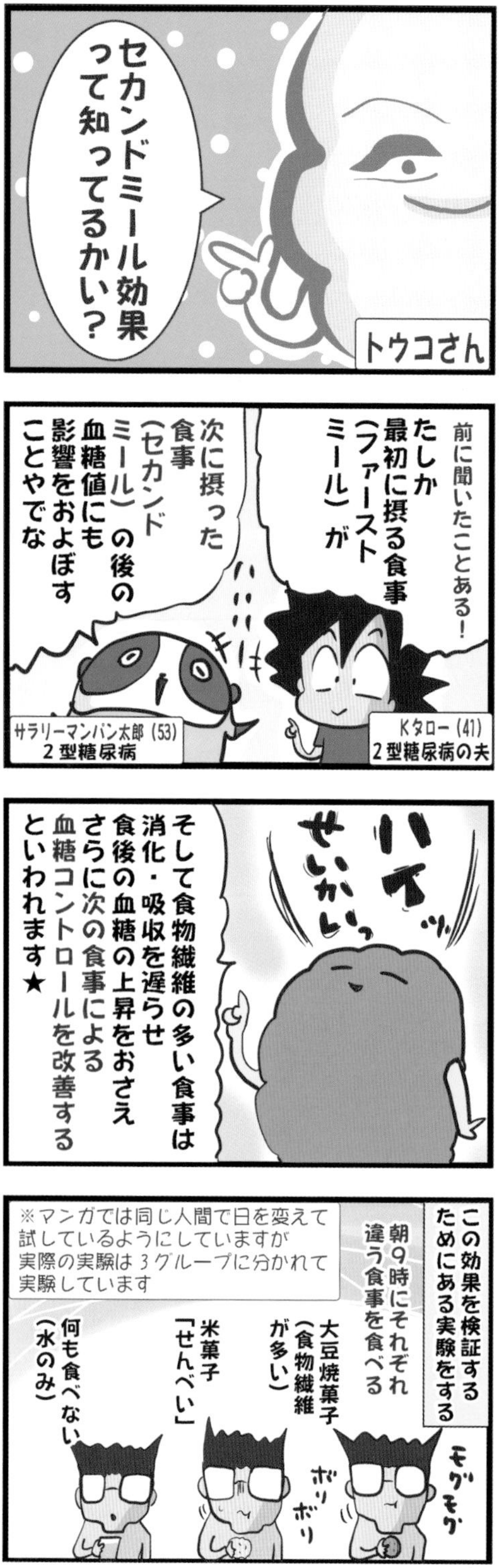
トウコさん
セカンドミール効果って知ってるかい？
前に聞いたことある！
たしか最初に摂る食事（ファーストミール）が
次に摂った食事（セカンドミール）の後の血糖値にも影響をおよぼすことやでな
Kタロー（41）2型糖尿病の夫
サラリーマンパン太郎（53）2型糖尿病
ハイッ せいかいっ
そして食物繊維の多い食事は消化・吸収を遅らせ食後の血糖の上昇をおさえさらに次の食事による血糖コントロールを改善するといわれます★
この効果を検証するためにある実験をする
朝9時にそれぞれ違う食事を食べる
大豆焼菓子（食物繊維が多い）
米菓子「せんべい」
何も食べない（水のみ）
※マンガでは同じ人間で日を変えて試しているようにしていますが実際の実験は3グループに分かれて実験しています
モグモグ
ボリボリ

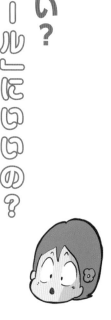

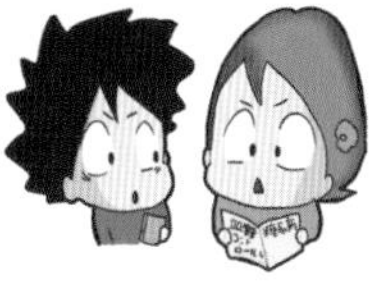

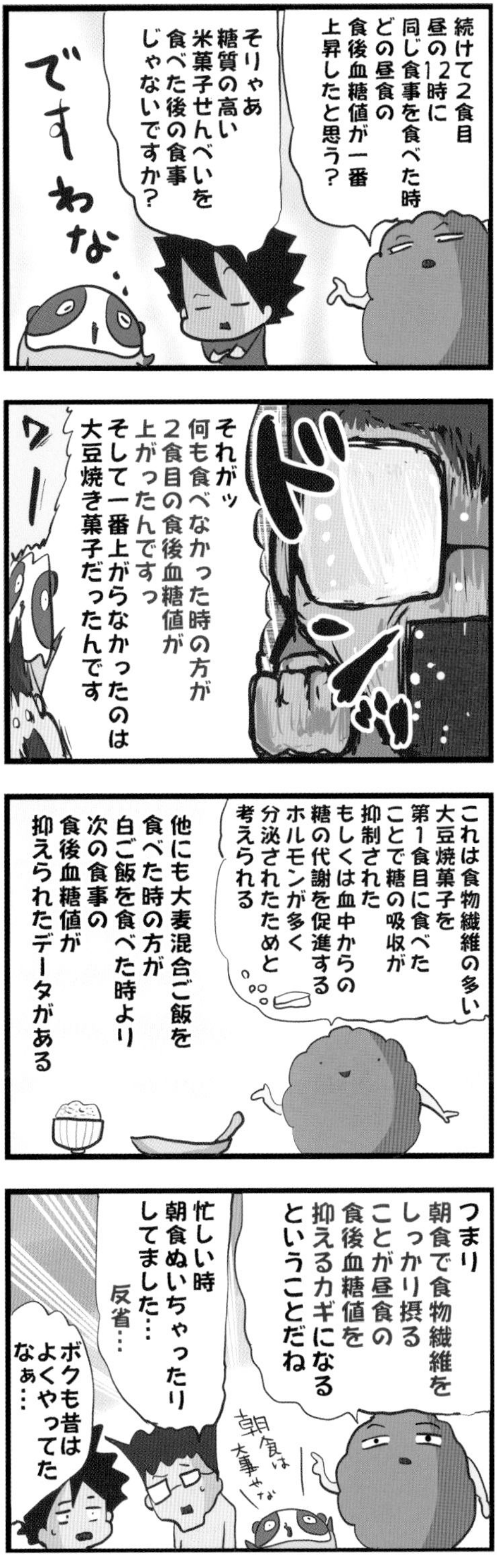
続けて2食目
昼の12時に
同じ食事を食べた時
どの昼食の
食後血糖値が一番
上昇したと思う？
そりゃあ
糖質の高い
米菓子せんべいを
食べた後の食事
じゃないですか？
ですわな…
ド
それがッ
何も食べなかった時の方が
2食目の食後血糖値が
上がったんですっ
そして一番上がらなかったのは
大豆焼き菓子だったんです
ワー
これは食物繊維の多い
大豆焼菓子を
第1食目に食べた
ことで糖の吸収が
抑制された
もしくは血中からの
糖の代謝を促進する
ホルモンが多く
分泌されたためと
考えられる
他にも大麦混合ご飯を
食べた時の方が
白ご飯を食べた時より
次の食事の
食後血糖値が
抑えられたデータがある
つまり
朝食で食物繊維を
しっかり摂る
ことが昼食の
食後血糖値を
抑えるカギになる
ということだね
忙しい時
朝食ぬいちゃったり
してました…
反省…
ボクも昔は
よくやってたなぁ…
朝食は大事やな

知っとくメモ

食物繊維は水溶性食物繊維と不溶性食物繊維に分類できます。前者は食後血糖値の上昇を抑えたりします。海藻類などに多く含まれています。後者は水分を吸収して膨らみ、腸を刺激して運動を活発にし、便通を改善します。またよく噛むので食べ過ぎを防ぎます。穀類、野菜、キノコ類などが代表です。

食物繊維の多い朝食を食べると、次の食後血糖値は上がりにくいんだね

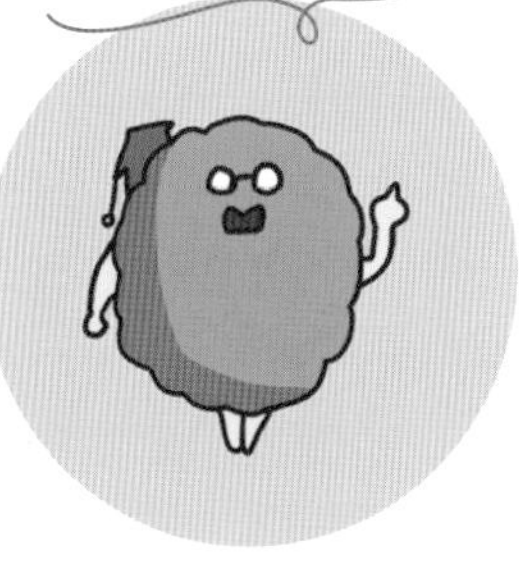

STORY 04

食事編

「糖尿病リスク」が上がる食べ方

アナタも思い当たるフシがあるかも…？

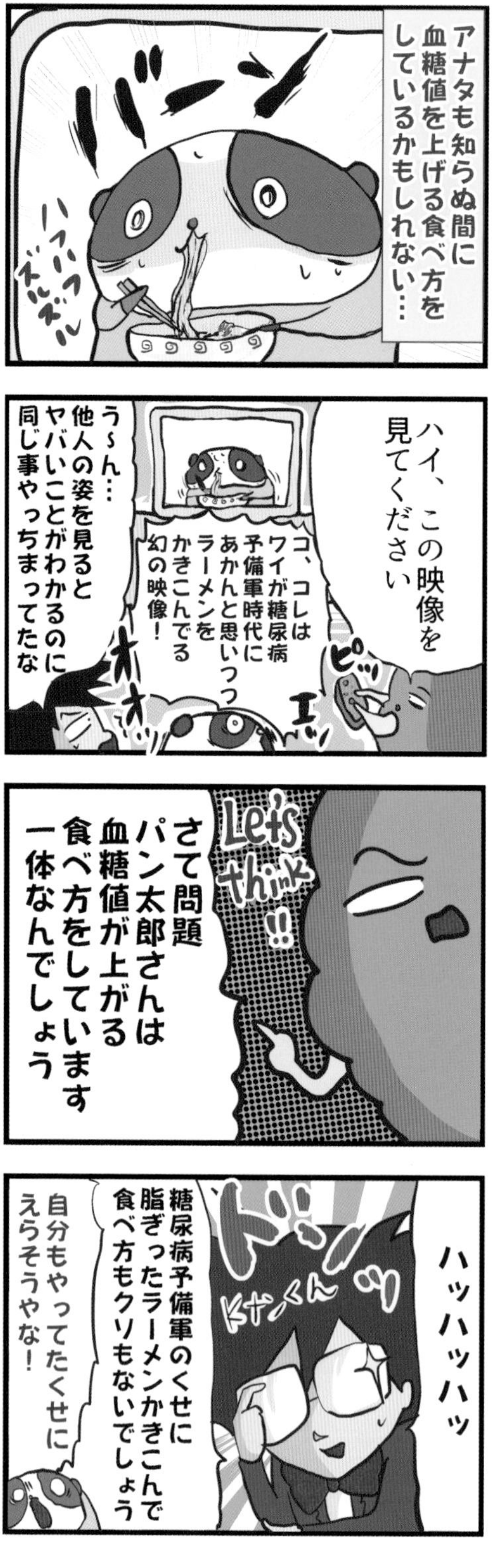

アナタも知らぬ間に血糖値を上げる食べ方をしているかもしれない…
バーン
ハフハフ
ズルズル
ハイ、この映像を見てください
ピッ
コ、コレはワイが糖尿病予備軍時代にあかんと思いつつラーメンをかきこんでる幻の映像！
エッ
オオ
う～ん…他人の姿を見るとヤバいことがわかるのに同じ事やっちまってたな
Let's think!!
さて問題
パン太郎さんは血糖値が上がる食べ方をしています
一体なんでしょう
ハッハッハッハッ
糖尿病予備軍のくせに脂ぎったラーメンかきこんで食べ方もクソもないでしょう
自分もやってたくせにえらそうやな！

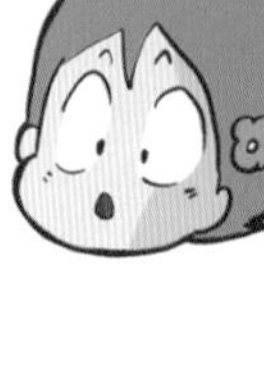

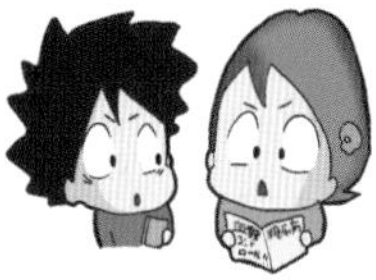

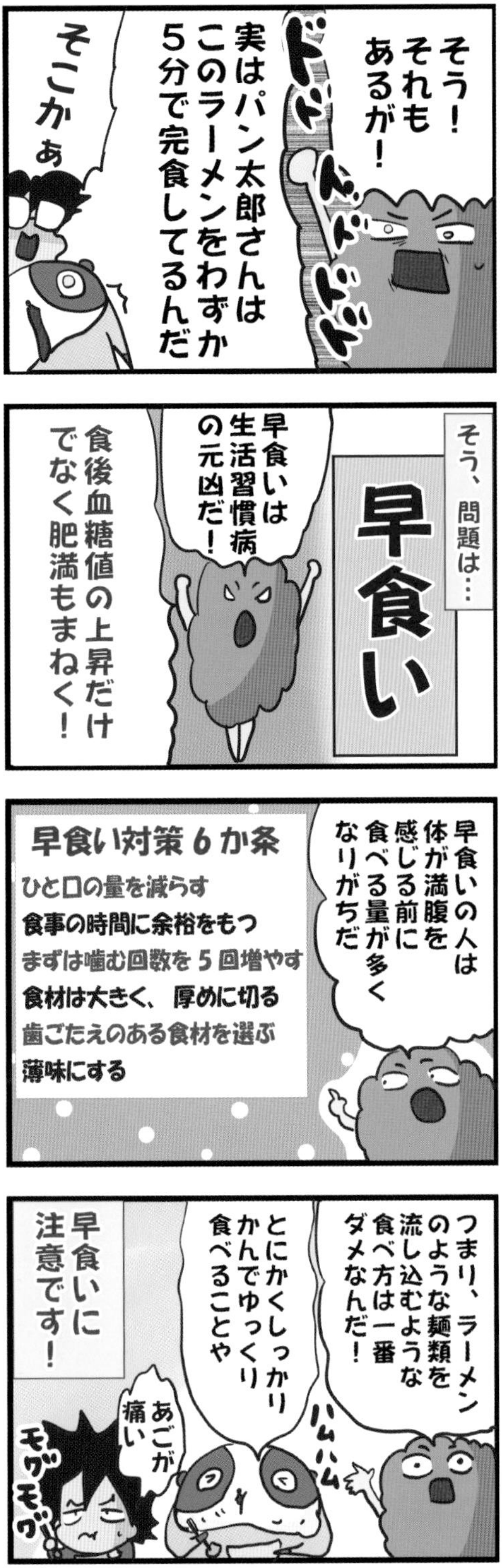
そう！それもあるが！
ドドドドドド
実はパン太郎さんはこのラーメンをわずか5分で完食してるんだ
そこかぁ
そう、問題は…
早食い
早食いは生活習慣病の元凶だ！
食後血糖値の上昇だけでなく肥満もまねく！
早食いの人は体が満腹を感じる前に食べる量が多くなりがちだ
早食い対策6か条
ひと口の量を減らす
食事の時間に余裕をもつ
まずは噛む回数を5回増やす
食材は大きく、厚めに切る
歯ごたえのある食材を選ぶ
薄味にする
つまり、ラーメンのような麺類を流し込むような食べ方は一番ダメなんだ！
とにかくしっかりかんでゆっくり食べることや
早食いに注意です！
ハムハム
あごが痛い
モグモグ

知っとくメモ

インスリンの分泌には基礎分泌と追加分泌の2種類があります。食事をするとインスリンが分泌されますが、早食いをすると追加分泌が追いつかなくなってしまい、血糖値が急上昇するのです。インスリンの作用不足が起こっている糖尿病患者ならなおさらです。

仕事で時間がないからという人もいるけれど、食事時間はきちんとつくった方がいいよ

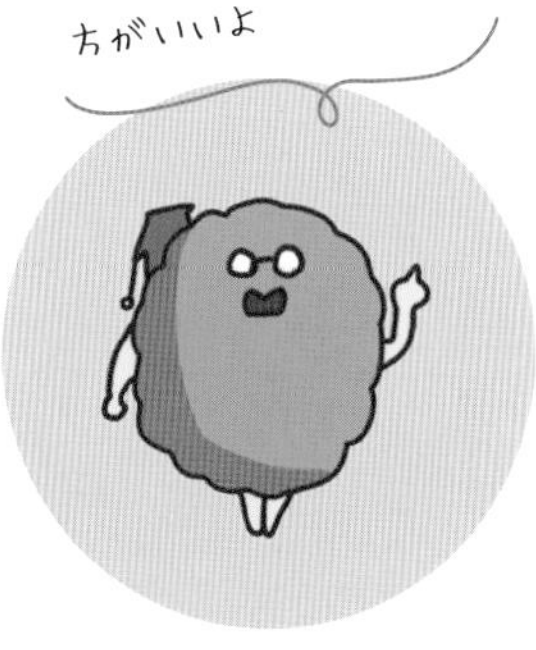

STORY 05

食事編

これがけっこう難しい 外食での「血糖コントロール」の基本とは？

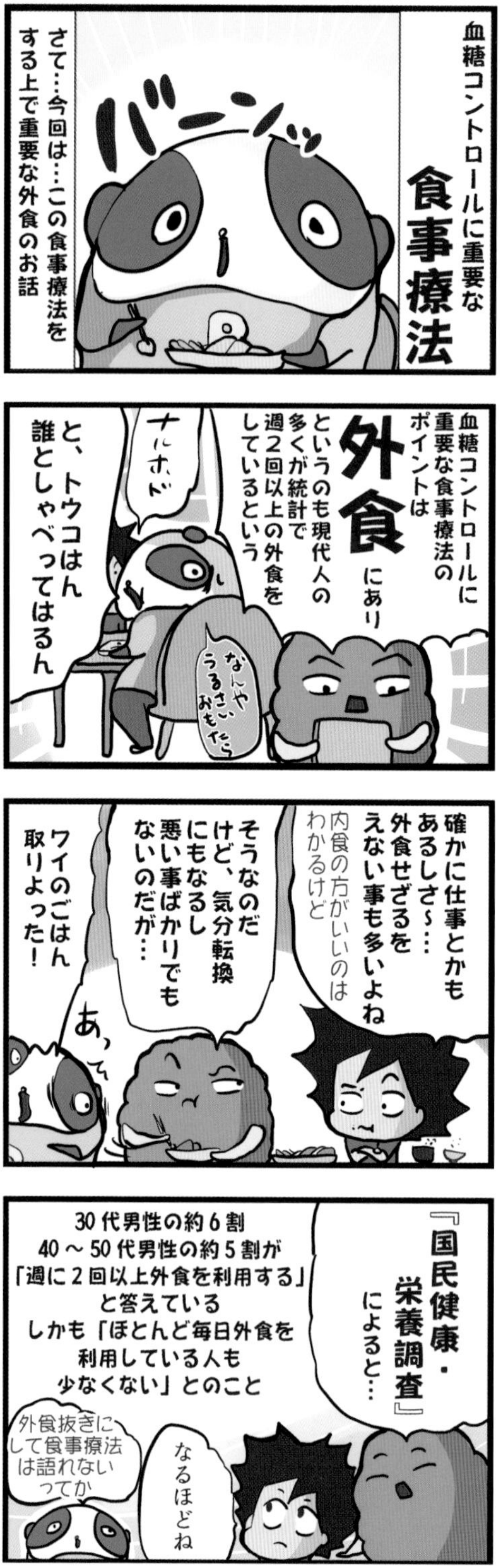

血糖コントロールに重要な
食事療法
バーンッ
さて…今回は…この食事療法をする上で重要な外食のお話
血糖コントロールに重要な食事療法のポイントは
外食
にあり
というのも現代人の多くが統計で週2回以上の外食をしているという
ナルホド

なんやうるさいおもたら

と、トウコはん誰としゃべってはるん
確かに仕事とかもあるしさ～…外食せざるをえない事も多いよね
内食の方がいいのはわかるけど
そうなのだけど、気分転換にもなるし悪い事ばかりでもないのだが…
あって
ワイのごはん取りよった！
『国民健康・栄養調査』
によると…
30代男性の約6割
40～50代男性の約5割が
「週に2回以上外食を利用する」
と答えている
しかも「ほとんど毎日外食を
利用している人も
少なくない」とのこと
なるほどね
外食抜きにして食事療法は語れないってか

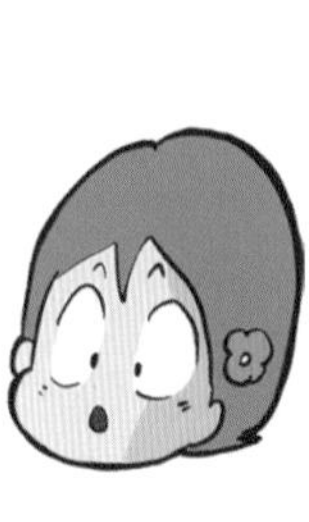

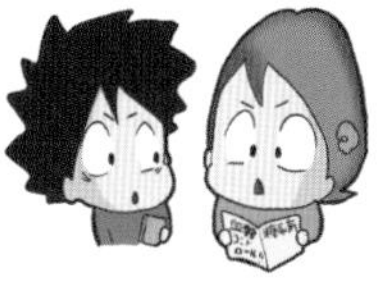

知っとくメモ

外食で肉ばかりを食べるという極端な食事は悪影響を及ぼすこともありますが、たんぱく質と脂質が豊富な肉は体をつくる重要な栄養源です。肉なら鶏の胸肉などが特にオススメです。

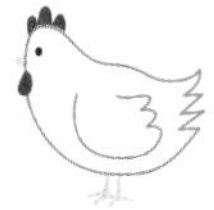

外食ならサラダバイキングがあるお店がオススメ。ファミリーレストランにもありますね

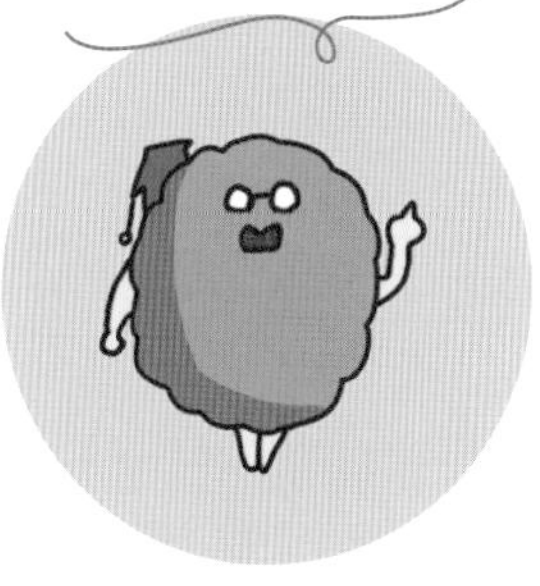

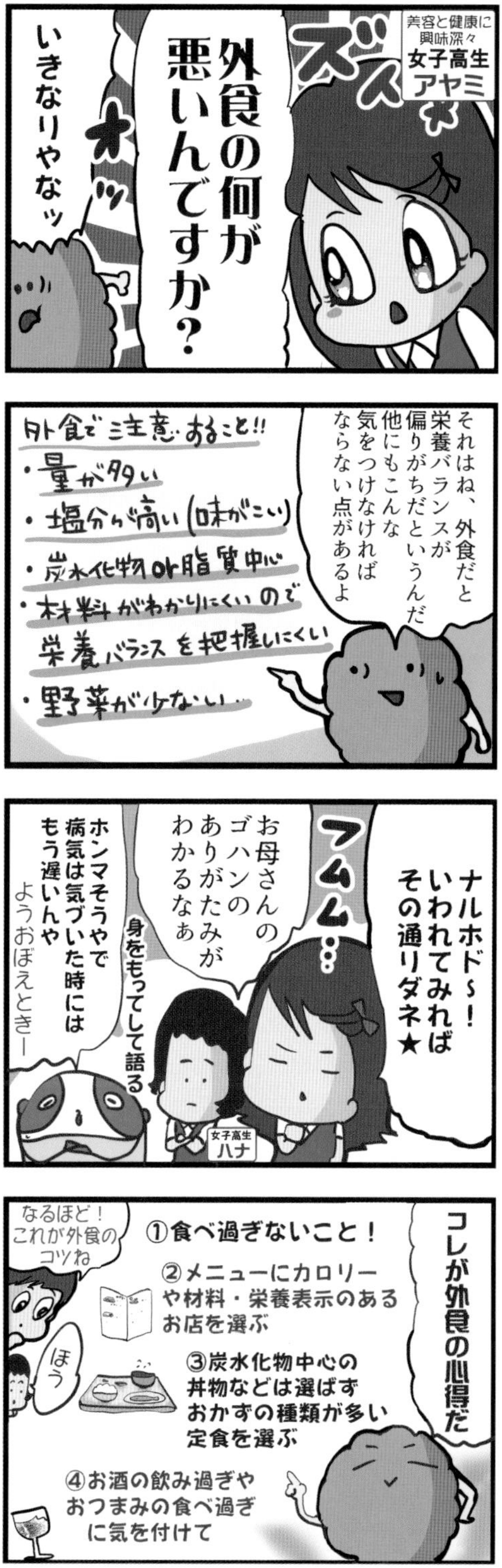
美容と健康に興味深々 女子高生 アヤミ
ズィ
外食の何が悪いんですか？
オッ
いきなりやなッ
それはね、外食だと栄養バランスが偏りがちだというんだ
他にもこんな気をつけなければならない点があるよ
外食で注意すること!!
・量が多い
・塩分が高い（味がこい）
・炭水化物か脂質中心
・材料がわかりにくいので栄養バランスを把握しにくい
・野菜が少ない…
ナルホド～！いわれてみればその通りダネ★
フムム…
お母さんのゴハンのありがたみがわかるなぁ
身をもってして語る
ホンマそうやで病気は気づいた時にはもう遅いんや
ようおぼえときー
女子高生 ハナ
コレが外食の心得だ
①食べ過ぎないこと！
②メニューにカロリーや材料・栄養表示のあるお店を選ぶ
③炭水化物中心の丼物などは選ばずおかずの種類が多い定食を選ぶ
④お酒の飲み過ぎやおつまみの食べ過ぎに気を付けて
なるほど！これが外食のコツね
ほう

STORY 06

食事編

血糖値が気になる人必見！オススメのお手軽コンビニ活用法

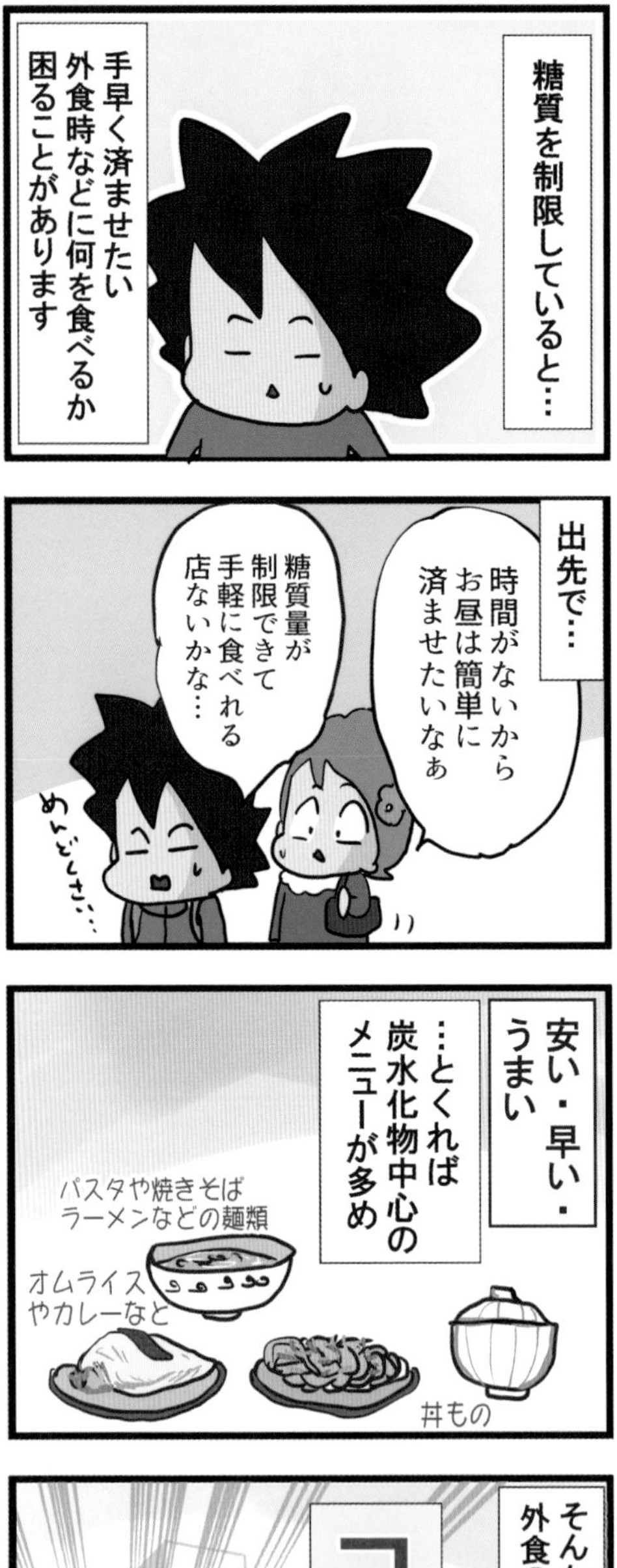
糖質を制限していると…
手早く済ませたい外食時などに何を食べるか困ることがあります
出先で…
時間がないからお昼は簡単に済ませたいなぁ
糖質量が制限できて手軽に食べれる店ないかな…
めんどくさ…
安い・早い・うまい
…とくれば炭水化物中心のメニューが多め
パスタや焼きそばラーメンなどの麺類
オムライスやカレーなど
丼もの
そんな糖質制限者の外食の救世主が…
コンビニ

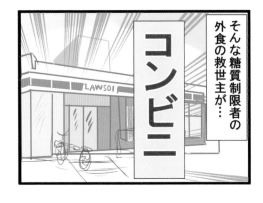

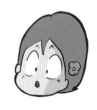

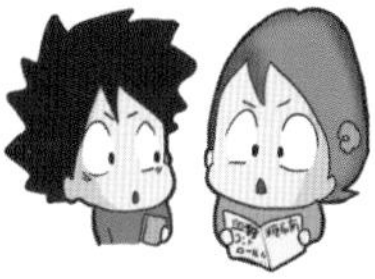

知っとくメモ

ごぼう天や焼きちくわなど、おでんの名脇役の練り物は、魚のすり身などが使われるので体によさそうですが、実は砂糖が多かったり、デンプンなどがつなぎとしてたくさん使われていたりするので、気をつけましょう。おでんの汁も、砂糖や塩分が入っているから飲み干さない方がいいですよ。

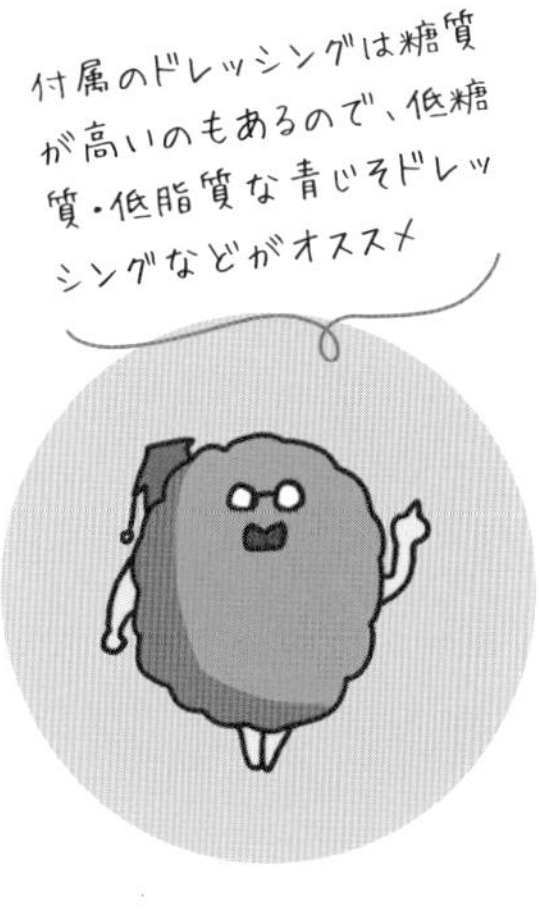
付属のドレッシングは糖質が高いのもあるので、低糖質・低脂質な青じそドレッシングなどがオススメ

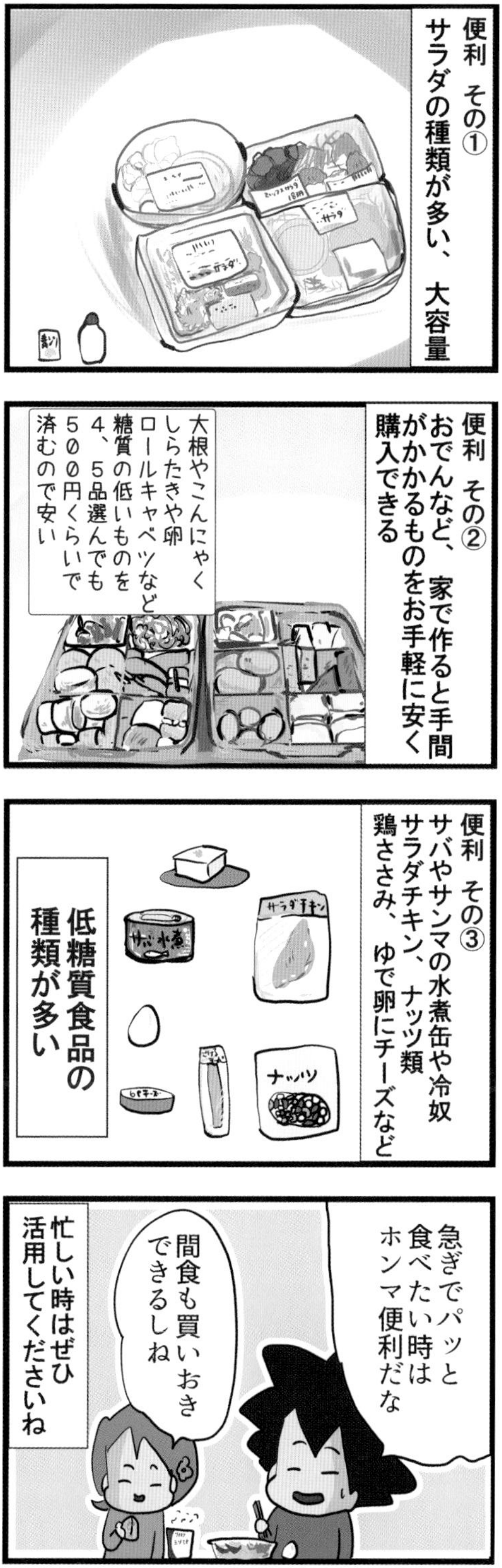
便利　その①
サラダの種類が多い、大容量
便利　その②
おでんなど、家で作ると手間がかかるものをお手軽に安く購入できる
大根やこんにゃく しらたきや卵 ロールキャベツなど 糖質の低いものを 4、5品選んでも 500円くらいで 済むので安い
便利　その③
サバやサンマの水煮缶や冷奴 サラダチキン、ナッツ類 鶏ささみ、ゆで卵にチーズなど
低糖質食品の種類が多い
急ぎでパッと食べたい時は ホンマ便利だな
間食も買いおき できるしね
忙しい時はぜひ 活用してくださいね

STORY 07

運動編

血糖・血圧・中性脂肪！「運動」はまとめて改善できる"魔法の薬"

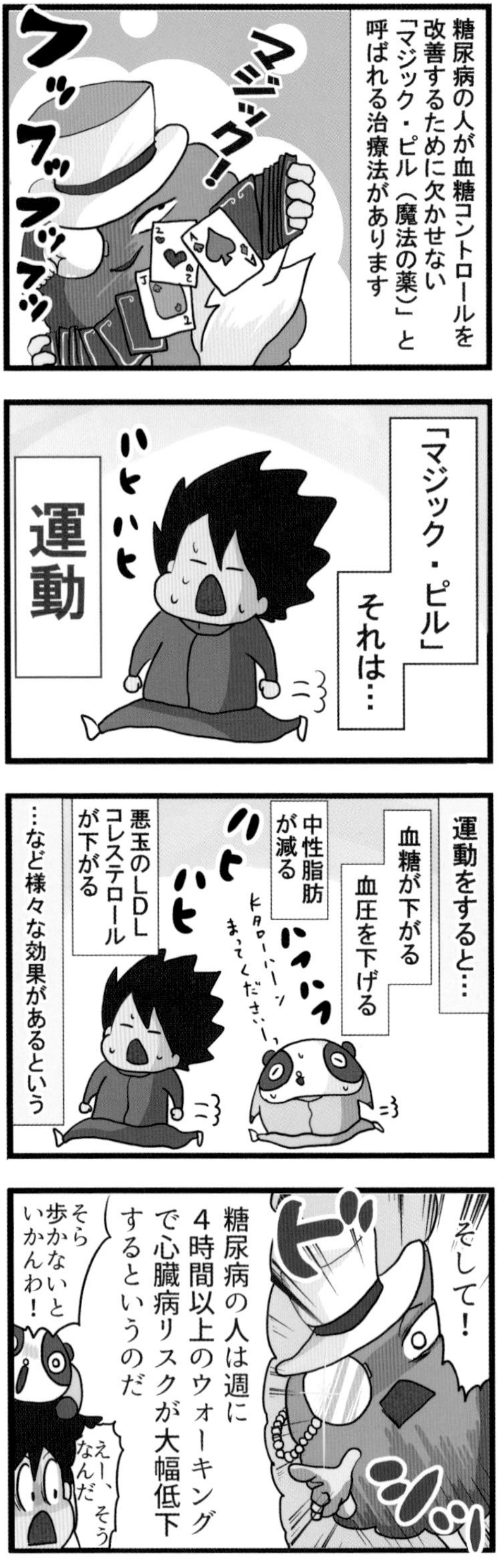
糖尿病の人が血糖コントロールを改善するために欠かせない「マジック・ピル（魔法の薬）」と呼ばれる治療法があります
マジック！
フッ フッフッ フッ！ フッ フッ
「マジック・ピル」
それは…
ハヒハヒ
運動
運動をすると…
血糖が下がる
血圧を下げる
中性脂肪が減る
悪玉のLDLコレステロールが下がる
ハヒ ハヒ
ハフハフ
Kタローーーン まってくださいーー
…など様々な効果があるという
そして！
ド
糖尿病の人は週に4時間以上のウォーキングで心臓病リスクが大幅低下するというのだ
ビシッ
そら歩かないといかんわ！
えー、そうなんだ

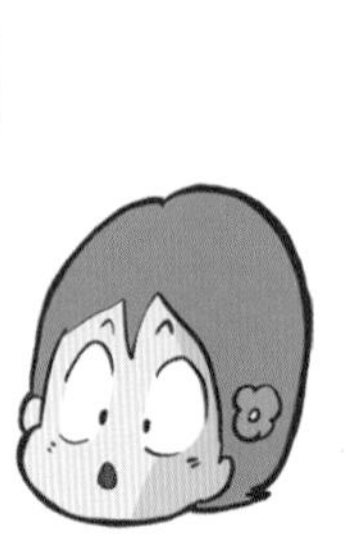

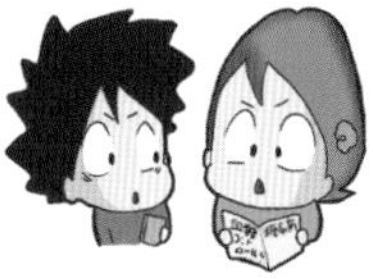

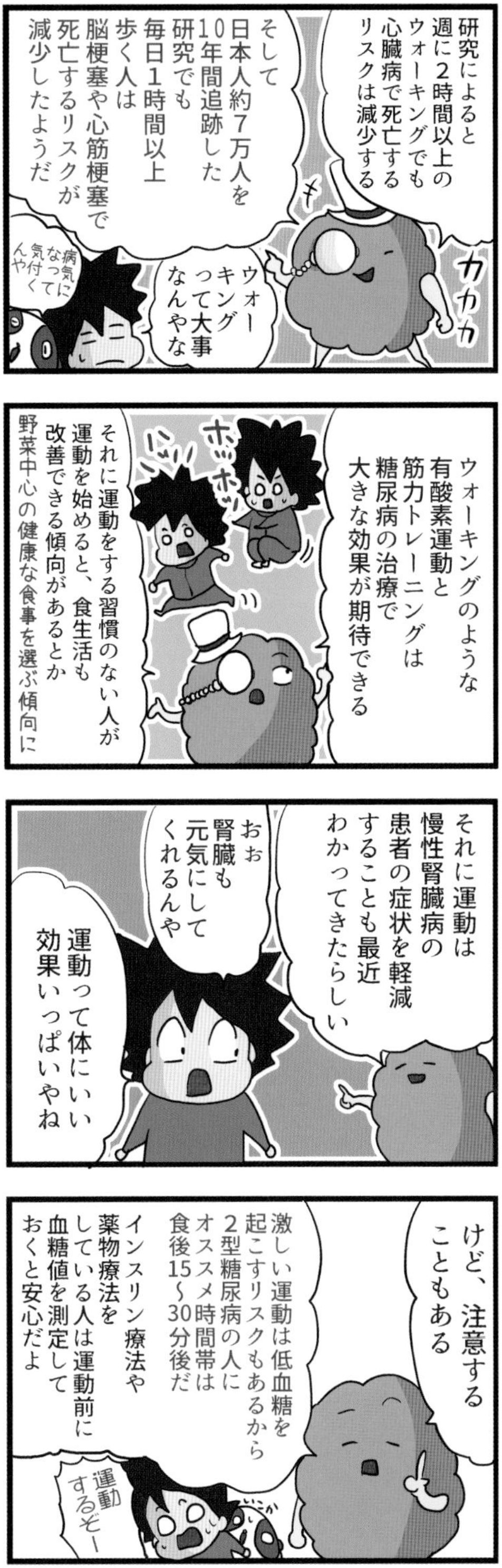
研究によると週に2時間以上のウォーキングでも心臓病で死亡するリスクは減少する
そして日本人約7万人を10年間追跡した研究でも毎日1時間以上歩く人は脳梗塞や心筋梗塞で死亡するリスクが減少したようだ
カカカ
ウォーキングって大事なんやな
病気になって気付くんや
ウォーキングのような有酸素運動と筋力トレーニングは糖尿病の治療で大きな効果が期待できる
ホッホッ
それに運動をする習慣のない人が運動を始めると、食生活も改善できる傾向があるとか
野菜中心の健康な食事を選ぶ傾向に
それに運動は慢性腎臓病の患者の症状を軽減することも最近わかってきたらしい
おぉ腎臓も元気にしてくれるんや
運動って体にいい効果いっぱいやね
けど、注意することもある
激しい運動は低血糖を起こすリスクもあるから2型糖尿病の人にオススメ時間帯は食後15～30分後だ
インスリン療法や薬物療法をしている人は運動前に血糖値を測定しておくと安心だよ
運動するぞー
いこか

知っとくメモ

ウォーキングなどの有酸素運動は、高血糖、脂質異常、高血圧、動脈硬化の予防や改善に効果があります。また、内臓脂肪を減らすため、肥満改善や血糖コントロールにも効果的。実施のタイミングはいつでもOKですが、血糖値を下げるためには食後15～30分後が効果的とされています。

有酸素運動の目安は週150分以上。スクワットなど筋トレは週3日程度がベスト！

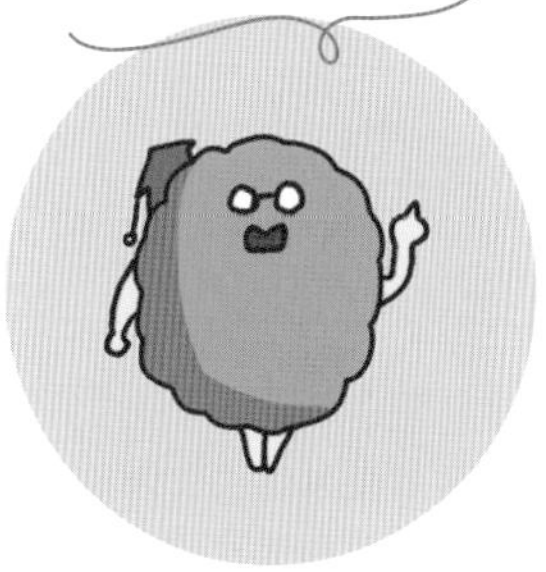

STORY 08

運動編

筋トレ苦手な人必見！ウォーキングしながらできる筋トレとは？

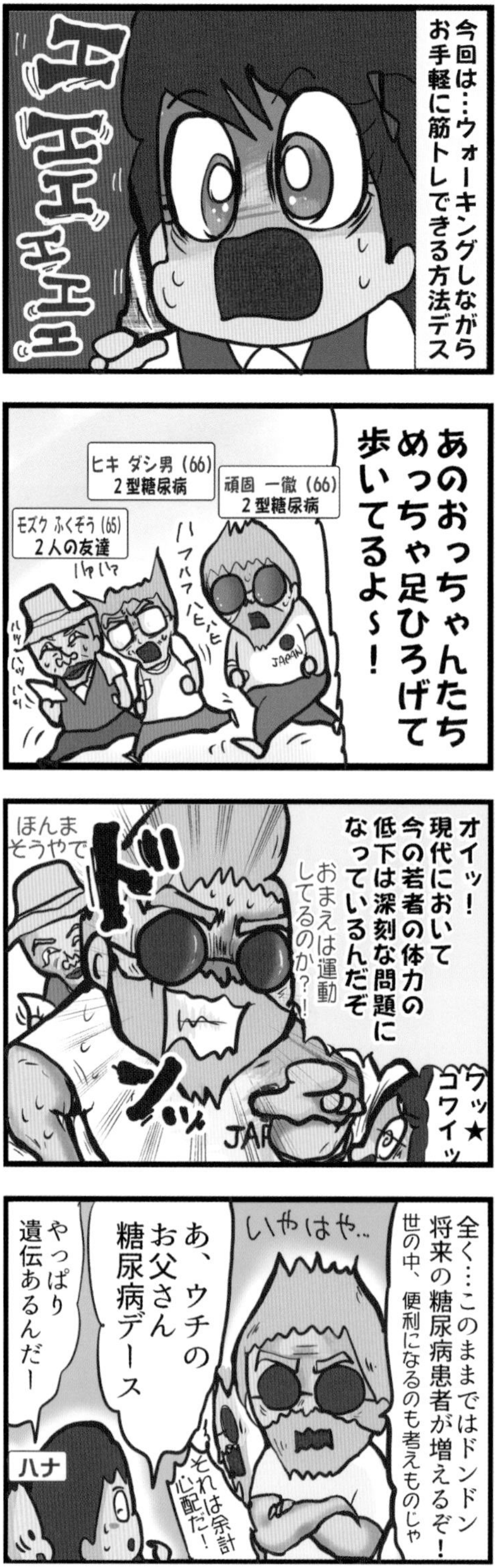

今回は…ウォーキングしながらお手軽に筋トレできる方法デス
エエエェェェ
あのおっちゃんたちめっちゃ足ひろげて歩いてるよ～！
頑固 一徹（66）2型糖尿病
ヒキ ダシ男（66）2型糖尿病
モズク ふくぞう（65）2人の友達
JAPAN
オイッ！現代において今の若者の体力の低下は深刻な問題になっているんだぞ
おまえは運動してるのか？！
ほんまそうやで
ドン
ウッ★ゴワイッ
全く…このままではドンドン将来の糖尿病患者が増えるぞ！
世の中、便利になるのも考えものじゃ
いやはや…
あ、ウチのお父さん糖尿病デース
やっぱり遺伝あるんだー
それは余計心配だ！
ハナ

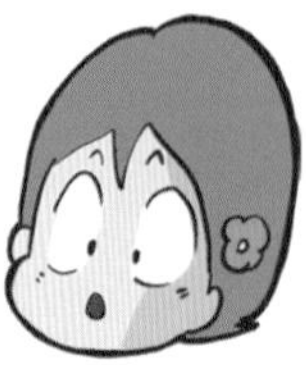

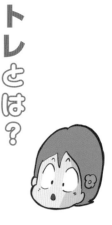

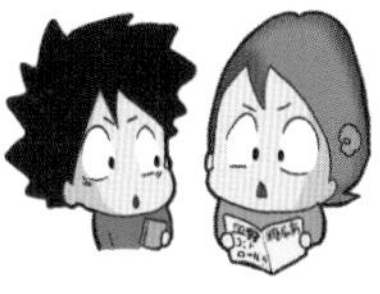

知っとくメモ

運動をすると、ブドウ糖は筋肉に取り込まれます。その筋肉を動かすのですから、血液中のブドウ糖が大きく消費され、血糖値が下がるという仕組みです。運動を習慣づけると、筋肉量が増えてブドウ糖を取り込むインスリンの感受性も高めることができます。

運動するとブドウ糖が肝臓で脂肪に変わりにくくなるから、内臓脂肪の減少にも効果的！

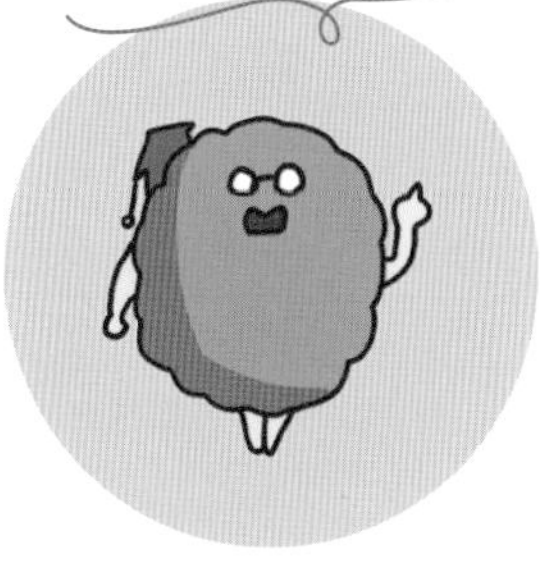

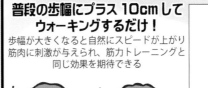

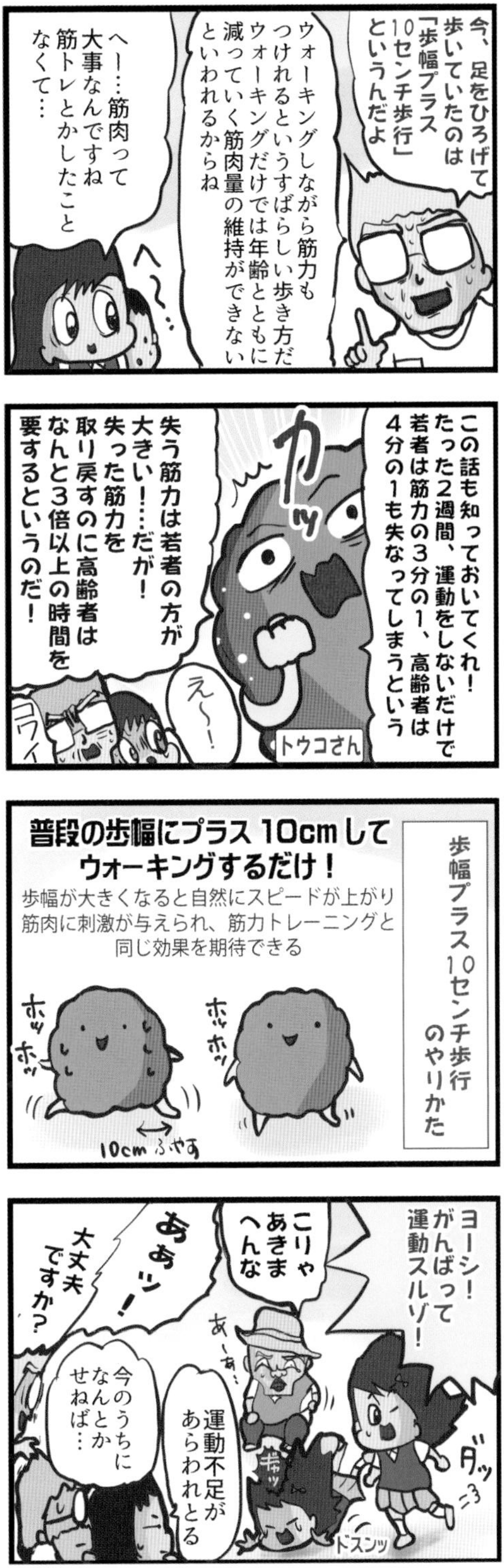
今、足をひろげて歩いていたのは「歩幅プラス10センチ歩行」というんだよ
ウォーキングしながら筋力もつけれるというすばらしい歩き方だ ウォーキングだけでは年齢とともに減っていく筋肉量の維持ができないといわれるからね
へ〜…筋肉って大事なんですね 筋トレとかしたことなくて…
へ〜…
この話も知っておいてくれ！たった2週間、運動をしないだけで若者は筋力の3分の1、高齢者は4分の1も失なってしまうという
カッ
失う筋力は若者の方が大きい！…だが！失った筋力を取り戻すのに高齢者はなんと3倍以上の時間を要するというのだ！
え〜！
コワイ
トウコさん
歩幅プラス10センチ歩行のやりかた
普段の歩幅にプラス10cmしてウォーキングするだけ！
歩幅が大きくなると自然にスピードが上がり筋肉に刺激が与えられ、筋力トレーニングと同じ効果を期待できる
ホッホッ
ホッホッ
10cm ふやす
ヨーシ！がんばって運動スルゾ！
こりゃあきまへんな
あぁッ！
大丈夫ですか？
あ〜あ…
運動不足があらわれとる
今のうちになんとかせねば…
ギャッ
ダッ=3
ドスンッ

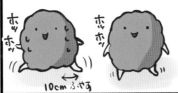

STORY 09

運動編

血糖コントロールは量より質！1日1万歩歩くより効果的な10分間とは？

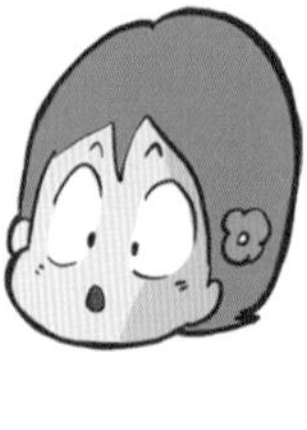

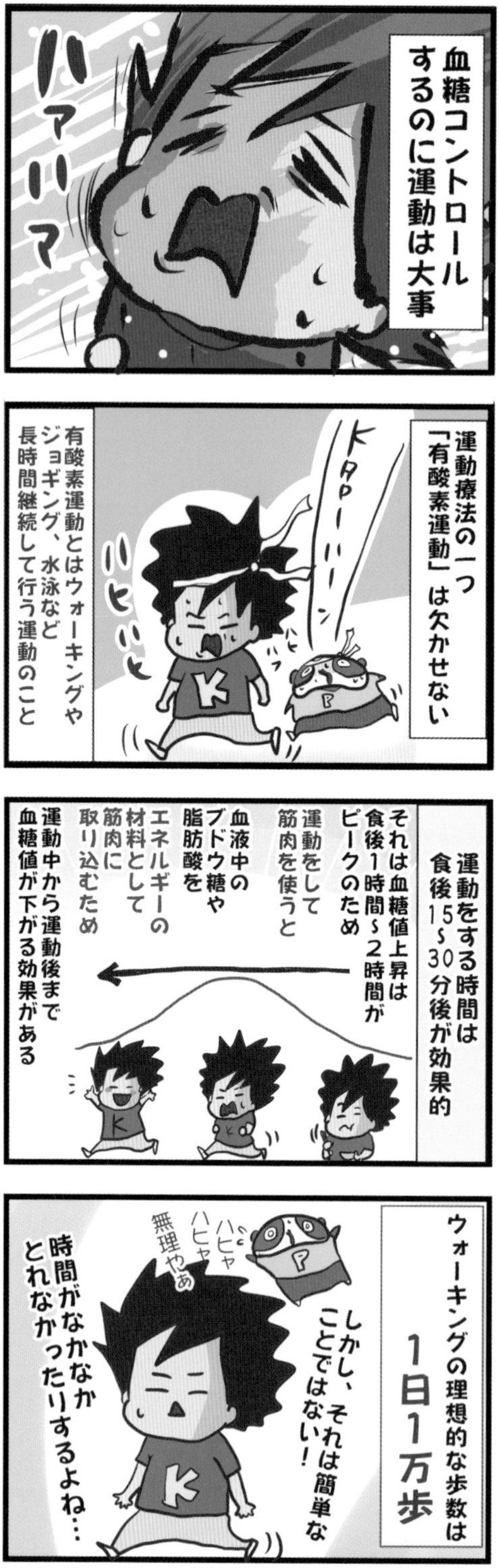
血糖コントロールするのに運動は大事
ハァハァ
運動療法の一つ「有酸素運動」は欠かせない
ハヒハヒ
ハヒ
ハフ
有酸素運動とはウォーキングやジョギング、水泳など長時間継続して行う運動のこと
運動をする時間は食後15～30分後が効果的
それは血糖値上昇は食後1時間～2時間がピークのため
運動をして筋肉を使うと
血液中のブドウ糖や脂肪酸をエネルギーの材料として筋肉に取り込むため
運動中から運動後まで血糖値が下がる効果がある
ウォーキングの理想的な歩数は1日1万歩
しかし、それは簡単なことではない！
ハヒャハヒャ
無理やぁ
時間がなかなかとれなかったりするよね…

★糖尿病でない人の場合は、血糖値の上昇スピードはもう少し緩やかな曲線になる。

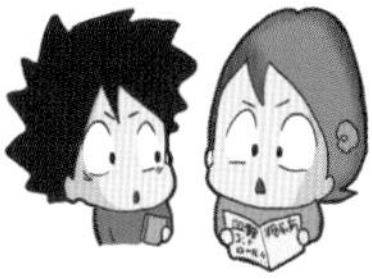

知っとくメモ

血糖値を下げるために効果的な運動は、有酸素運動。ジョギングとウォーキング、どっちも有酸素運動ですが、運動は「長く続けられる」ということが大切。ジョギングは慣れていないと長く続けられないので、歩く方が運動としてはオススメ。ちょっと汗をかくぐらいの急ぎ足で。

慣れてきたら背筋を伸ばして腕を振り、肩甲骨を動かすなど歩く姿勢にも気を使ってね！

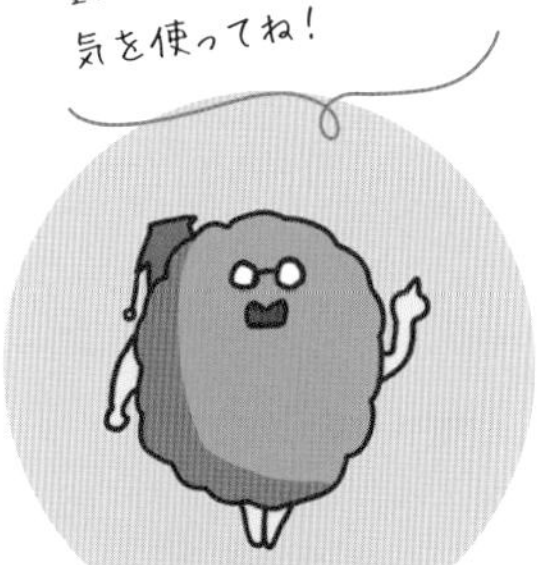

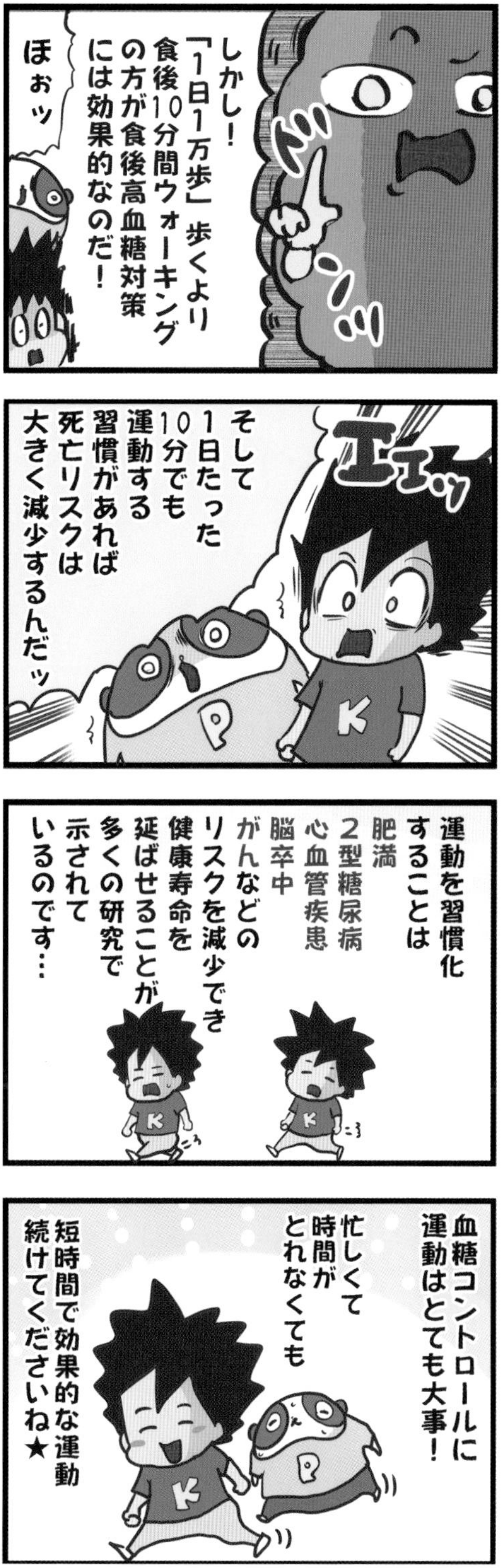
しかし！「1日1万歩」歩くより食後10分間ウォーキングの方が食後高血糖対策には効果的なのだ！
ほぉッ
エェッ
そして1日たった10分でも運動する習慣があれば死亡リスクは大きく減少するんだッ
運動を習慣化することは肥満 2型糖尿病 心血管疾患 脳卒中 がんなどのリスクを減少でき健康寿命を延ばせることが多くの研究で示されているのです…
血糖コントロールに運動はとても大事！
忙しくて時間がとれなくても
短時間で効果的な運動続けてくださいね★

STORY 10

運動編

真夏や雨の日でもOK! スロースクワットで下半身を鍛えるべし

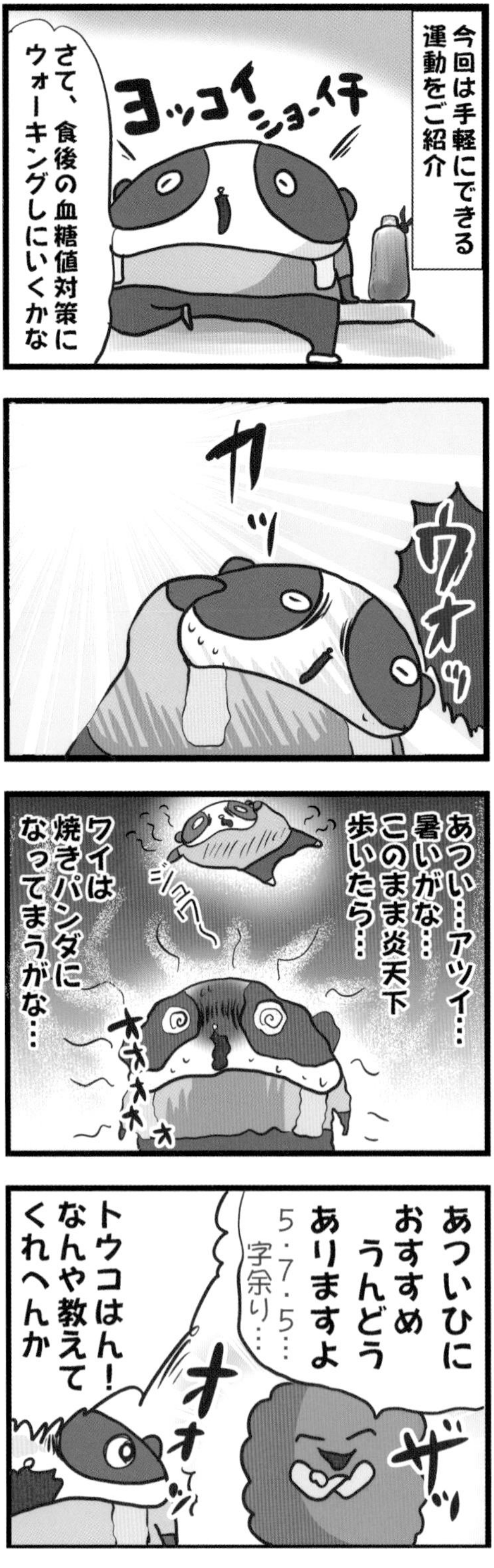
今回は手軽にできる運動をご紹介
ヨッコイショーイチ
さて、食後の血糖値対策にウォーキングしにいくかな
カッ
ウオッ
あつい…アツイ…暑いがな…このまま炎天下歩いたら…
ワイは焼きパンダになってまうがな…
あついひに おすすめ うんどう ありますよ
5・7・5… 字余り…
トウコはん! なんや教えてくれへんか
ザッ

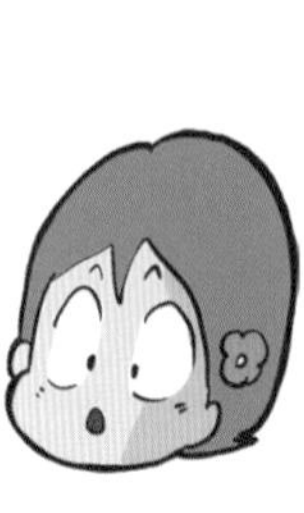

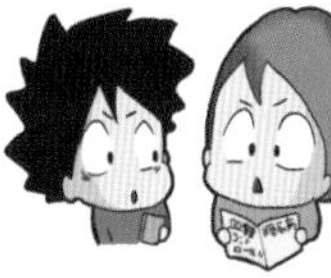

知っとくメモ

足を肩幅より少し広く開いて、10秒かけてゆっくり膝を曲げていく。その時、お尻を突き出す感じで、つま先より前に膝が出ないように気を付ける。膝を90度くらいまで曲げたらそのまま2秒間キープし、すっと立ち上がる。これを10回×3セット、週3回くらい行ってください。

たももの筋肉は人体の中でも特に大きい筋肉だから、そこを鍛えると血糖をたっぷり消費できるよ！

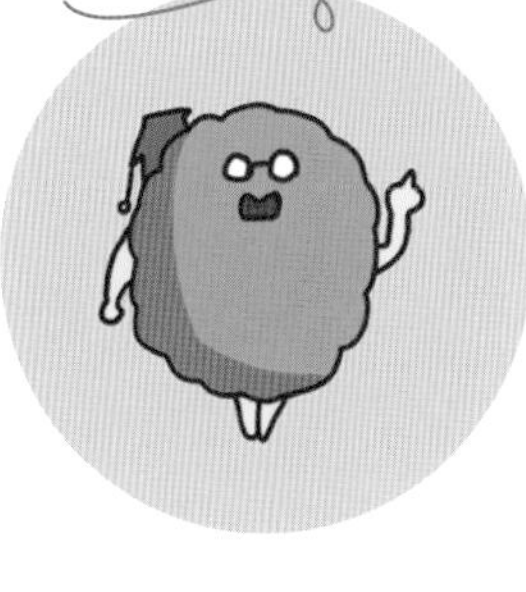

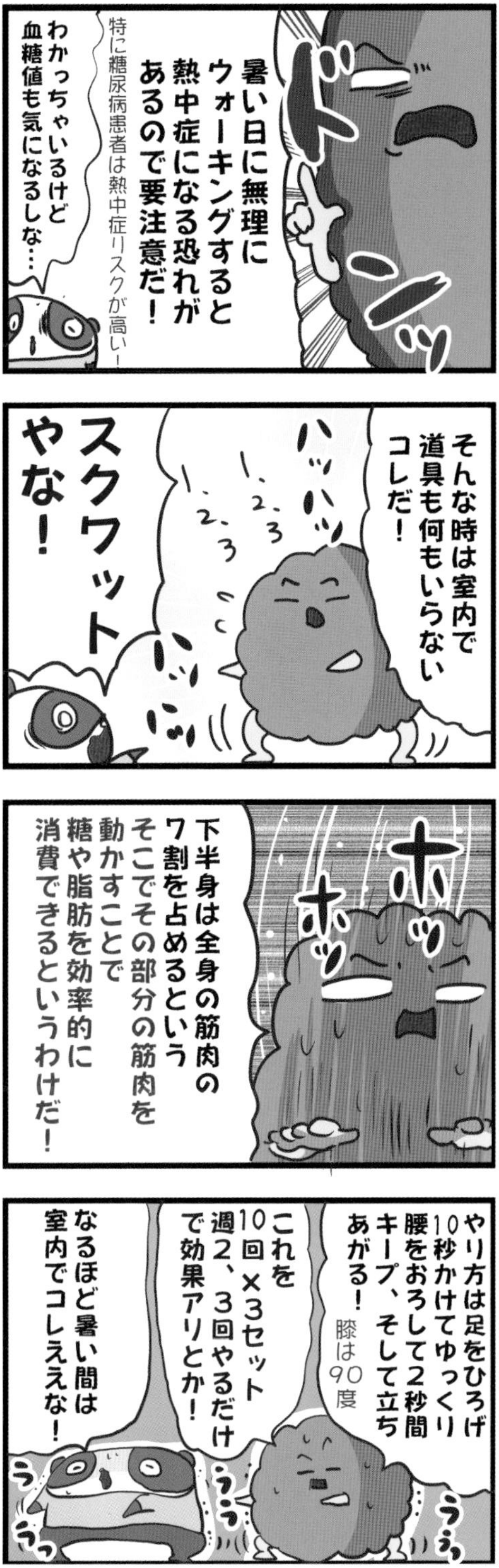
ドーンッ
暑い日に無理にウォーキングすると熱中症になる恐れがあるので要注意だ！
特に糖尿病患者は熱中症リスクが高い！
わかっちゃいるけど血糖値も気になるしな…
そんな時は室内で道具も何もいらないコレだ！
ハッハッ
1、2、3
1、2、3
スクワットやな！
ホッ
ホッ
下半身は全身の筋肉の7割を占めるという
そこでその部分の筋肉を動かすことで糖や脂肪を効率的に消費できるというわけだ！
やり方は足をひろげ10秒かけてゆっくり腰をおろして2秒間キープ、そして立ちあがる！
膝は90度
これを10回×3セット週2、3回やるだけで効果アリとか！
なるほど暑い間は室内でコレええな！
うっうっ

STORY 11

運動編

1日ほんの1分だけ！「かかと落とし」で高血糖・高血圧対策

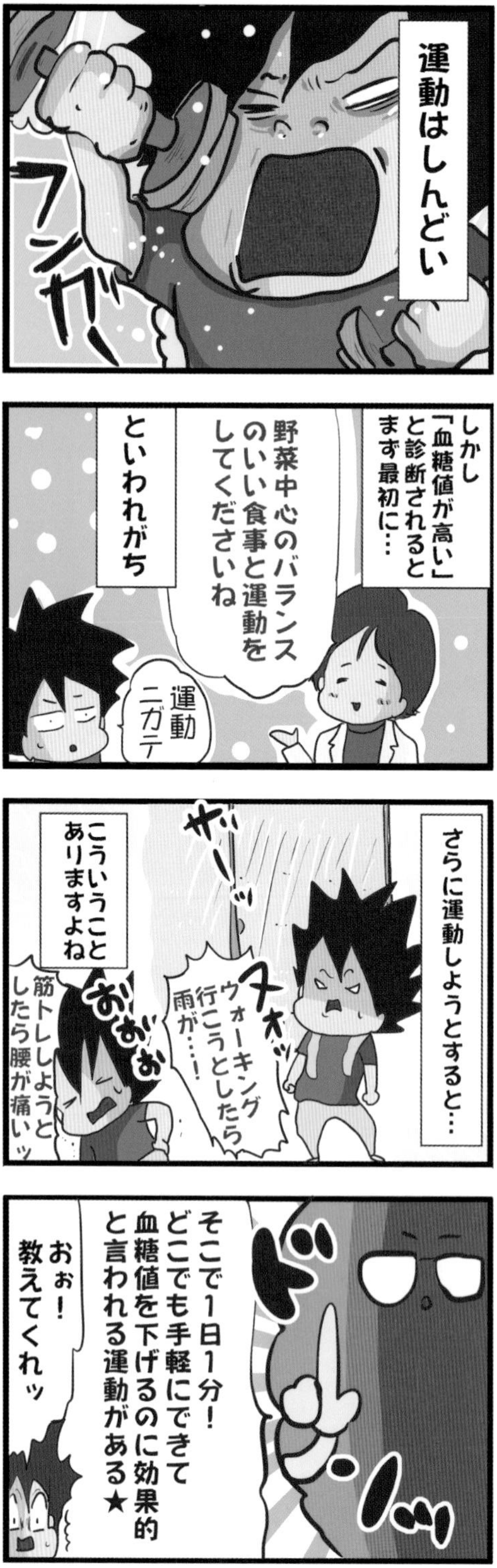
運動はしんどい
フンガ
しかし「血糖値が高い」と診断されるとまず最初に…
野菜中心のバランスのいい食事と運動をしてくださいね
といわれがち
運動ニガテ
さらに運動しようとすると…
ザーッ
ヌオッ
ウォーキング行こうとしたら雨が…！
こういうことありますよね
おおお
筋トレしようとしたら腰が痛いッ
そこで1日1分！どこでも手軽にできて血糖値を下げるのに効果的と言われる運動がある★
おぉ！教えてくれッ

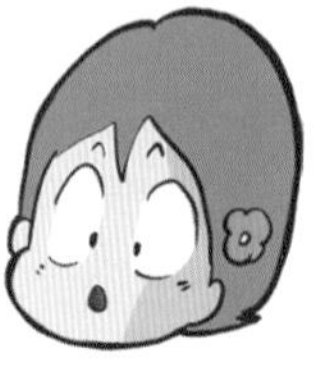

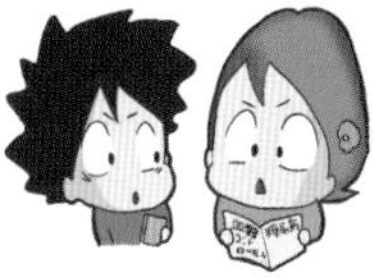

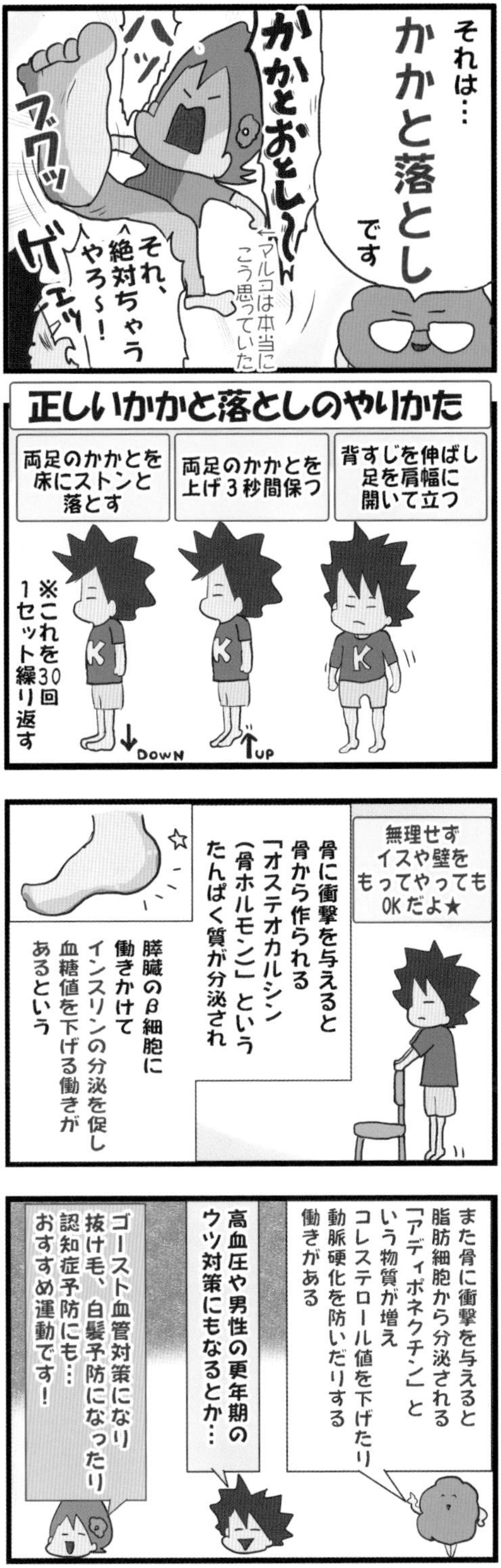
それは…
かかと落とし
です
かかとおとし〜！
ハッ
ブワッ
←マルコは本当にこう思っていた
それ、絶対ちゃうやろ〜！
ゲエッ
正しいかかと落としのやりかた
背すじを伸ばし足を肩幅に開いて立つ
両足のかかとを上げ３秒間保つ
両足のかかとを床にストンと落とす
※これを30回1セット繰り返す
UP
DOWN
無理せずイスや壁をもってやってもOKだよ★
骨に衝撃を与えると骨から作られる「オステオカルシン（骨ホルモン）」というたんぱく質が分泌され
膵臓のβ細胞に働きかけてインスリンの分泌を促し血糖値を下げる働きがあるという
また骨に衝撃を与えると脂肪細胞から分泌される「アディポネクチン」という物質が増えコレステロール値を下げたり動脈硬化を防いだりする働きがある
高血圧や男性の更年期のウツ対策にもなるとか…
ゴースト血管対策になり抜け毛、白髪予防になったり認知症予防にも…おすすめ運動です！

知っとくメモ

かかと落としは本来、骨粗しょう症を予防するために考えられたもの。骨ホルモンが少ない人は血糖値が高いことから、糖尿病予防にも効果的だとわかりました。骨ホルモンによって骨量が増えるとともに、インスリンの分泌量も増加し、糖の代謝を促し、肥満にもなりにくいのです。

ほんの1分の運動で骨が丈夫になる上、糖尿病予防にもなるんだから絶対にオススメ！

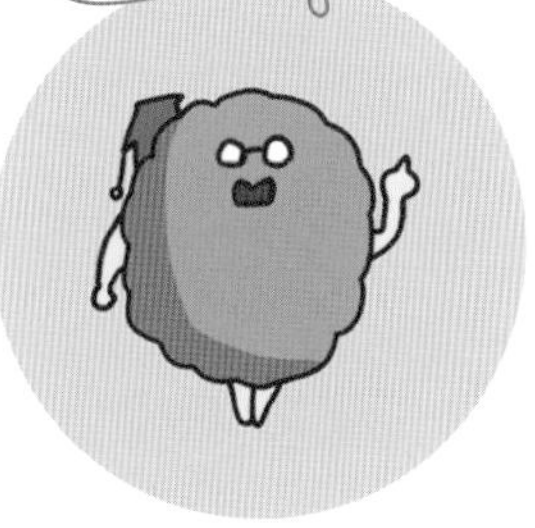

STORY 12

生活習慣編

あなたも気づけば糖尿病に!? こんなことでも血糖値は上がるのです

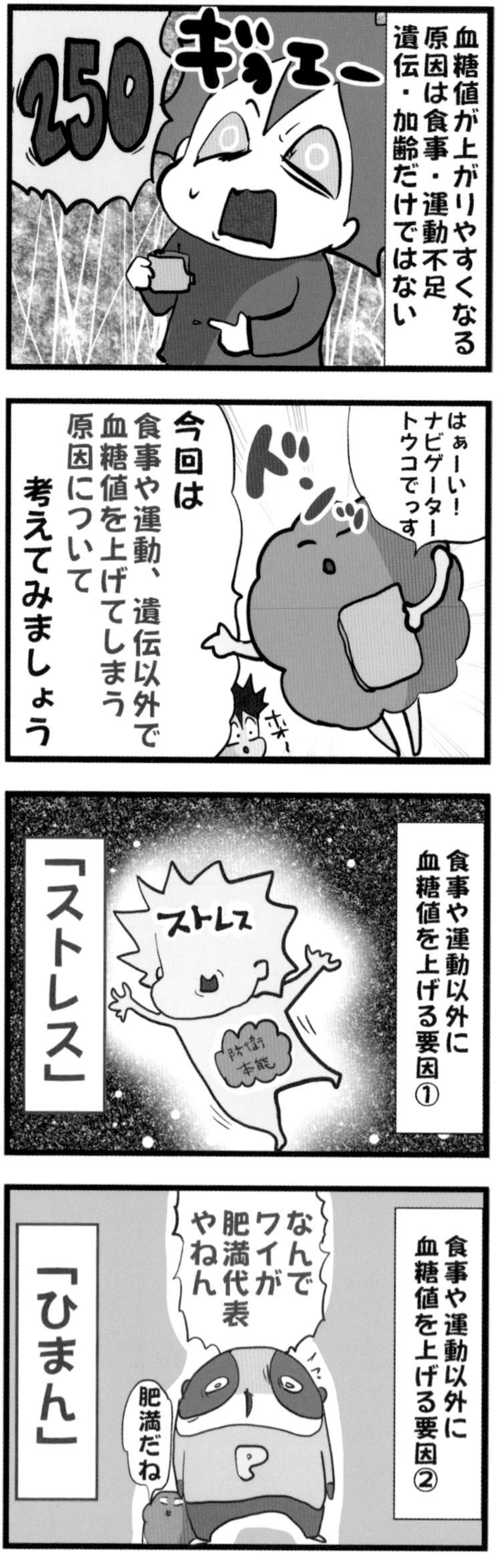
血糖値が上がりやすくなる
原因は食事・運動不足
遺伝・加齢だけではない
ギョエー
250
はぁーい！
ナビゲーター
トウコでっす
ドン
今回は
食事や運動、遺伝以外で
血糖値を上げてしまう
原因について
考えてみましょう
食事や運動以外に
血糖値を上げる要因①
ストレス
防衛本能
「ストレス」
食事や運動以外に
血糖値を上げる要因②
なんでワイが肥満代表やねん
肥満だね
「ひまん」

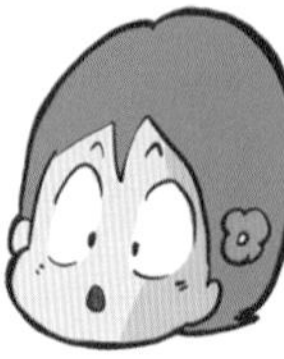

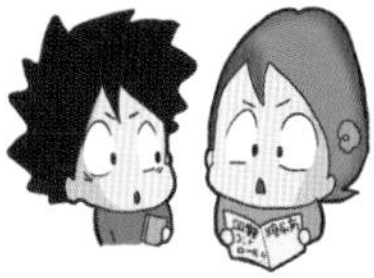

知っとくメモ

日本人はやせ型の体型でも糖尿病になりやすいといわれています。また、欧米人よりもインスリン分泌量が少ないので、軽度の肥満でも糖尿病になりやすい傾向があります。

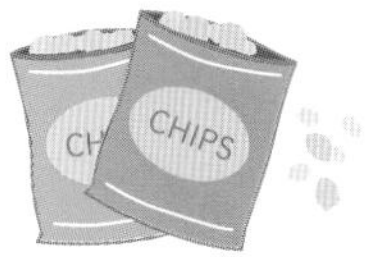
CHIPS
CHI

ストレスによって分泌された様々なホルモンは、血糖値を上昇させ血糖コントロールを妨げるので大敵！

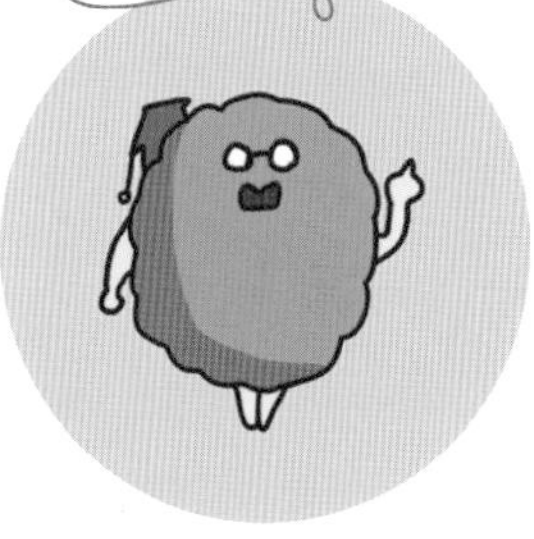

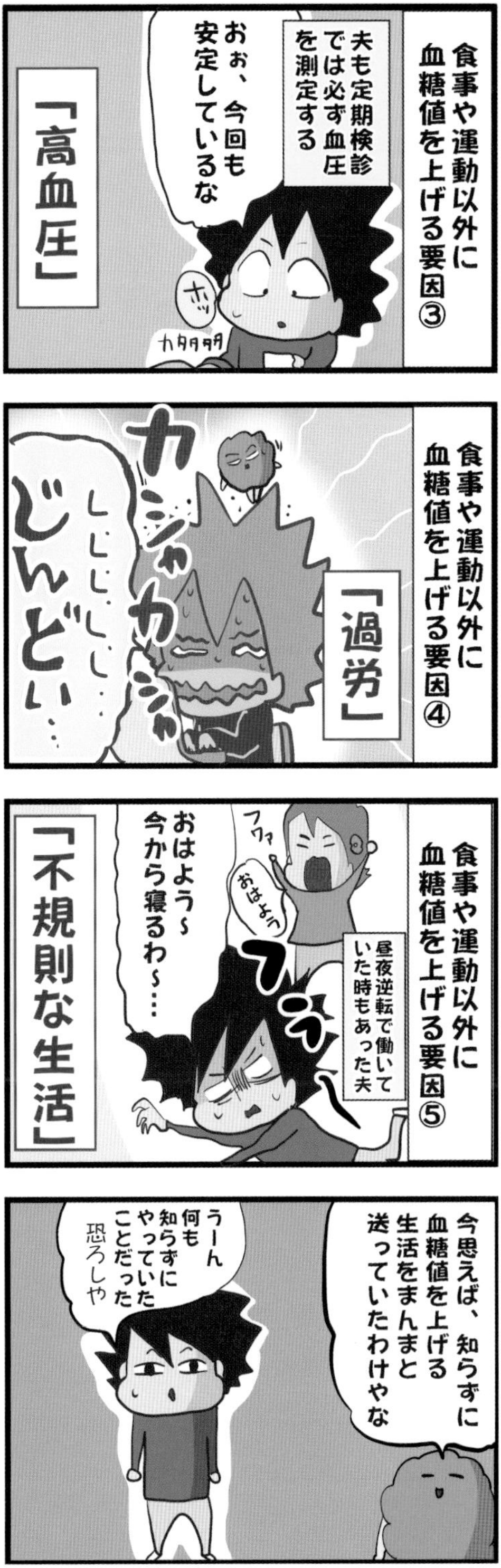
食事や運動以外に血糖値を上げる要因③
夫も定期検診では必ず血圧を測定する
おぉ、今回も安定しているな
「高血圧」
ホッ
カタタタタ
食事や運動以外に血糖値を上げる要因④
「過労」
カシャカシャ
じんどい…
食事や運動以外に血糖値を上げる要因⑤
昼夜逆転で働いていた時もあった夫
フワァ
おはよう
おはよう～今から寝るわ～…
「不規則な生活」
今思えば、知らずに血糖値を上げる生活をまんまと送っていたわけやな
う～ん何も知らずにやっていたことだった
恐ろしや

STORY 13

生活習慣編

血管年齢72歳の原因か!? 夫が長年続けていた〝喫煙〟生活

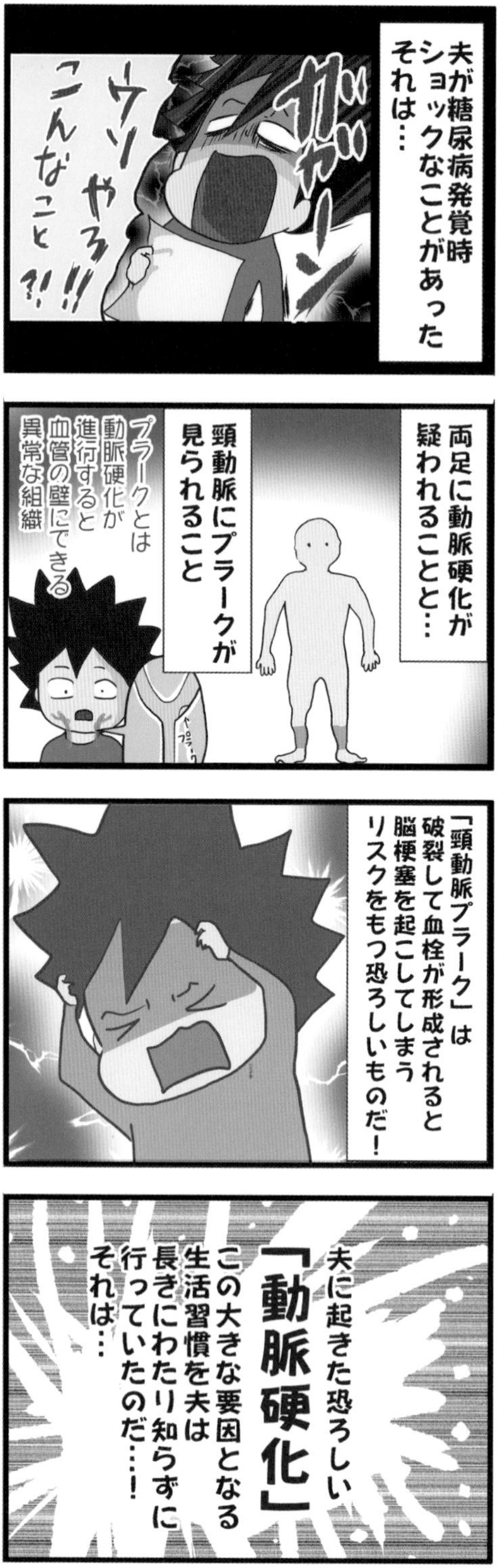

夫が糖尿病発覚時
ショックなことがあった
それは…
ガーン
ウソやろ!!
こんなこと?!
両足に動脈硬化が
疑われることと…
頸動脈にプラークが
見られること
プラークとは
動脈硬化が
進行すると
血管の壁にできる
異常な組織
プラーク
「頸動脈プラーク」は
破裂して血栓が形成されると
脳梗塞を起こしてしまう
リスクをもつ恐ろしいものだ!
夫に起きた恐ろしい
「動脈硬化」
この大きな要因となる
生活習慣を夫は
長きにわたり知らずに
行っていたのだ…!
それは…

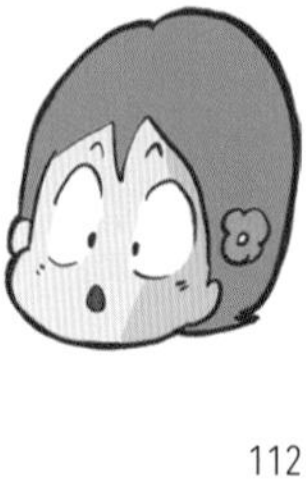

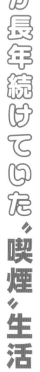

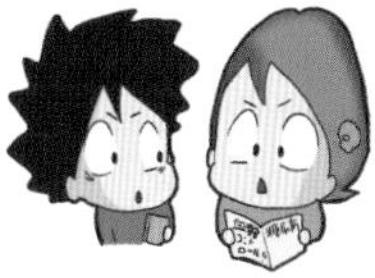

知っとくメモ

喫煙は糖尿病リスクを高めることは確実なので、できるだけ早期に禁煙を始めるのが大事です。HbA1cは過去1～2か月の血糖の平均的な状態を表しますが、英国の研究によると、禁煙してから3年間で糖尿病患者のHbA1cが平均で0.21％低下したといいます。

タバコは血管を収縮させたり、動脈硬化を進行させ、合併症のリスクも高まるので禁煙してね！

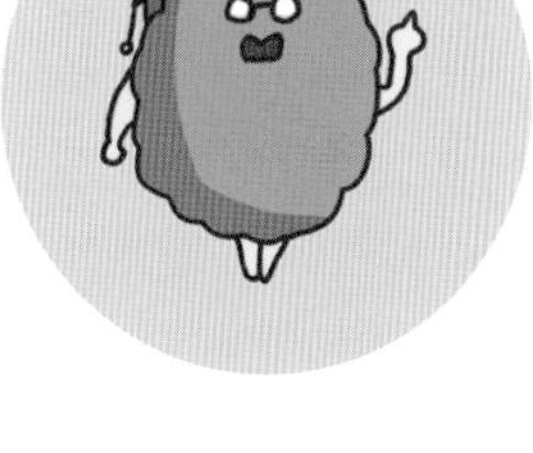

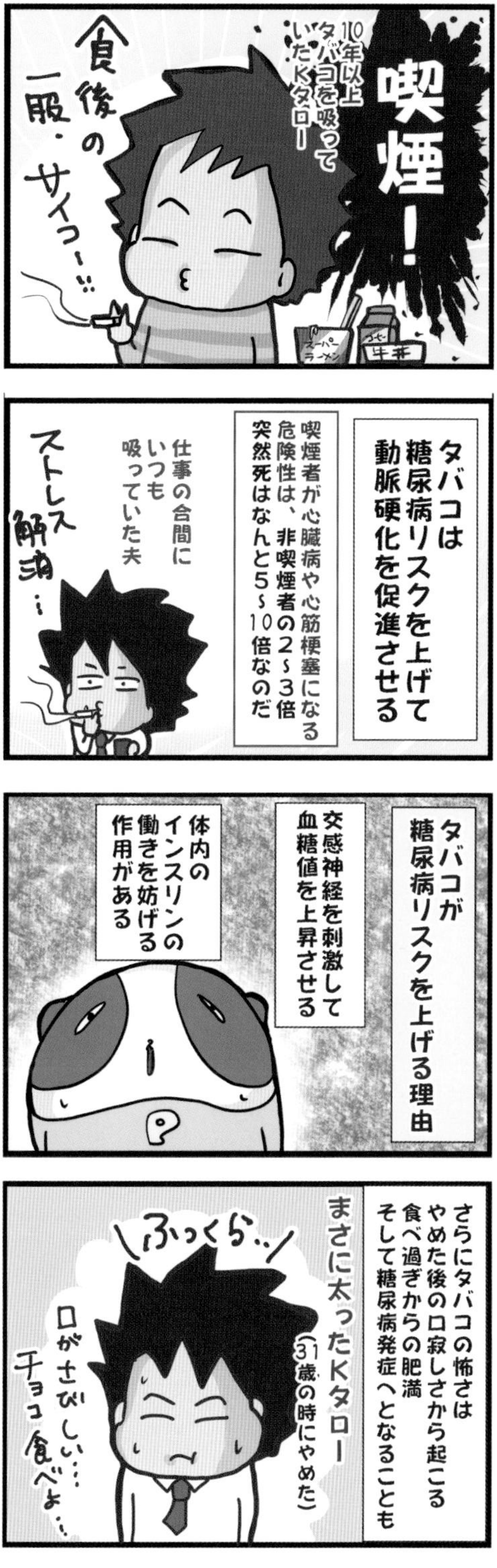
喫煙！
10年以上タバコを吸っていたKタロー
食後の一服・サイコ～!!
スーパーラーメン
コーヒー
牛丼
タバコは糖尿病リスクを上げて動脈硬化を促進させる
喫煙者が心臓病や心筋梗塞になる危険性は、非喫煙者の2～3倍 突然死はなんと5～10倍なのだ
仕事の合間にいつも吸っていた夫
ストレス解消…
タバコが糖尿病リスクを上げる理由
交感神経を刺激して血糖値を上昇させる
体内のインスリンの働きを妨げる作用がある
さらにタバコの怖さはやめた後の口寂しさから起こる食べ過ぎからの肥満 そして糖尿病発症へとなることも
まさに太ったKタロー（31歳の時にやめた）
＼ふっくら…／
口がさびしい…
チョコ食べよ…

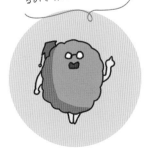

STORY 14

生活習慣編

現代人はほとんど該当する!? 睡眠不足が高血糖を招く!

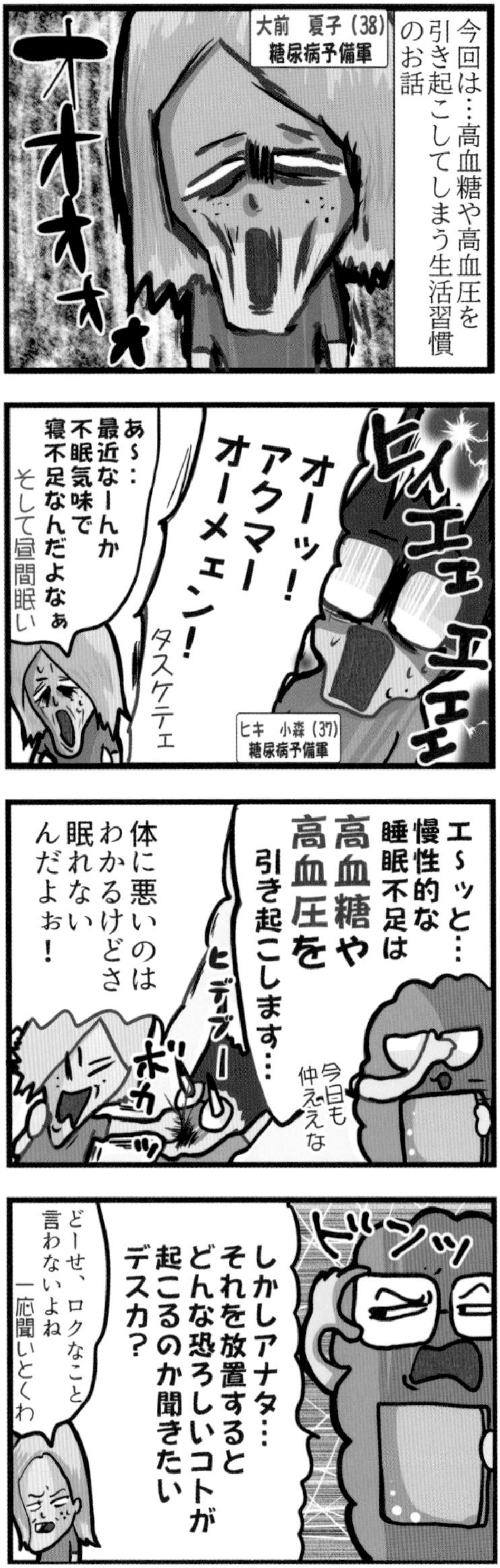

今回は…高血糖や高血圧を引き起こしてしまう生活習慣のお話
大前　夏子（38）
糖尿病予備軍
オオオオォォ
ヒィエェェエェェ
オーッ！アクマーオーメェン！
タスケテェ
ヒキ　小森（37）
糖尿病予備軍
あ～…最近なーんか不眠気味で寝不足なんだよなぁ
そして昼間眠い
エ～ッと…慢性的な睡眠不足は高血糖や高血圧を引き起こします…
今日も仲ええな
ヒデブー
ボカッ
体に悪いのはわかるけどさ眠れないんだよぉ！
ドンッ
しかしアナタ…それを放置するとどんな恐ろしいコトが起こるのか聞きたいデスカ？
どーせ、ロクなこと言わないよね
一応聞いとくわ

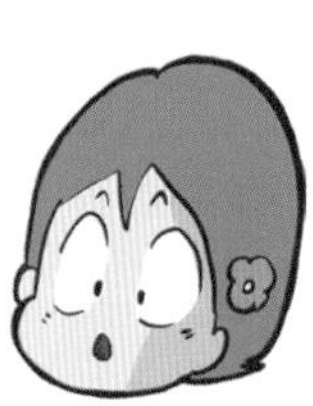

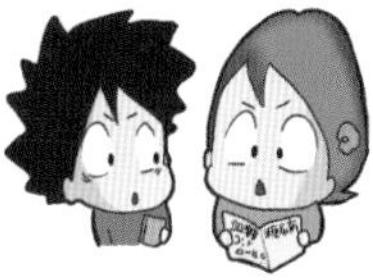

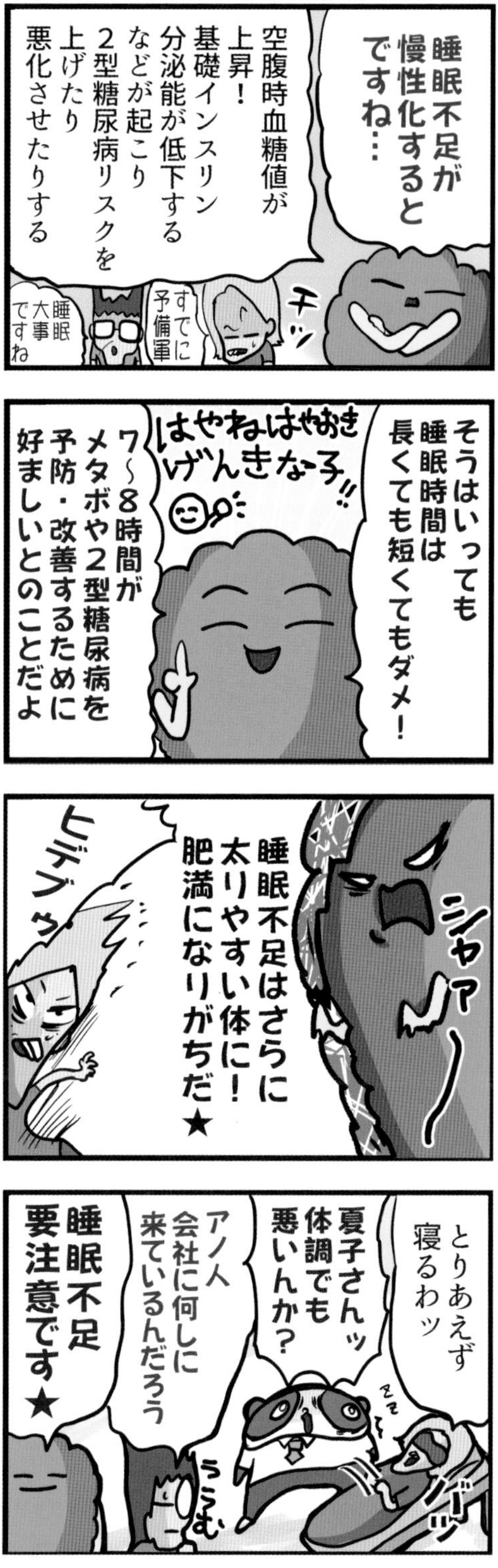
睡眠不足が慢性化するとですね…
空腹時血糖値が上昇！基礎インスリン分泌能が低下するなどが起こり2型糖尿病リスクを上げたり悪化させたりする
チッ
すでに予備軍
睡眠大事ですね
そうはいっても睡眠時間は長くても短くてもダメ！
はやねはやおきげんきな子!!
7〜8時間がメタボや2型糖尿病を予防・改善するためには好ましいとのことだよ
シャアー
睡眠不足はさらに太りやすい体に！肥満になりがちだ★
ヒデブゥ
とりあえず寝るわッ
夏子さんッ体調でも悪いんか？
アノ人会社に何しに来ているんだろう
睡眠不足要注意です★
バッ
うーむ

睡眠不足が続くと常に眠い状態となり、週末の寝だめでは解消しないから、注意して！

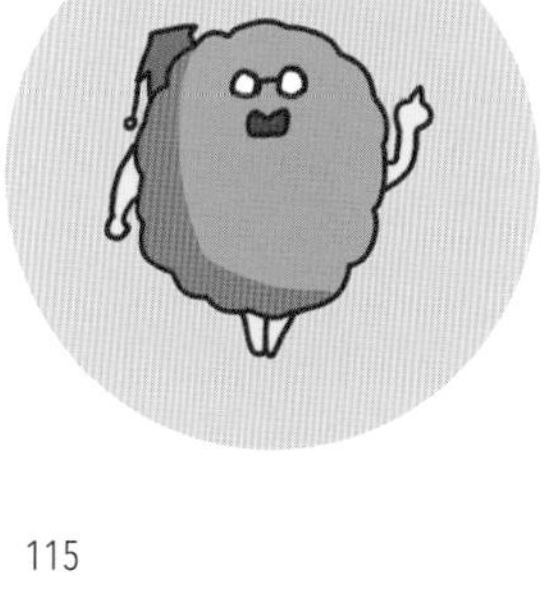

Let's Cooking!

フワトロおいしい低糖質プリン

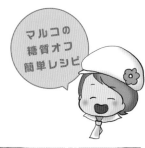

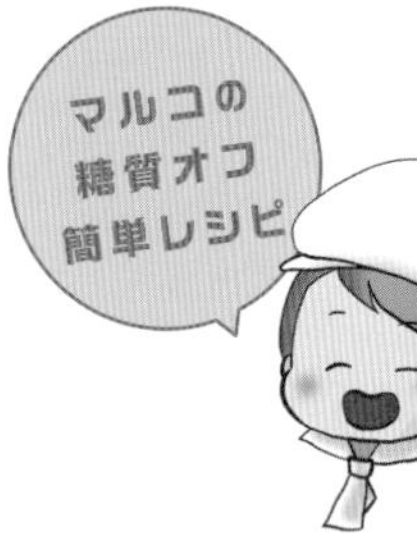

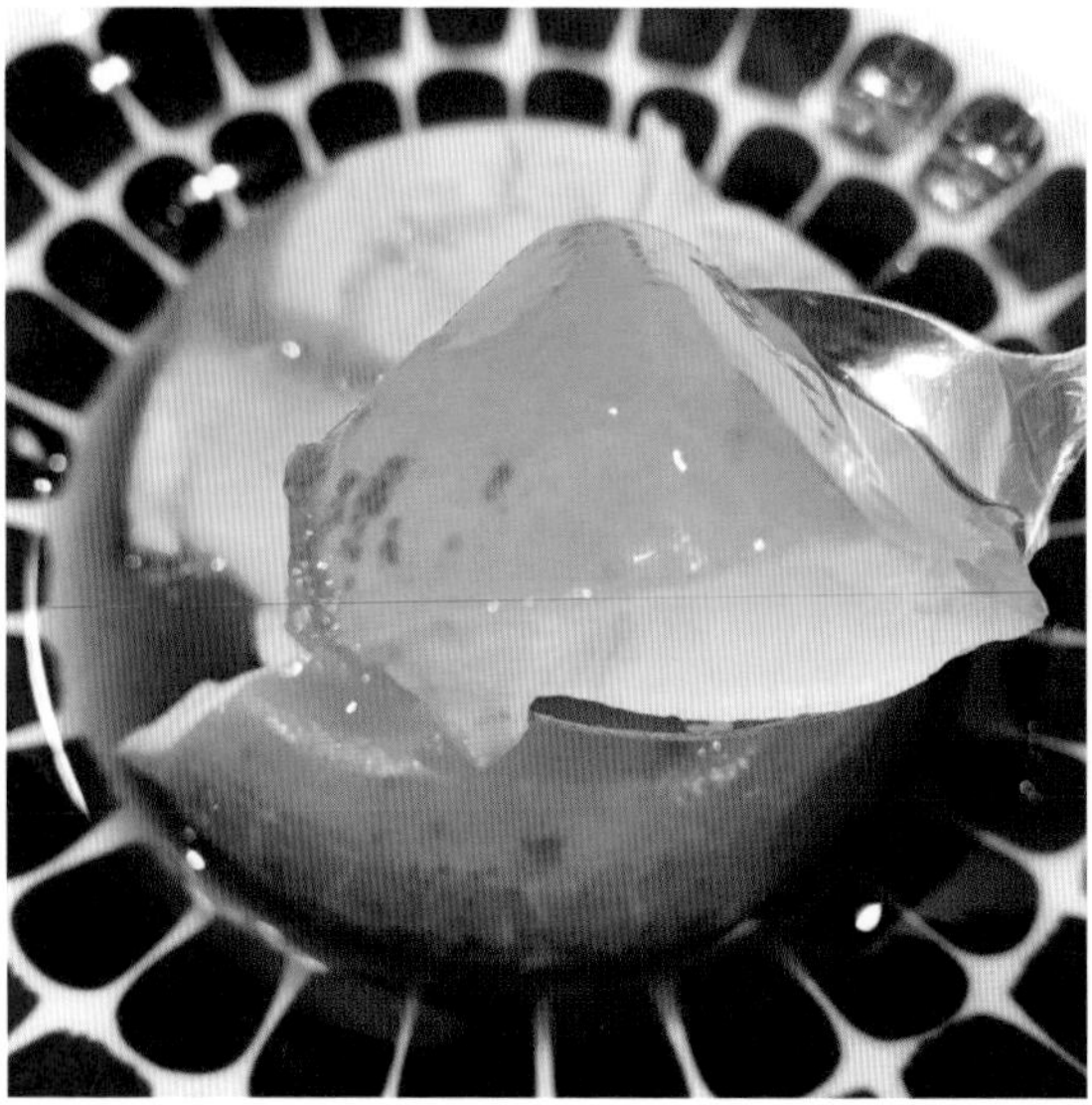

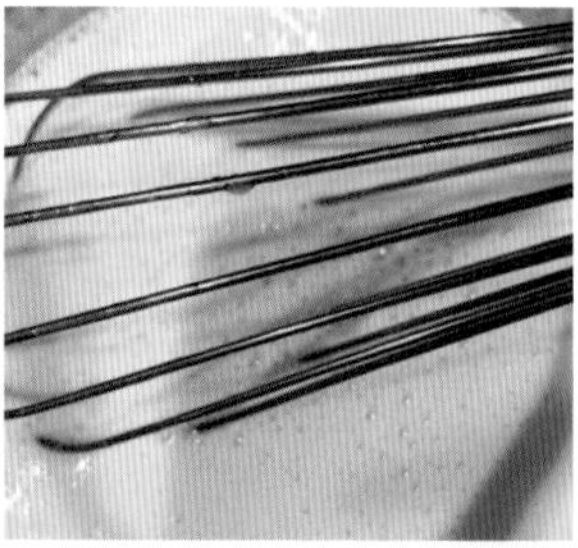

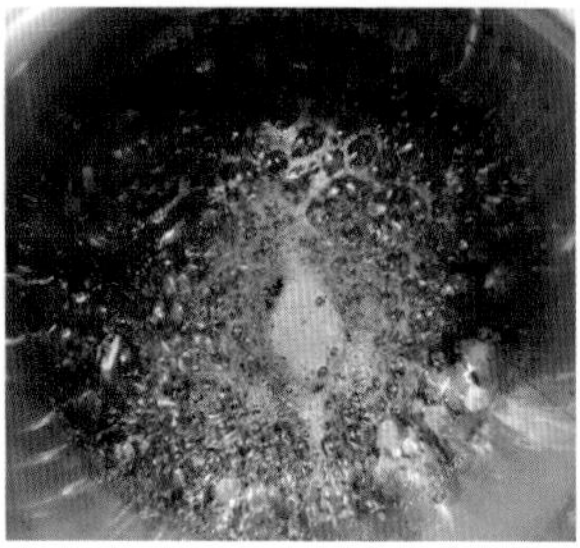

材料

□ 卵：2個　□ 牛乳：200ml　□ ラカント：大さじ1

〈カラメルソース用〉

□ きび砂糖：40g　□ 水：大さじ2　□ 追加用水：大さじ1

作り方

❶ 牛乳は耐熱容器に入れてレンジで600W2分、チンできたらラカントも混ぜる

❷ ボウルに卵を割り入れてよく混ぜ、①とも混ぜ合わす

❸ ②を茶こしなどでこして、プリンを作るココットなどの容器へ流し入れて、アルミホイルでふたをする

❹ フライパンにフキンを敷いて③を並べて2センチ程度の高さまでお湯を注ぐ

❺ フライパンに蓋をして弱火で15分加熱→火を消して10分置く（プリン完成♪）

❻ 次にカラメルソース。鍋に水ときび砂糖を入れヘラで混ぜながら水分を飛ばす

❼ ⑥の水分がある程度飛んだら、火を消して追加用水を回し入れそのまま混ぜる

❽ 完成したカラメルソースをプリンにかける

第4章

糖尿病の症状を抑える!!

血糖コントロールに効く神食材!

STORY 01

私たち夫婦がガチで考えた糖尿病の食事療法についての結論…！

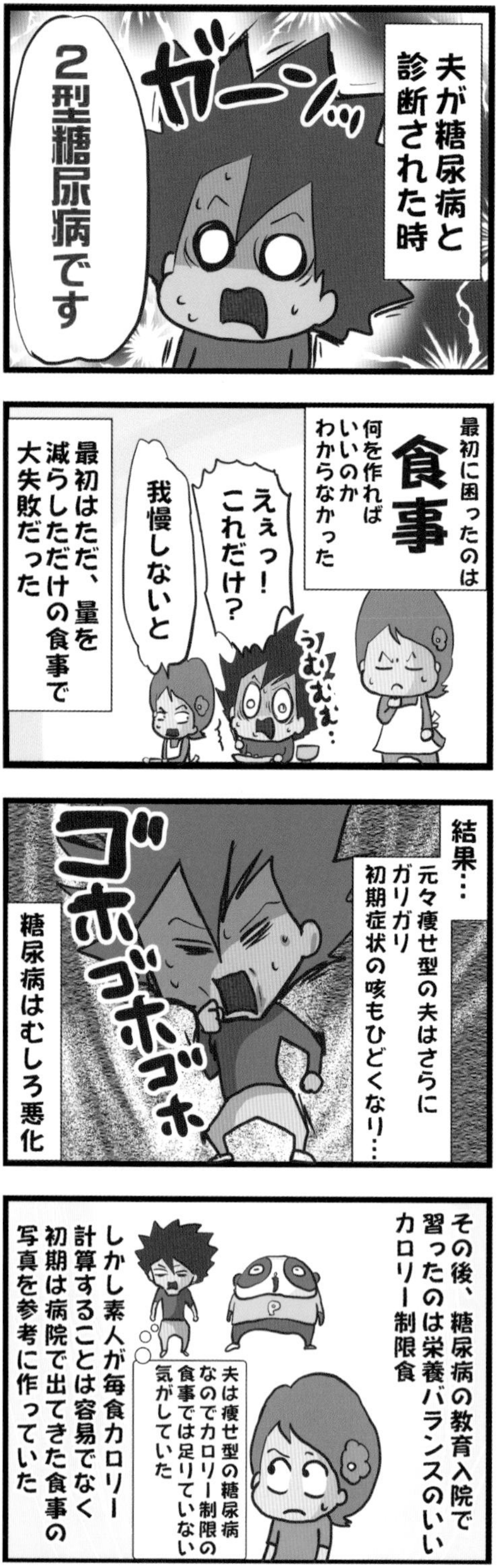
夫が糖尿病と診断された時
ガーン…
2型糖尿病です
最初に困ったのは
食事
何を作ればいいのかわからなかった
えぇっ！これだけ？
我慢しないと
うむむむ…
最初はただ、量を減らしただけの食事で大失敗だった
結果…
元々痩せ型の夫はさらにガリガリ初期症状の咳もひどくなり…
ゴホゴホゴホ
糖尿病はむしろ悪化
その後、糖尿病の教育入院で習ったのは栄養バランスのいいカロリー制限食
夫は痩せ型の糖尿病なのでカロリー制限の食事では足りていない気がしていた
しかし素人が毎食カロリー計算することは容易でなく初期は病院で出てきた食事の写真を参考に作っていた

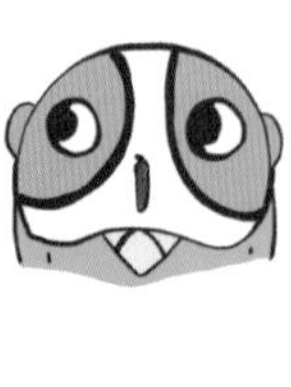

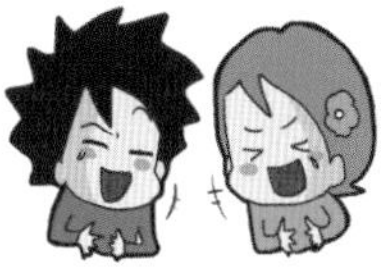

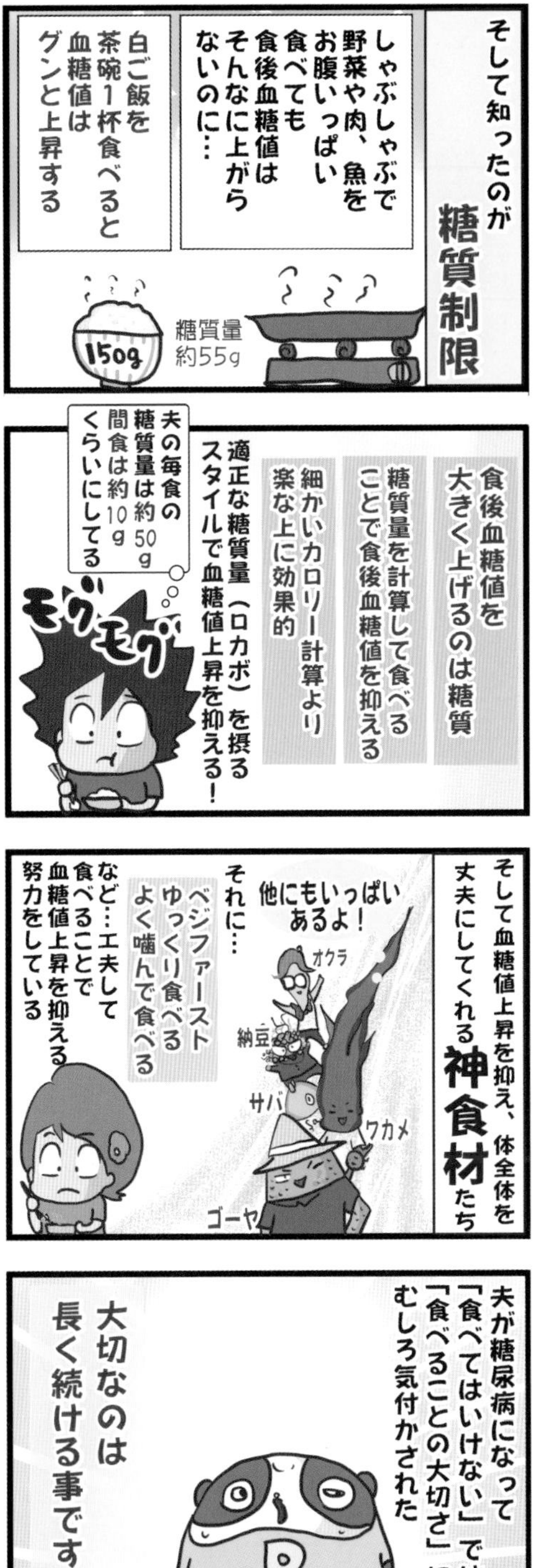
そして知ったのが
糖質制限
しゃぶしゃぶで野菜や肉、魚をお腹いっぱい食べても食後血糖値はそんなに上がらないのに…
白ご飯を茶碗1杯食べると血糖値はグンと上昇する
150g
糖質量約55g
食後血糖値を大きく上げるのは糖質
糖質量を計算して食べることで食後血糖値を抑える
細かいカロリー計算より楽な上に効果的
適正な糖質量（ロカボ）を摂るスタイルで血糖値上昇を抑える！
夫の毎食の糖質量は約50g 間食は約10g くらいにしてる
モグモグ
そして血糖値上昇を抑え、体全体を丈夫にしてくれる神食材たち
他にもいっぱいあるよ！
オクラ
納豆
サバ
ワカメ
ゴーヤ
それに…
ベジファースト
ゆっくり食べる
よく噛んで食べる
など…工夫して食べることで血糖値上昇を抑える努力をしている
夫が糖尿病になって「食べてはいけない」ではなく「食べることの大切さ」にむしろ気付かされた
大切なのは長く続ける事ですね！

食事については夫婦でいつも試行錯誤しています

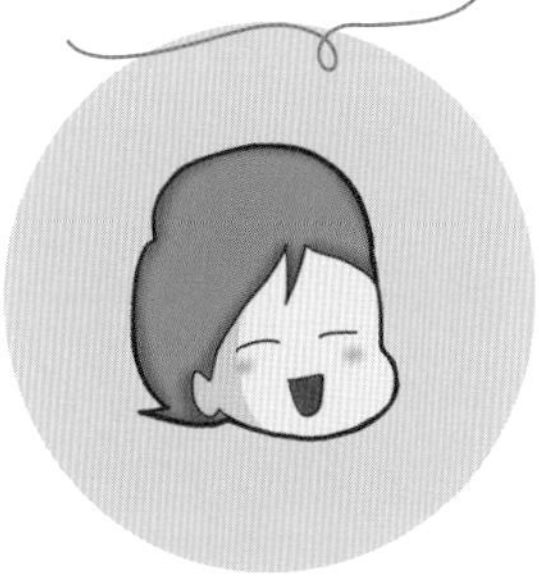

STORY 02

トマト 糖質が高くても食べてほしい 医師が積極的に食べている食品第1位!?

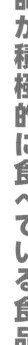

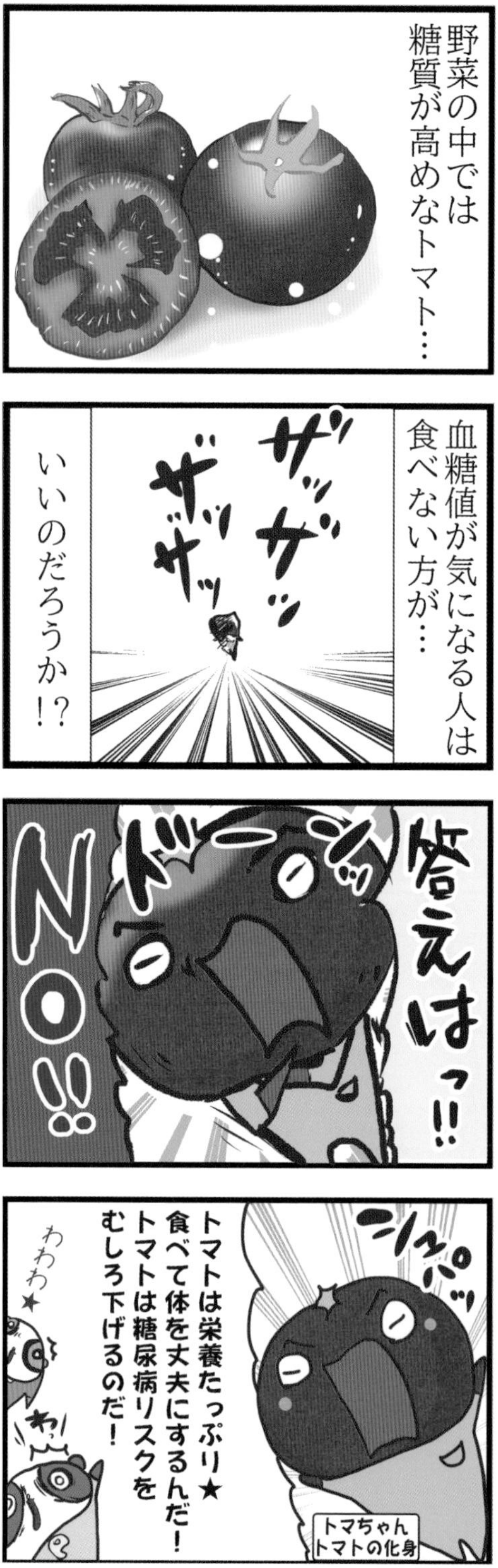
野菜の中では糖質が高めなトマト…
血糖値が気になる人は食べない方が…
ザッザッザッ
いいのだろうか!?
答えはっ!!
ドーン
NO!!
パッ
トマトは栄養たっぷり★
食べて体を丈夫にするんだ!
トマトは糖尿病リスクを
むしろ下げるのだ!
トマちゃん
トマトの化身
わわわ★
わっ

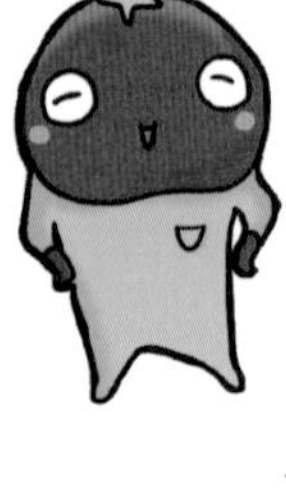

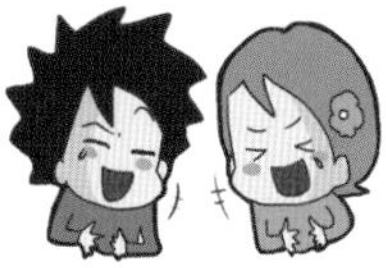

知っとくメモ

トマトは抗酸化力が高くて栄養豊富なので、毎日摂りたい食材です。トマトのリコピンは、脂肪細胞から出る「アディポネクチン」を増やしてインスリンの分泌を促す作用があるといわれています。

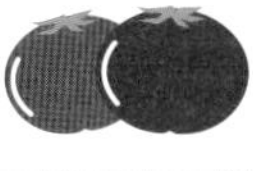

トマトが赤くなると医者が青くなるといわれるほど、トマトは健康食材だよ！

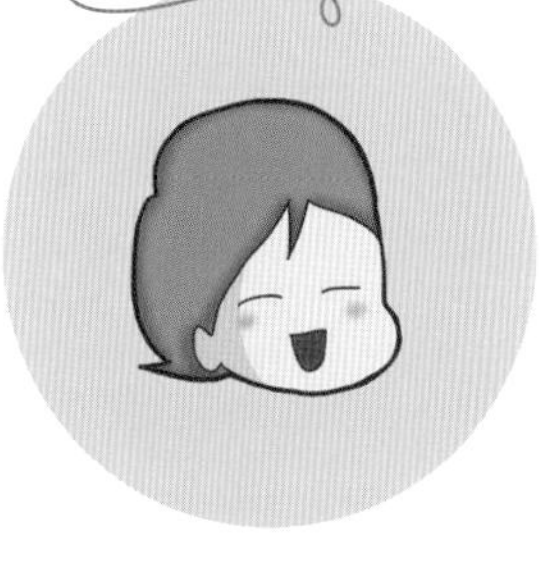

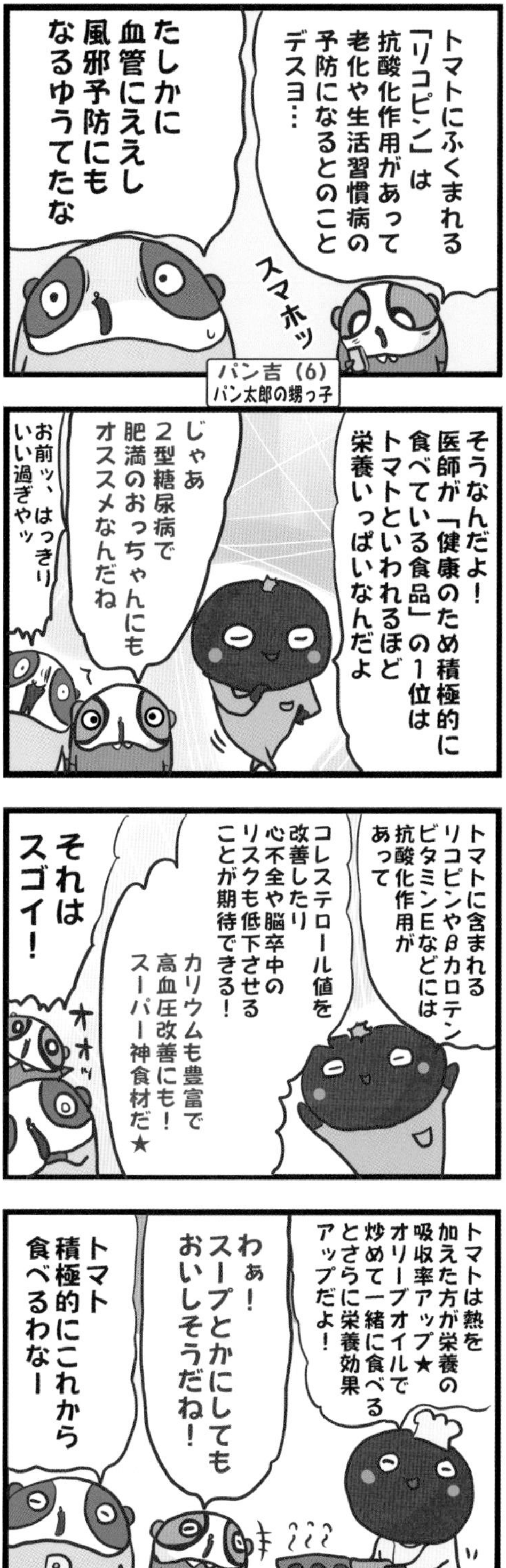
トマトにふくまれる「リコピン」は抗酸化作用があって老化や生活習慣病の予防になるとのことデスヨ…
スマホッ
たしかに血管にええし風邪予防にもなるゆうてたな
パン吉（6）
パン太郎の甥っ子
そうなんだよ！医師が「健康のため積極的に食べている食品」の1位はトマトといわれるほど栄養いっぱいなんだよ
じゃあ2型糖尿病で肥満のおっちゃんにもオススメなんだね
お前ッ、はっきりいい過ぎやッ
トマトに含まれるリコピンやβカロテンビタミンEなどには抗酸化作用があって
コレステロール値を改善したり心不全や脳卒中のリスクも低下させることが期待できる！
カリウムも豊富で高血圧改善にも！スーパー神食材だ★
それはスゴイ！
オオッ
トマトは熱を加えた方が栄養の吸収率アップ★オリーブオイルで炒めて一緒に食べるとさらに栄養効果アップだよ！
わぁ！スープとかにしてもおいしそうだね！
トマト積極的にこれから食べるわなー

STORY 03

ブロッコリー
台所のドクター！動脈硬化・がん予防
冬が旬の神食材

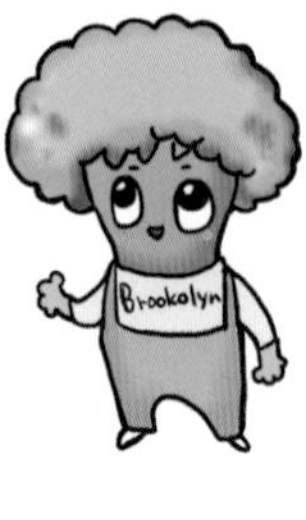

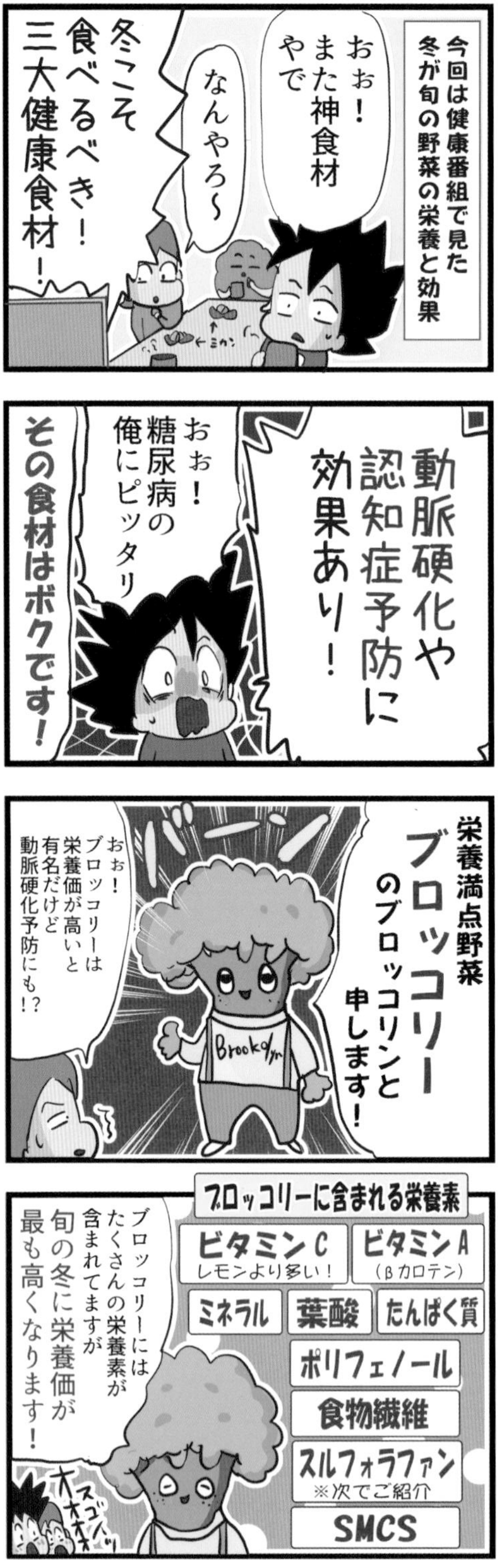

今回は健康番組で見た冬が旬の野菜の栄養と効果
おぉ！また神食材やで
なんやろ〜
冬こそ食べるべき！三大健康食材！
←ミカン
動脈硬化や認知症予防に効果あり！
おぉ！糖尿病の俺にピッタリ
その食材はボクです！
バーン
栄養満点野菜
ブロッコリーのブロッコリンと申します！
Brookolyn
おぉ！ブロッコリーは栄養価が高いと有名だけど動脈硬化予防にも！？
ブロッコリーに含まれる栄養素
ビタミンC
レモンより多い！
ビタミンA
（βカロテン）
ミネラル
葉酸
たんぱく質
ポリフェノール
食物繊維
スルフォラファン
※次でご紹介
SMCS
ブロッコリーにはたくさんの栄養素が含まれてますが旬の冬に栄養価が最も高くなります！

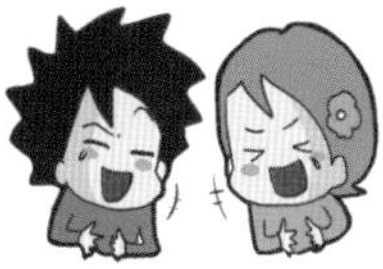

知っとくメモ

大根に含まれているビタミンCは特に皮の付近に多く、皮つきのまま大根おろしなど生のままで食べるのが一番。葉には根よりβカロテンが多く、さらに切り干し大根には、生よりもカルシウムが約20倍、鉄分が約50倍、食物繊維が約15倍含まれています。食物繊維は腸内細菌を育てます。

ビタミンCは野菜や果物から多く摂れますが、熱に弱いから、可能なら生食がベスト！

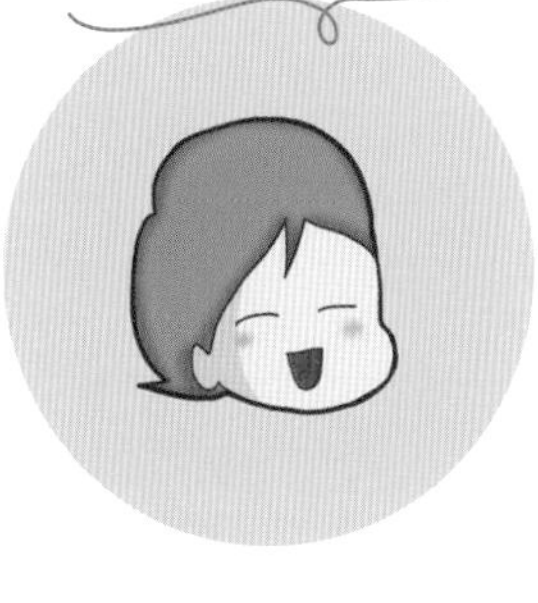

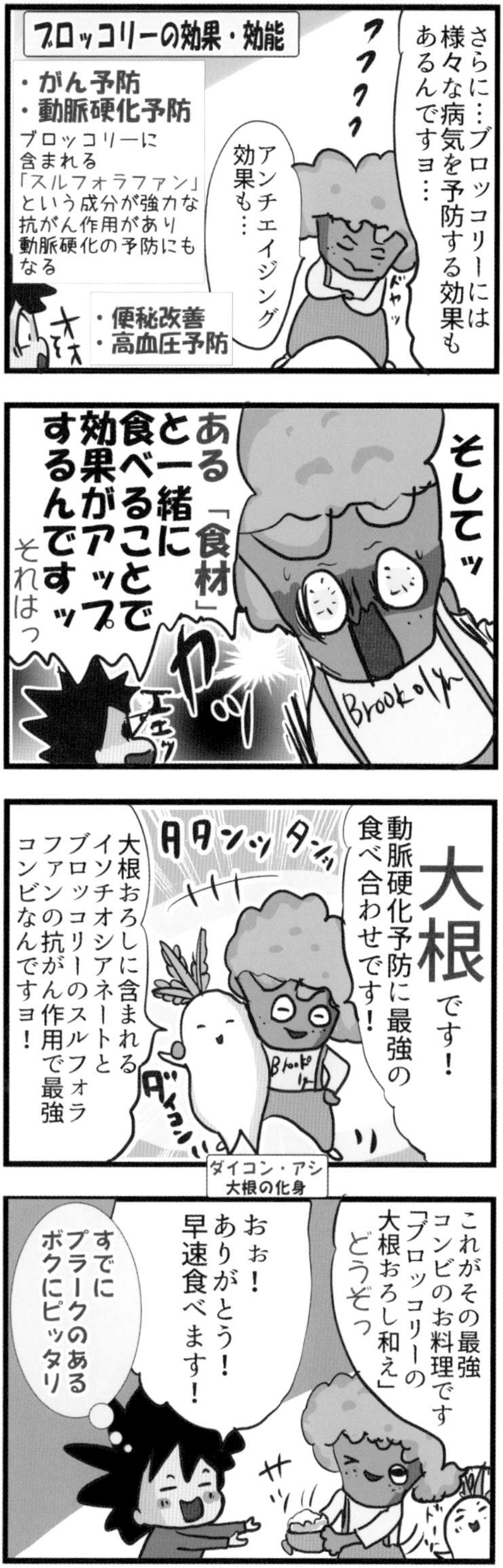
さらに…ブロッコリーには様々な病気を予防する効果もあるんですヨ…
フフフフ
ブロッコリーの効果・効能
・がん予防
・動脈硬化予防
ブロッコリーに含まれる「スルフォラファン」という成分が強力な抗がん作用があり動脈硬化の予防にもなる
・便秘改善
・高血圧予防
アンチエイジング効果も…
ドヤッ
そしてッ
ある「食材」と一緒に食べることで効果がアップするんですッ
それはっ
カッ
エェッ
大根です！
動脈硬化予防に最強の食べ合わせです！
タタンッタンッ
大根おろしに含まれるイソチオシアネートとブロッコリーのスルフォラファンの抗がん作用で最強コンビなんですヨ！
ダイコンッ
ダイコン・アシ
大根の化身
これがその最強コンビのお料理です「ブロッコリーの大根おろし和え」どうぞっ
おぉ！ありがとう！早速食べます！
すでにプラークのあるボクにピッタリ
サッ

STORY 04

小松菜

血糖コントロール、高血圧・貧血予防
鉄分豊富で骨も強くする小松菜パワー

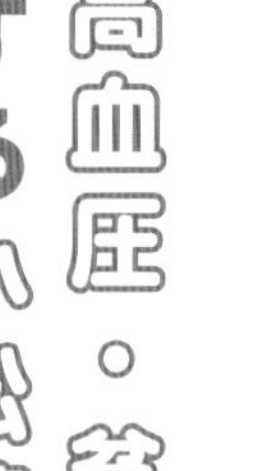

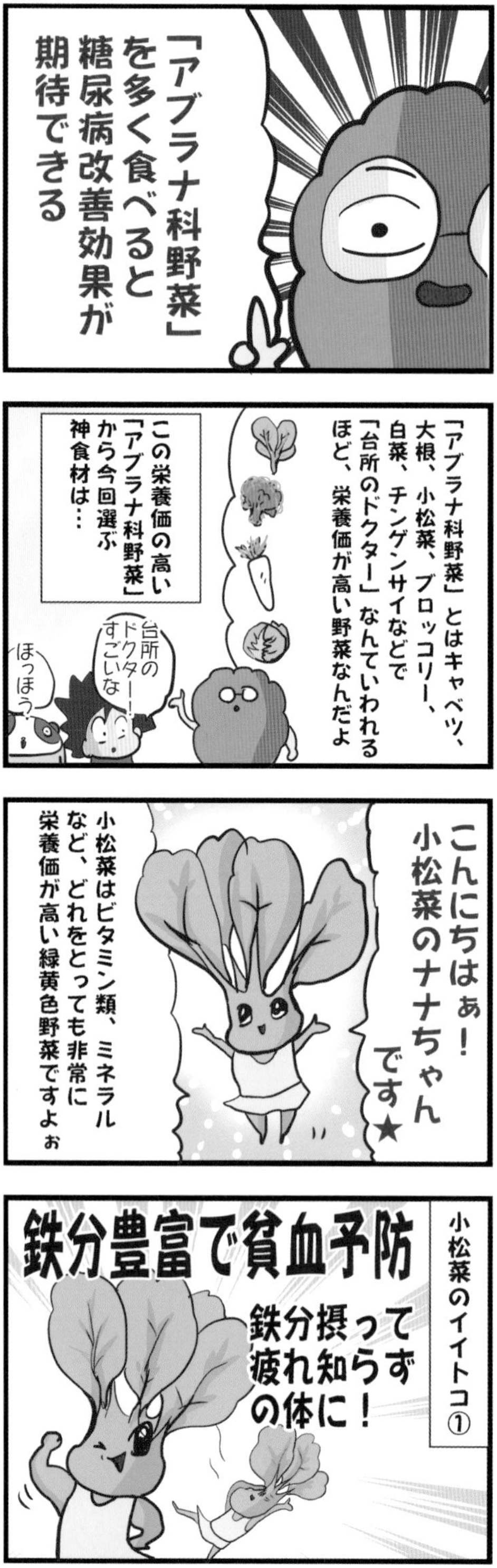

「アブラナ科野菜」を多く食べると糖尿病改善効果が期待できる
「アブラナ科野菜」とはキャベツ、大根、小松菜、ブロッコリー、白菜、チンゲンサイなどで「台所のドクター」なんていわれるほど、栄養価が高い野菜なんだよ
台所のドクターすごいな
ほっほう？
この栄養価の高い「アブラナ科野菜」から今回選ぶ神食材は…
こんにちはぁ！小松菜のナナちゃんです★
小松菜はビタミン類、ミネラルなど、どれをとっても非常に栄養価が高い緑黄色野菜ですよぉ
小松菜のイイトコ①
鉄分豊富で貧血予防
鉄分摂って疲れ知らずの体に！

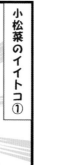

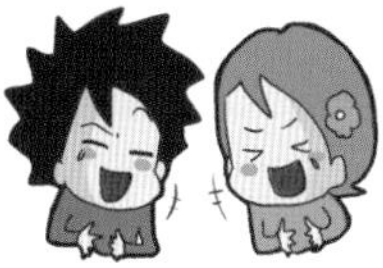

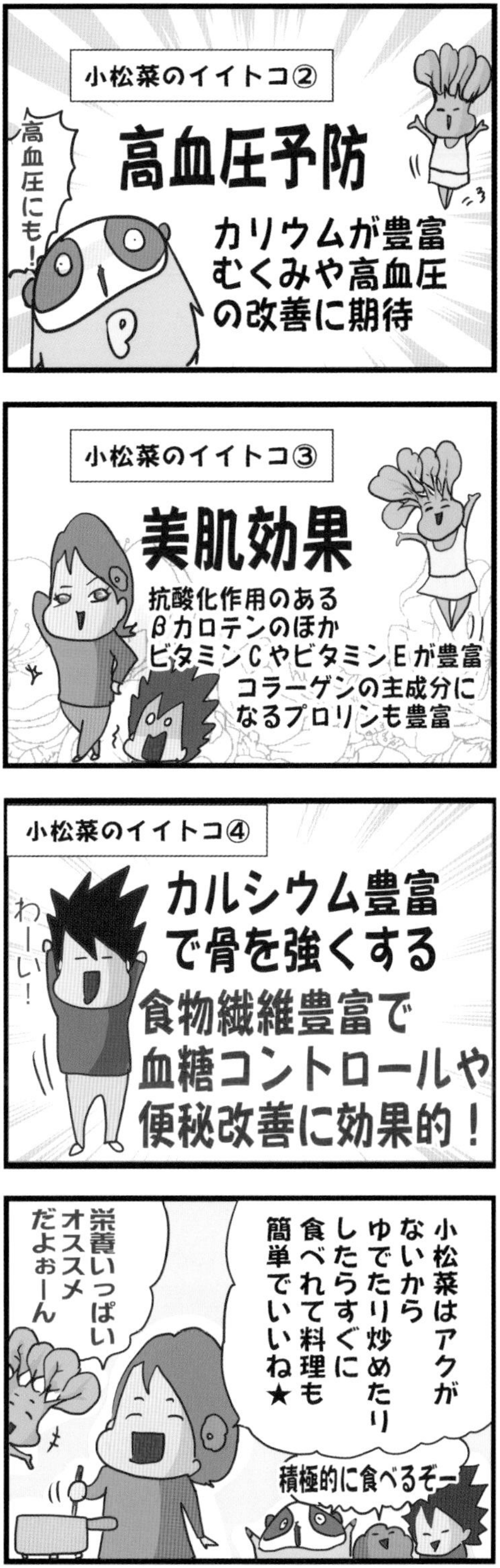
小松菜のイイトコ②
高血圧予防
カリウムが豊富
むくみや高血圧
の改善に期待
高血圧にも!
小松菜のイイトコ③
美肌効果
抗酸化作用のある
βカロテンのほか
ビタミンCやビタミンEが豊富
コラーゲンの主成分に
なるプロリンも豊富
小松菜のイイトコ④
カルシウム豊富
で骨を強くする
食物繊維豊富で
血糖コントロールや
便秘改善に効果的!
わーい!
小松菜はアクがないからゆでたり炒めたりしたらすぐに食べれて料理も簡単でいいね★
栄養いっぱいオススメだよぉーん
積極的に食べるぞー

知っとくメモ

2018年、国立がんセンターなどの研究チームが発表した論文に「アブラナ科野菜の摂取量が多いと死亡リスクが低下する」というものがあります。アブラナ科野菜にはイソチオシアネートや抗酸化ビタミンなどが豊富に含まれるからとされます。また認知機能の改善やうつの予防効果などもあります。

色々とサプリがあるけれど、大切なのは食事から必要な栄養素を摂ること!

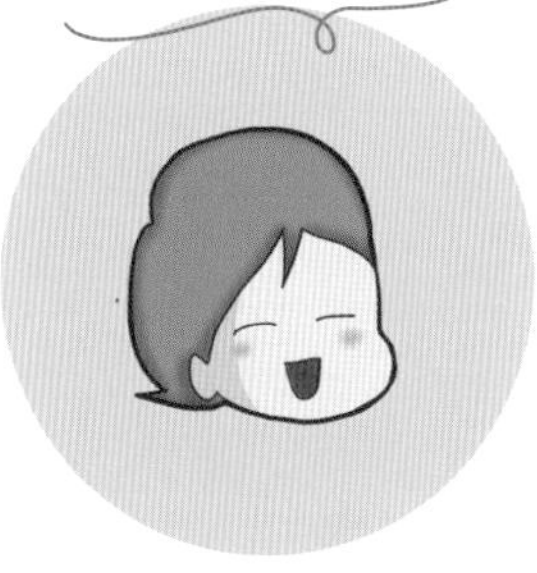

STORY 05

ほうれん草

冬は栄養価が数倍に！ 糖尿病リスクも下げる神食材

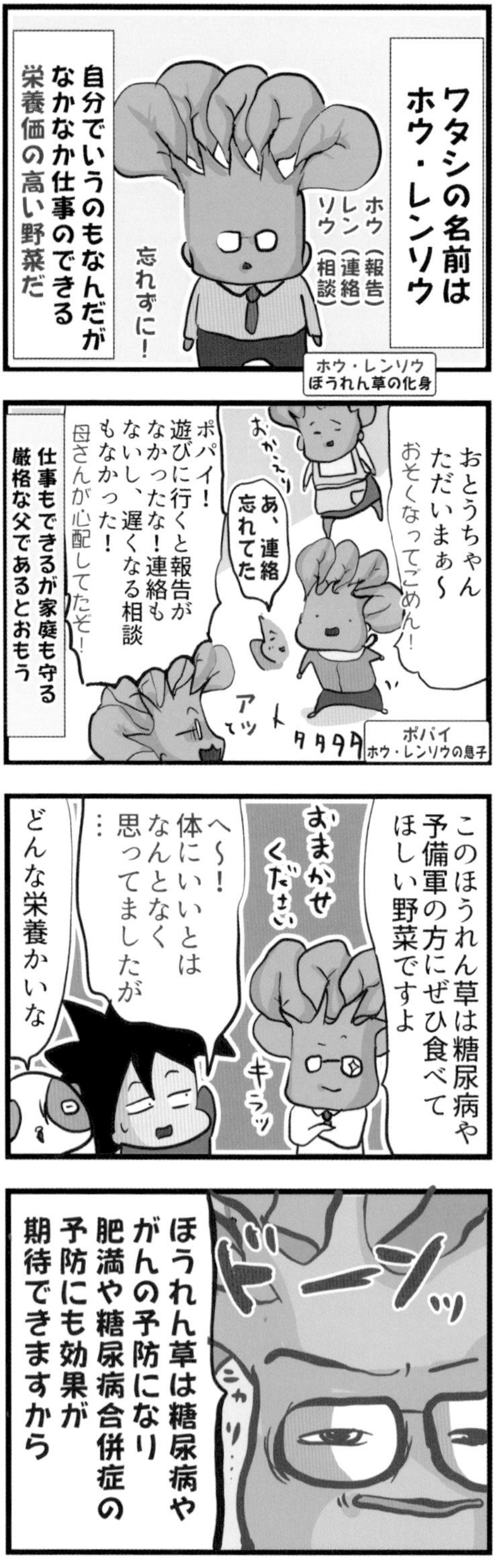

ワタシの名前は ホウ・レンソウ
ホウ（報告） レン（連絡） ソウ（相談）
忘れずに！
自分でいうのもなんだが なかなか仕事のできる 栄養価の高い野菜だ
ホウ・レンソウ ほうれん草の化身
おとうちゃん ただいまぁ〜 おそくなってごめん！
おかえり
あ、連絡忘れてた
ポパイ！ 遊びに行くと報告がなかったな！連絡もないし、遅くなる相談もなかった！ 母さんが心配してたぞ！
アテッ
タタタタ
ポパイ ホウ・レンソウの息子
仕事もできるが家庭も守る 厳格な父であるとおもう
このほうれん草は糖尿病や予備軍の方にぜひ食べてほしい野菜ですよ
おまかせください
キラッ
へ〜！ 体にいいとは なんとなく 思ってましたが ……
どんな栄養かいな
ドーンッ
ニヤリ
ほうれん草は糖尿病や がんの予防になり 肥満や糖尿病合併症の 予防にも効果が 期待できますから

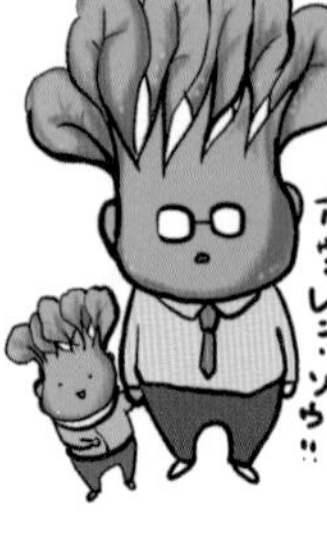

ホウ・レン・ソウ!!

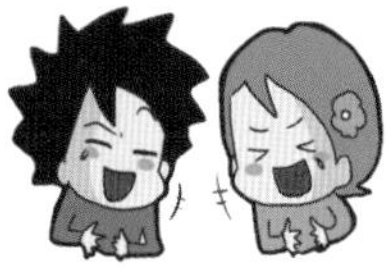

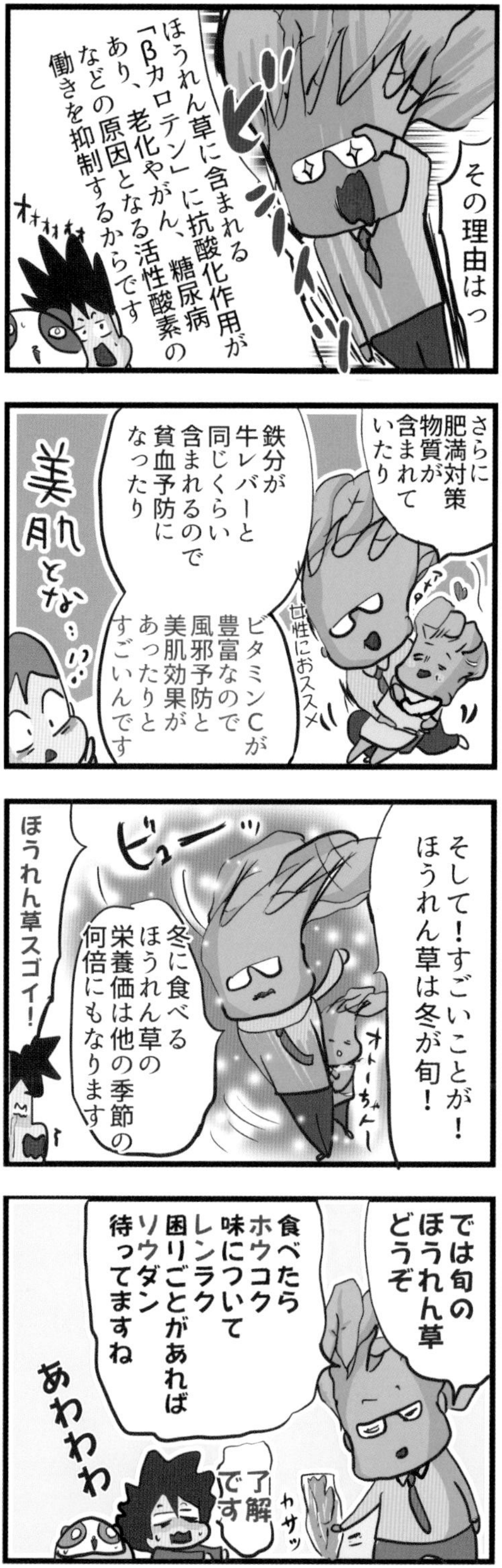
その理由はっ
ほうれん草に含まれる「βカロテン」に抗酸化作用があり、老化やがん、糖尿病などの原因となる活性酸素の働きを抑制するからです
さらに肥満対策物質が含まれていたり
鉄分が牛レバーと同じくらい含まれるので貧血予防になったり
女性におススメ
ビタミンCが豊富なので風邪予防と美肌効果があったりとすごいんです
美肌とな…!!
そして！すごいことが！ほうれん草は冬が旬！
ビューーッ
冬に食べるほうれん草の栄養価は他の季節の何倍にもなります
オトーちゃーん
ほうれん草スゴイ！
では旬のほうれん草どうぞ
食べたらホウコク味についてレンラク困りごとがあればソウダン待ってますね
了解です
カサッ
あわわわ

知っとくメモ

ほうれん草に含まれる「チラコイド」という天然成分は食物の消化、吸収を遅くし、食欲を抑えてくれることがわかっています。また、葉酸やビタミンB6は心血管疾患のリスクを下げることが研究でわかっています。ほかにも「ハテイン」は白内障や加齢黄斑変性を予防してくれます。

冬が旬のほうれん草の風邪予防にもなるよ！

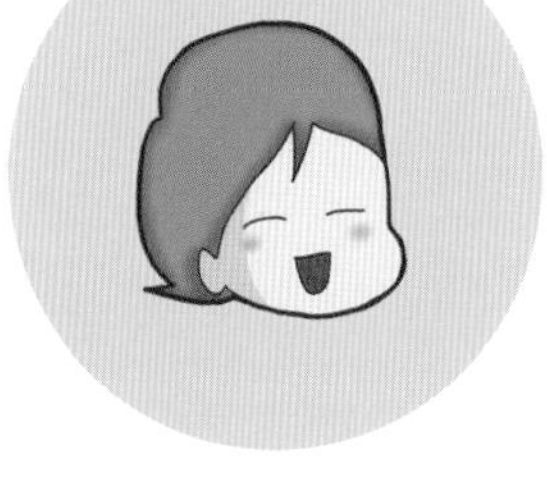

STORY 06

オクラ

「ネバネバしてんじゃねーよ！」地味なアイツは高血糖対策の救世主

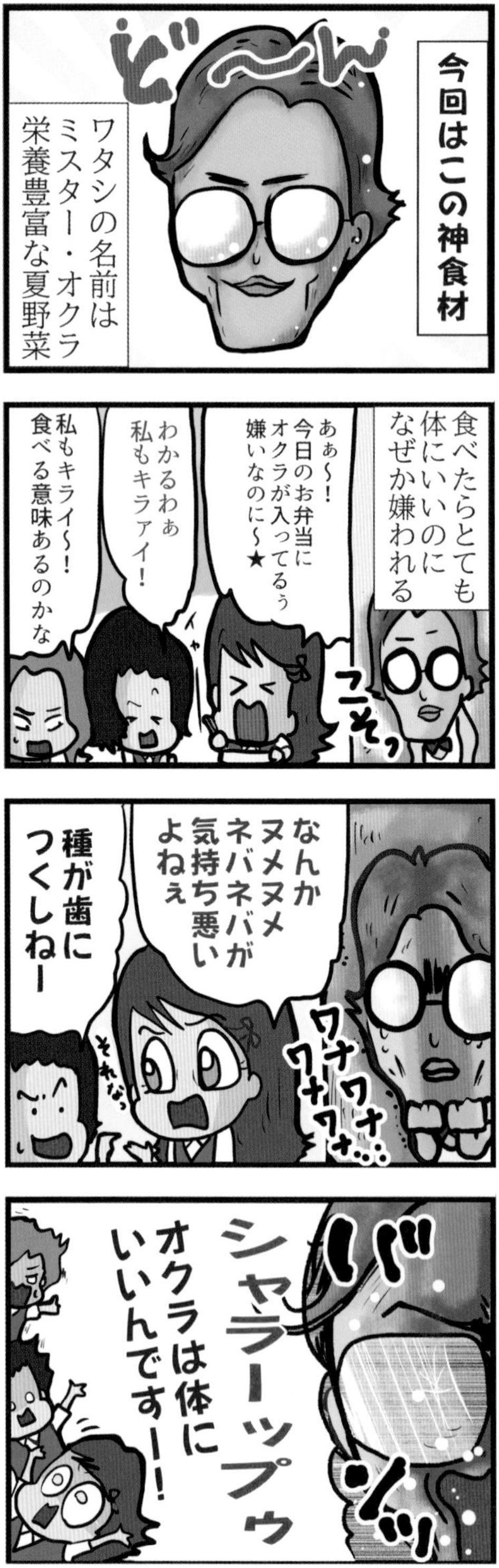
どど～ん
今回はこの神食材
ワタシの名前はミスター・オクラ栄養豊富な夏野菜
食べたらとても体にいいのになぜか嫌われる
こそっ
あぁ～！今日のお弁当にオクラが入ってるぅ嫌いなのに～★
イャ
わかるわぁ私もキラァイ！
私もキライ～！食べる意味あるのかな
なんかヌメヌメネバネバが気持ち悪いよねぇ
ワナワナワナワナ…
それなっ
種が歯につくしねー
バ
ンッ
シャラーップゥ
オクラは体にいいんですーー！

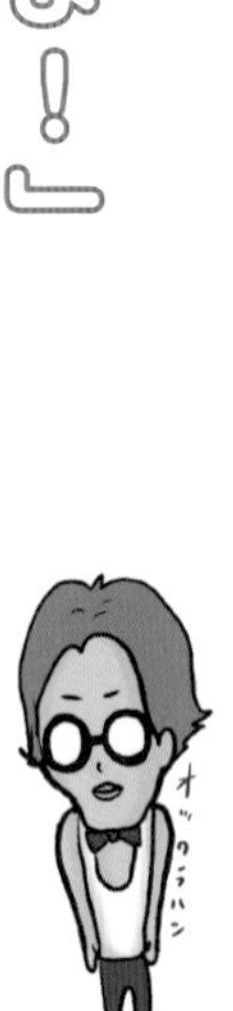

第4章
血糖コントロールに効く神食材！

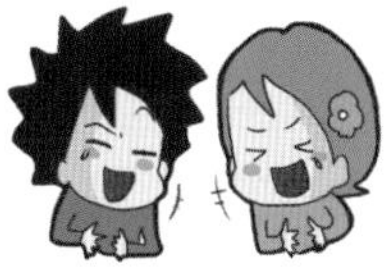

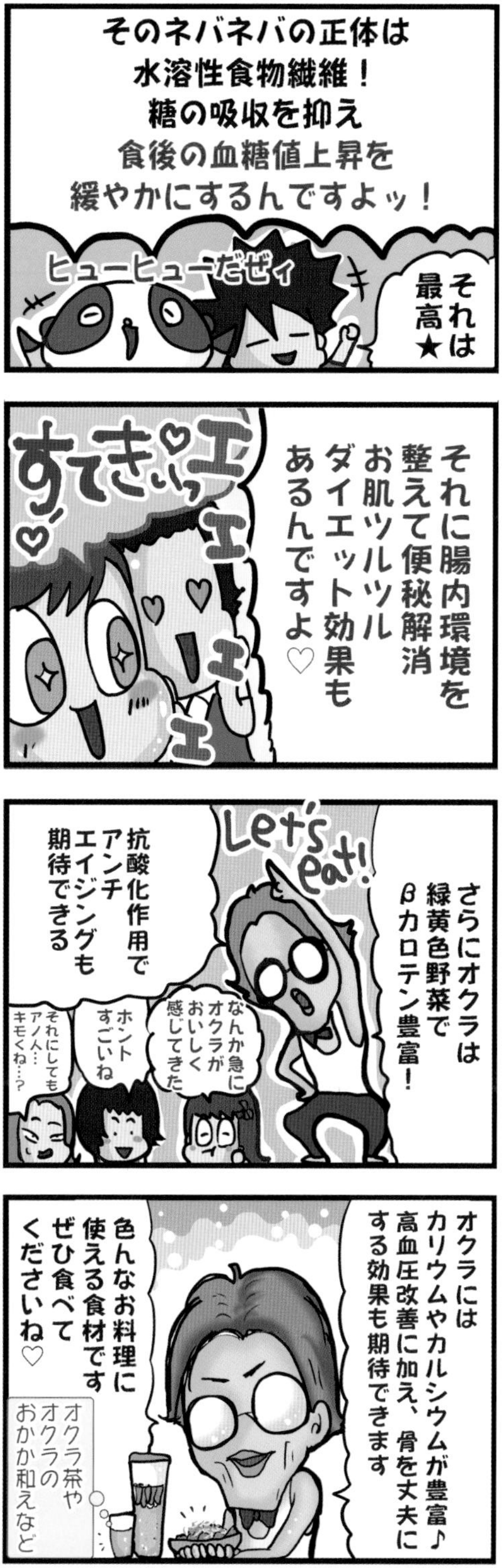
そのネバネバの正体は
水溶性食物繊維！
糖の吸収を抑え
食後の血糖値上昇を
緩やかにするんですよッ！
ヒューヒューだぜィ
それは最高★
それに腸内環境を整えて便秘解消お肌ツルツルダイエット効果もあるんですよ♡
すてきぃっ♡♡
エェェェ
さらにオクラは緑黄色野菜でβカロテン豊富！
Let's eat!
抗酸化作用でアンチエイジングも期待できる
なんか急にオクラがおいしく感じてきた
ホントすごいね
それにしてもアノ人…キモくね…？
オクラにはカリウムやカルシウムが豊富♪高血圧改善に加え、骨を丈夫にする効果も期待できます
色んなお料理に使える食材ですぜひ食べてくださいね♡
オクラ茶やオクラのおかか和えなど

マルコのレシピ

オクラ茶のつくり方

①お茶ポットに水だし用の緑茶を2パック入れる。
②オクラ10本の根本を切りお茶ポットの中へ。
③水を1リットル加え冷蔵庫に入れて8時間待てばオクラ茶の完成！

つくったオクラ茶はその日に飲み切ってね！

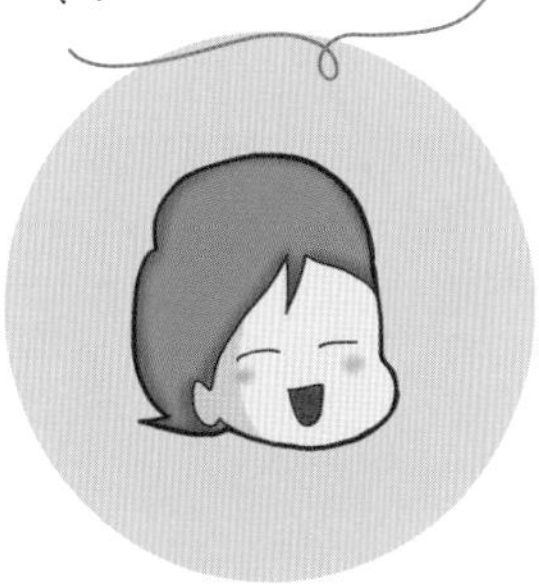

STORY 07

玉ねぎ 涙が出るほど効果抜群！ 血液サラサラ、ダイエット効果の神食材

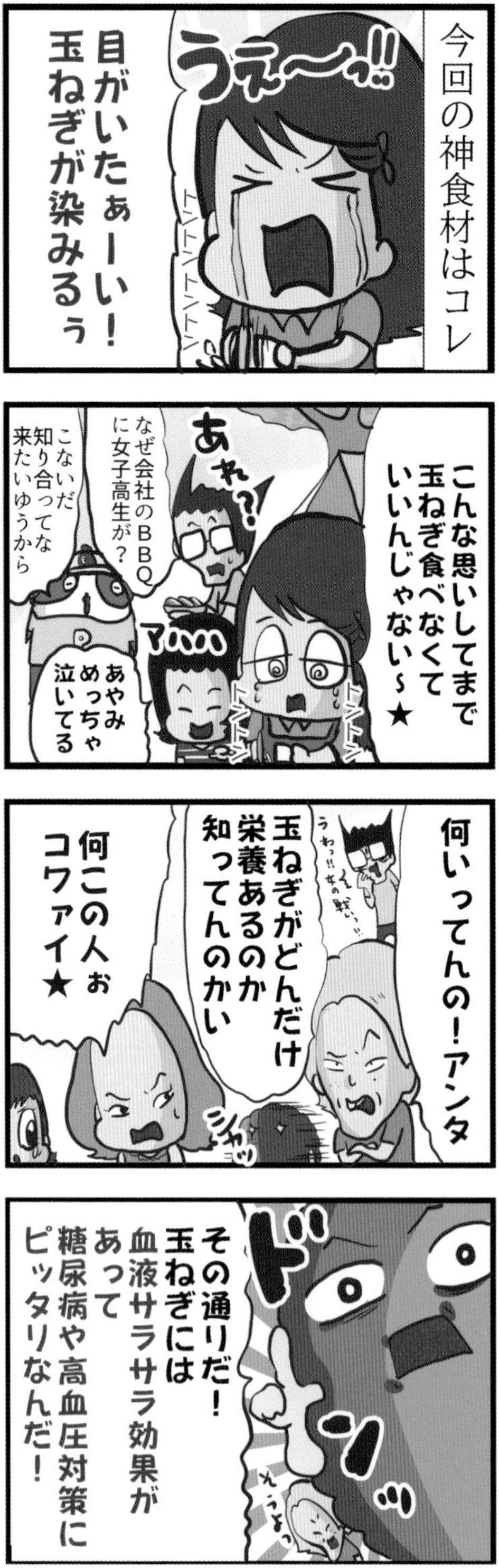
今回の神食材はコレ
うぇ〜っ!!
トントントントン
目がいたぁーい！玉ねぎが染みるぅ
こんな思いしてまで玉ねぎ食べなくていいんじゃない〜★
あれ？
なぜ会社のBBQに女子高生が？
こないだ知り合ってな来たいゆうから
アハハハ
あやみめっちゃ泣いてる
トントン
何いってんの！アンタ
玉ねぎがどんだけ栄養あるのか知ってんのかい
うわっ!! 女の戦いっ!!
何この人ぉ コワァイ★
シャッ
ドーン
その通りだ！玉ねぎには血液サラサラ効果があって糖尿病や高血圧対策にピッタリなんだ！
そうよっ

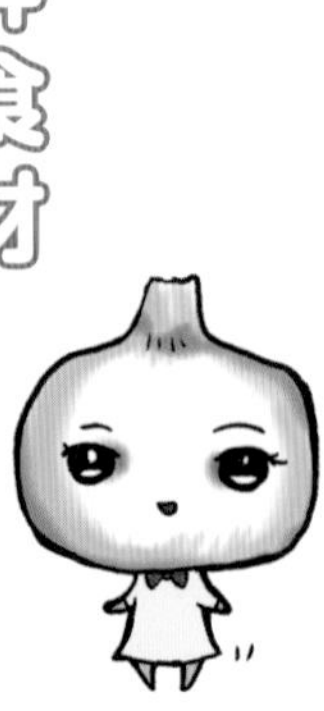

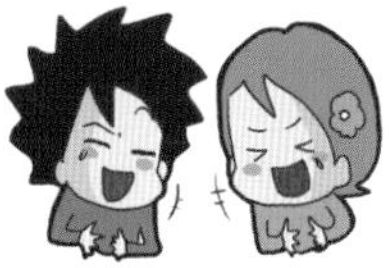

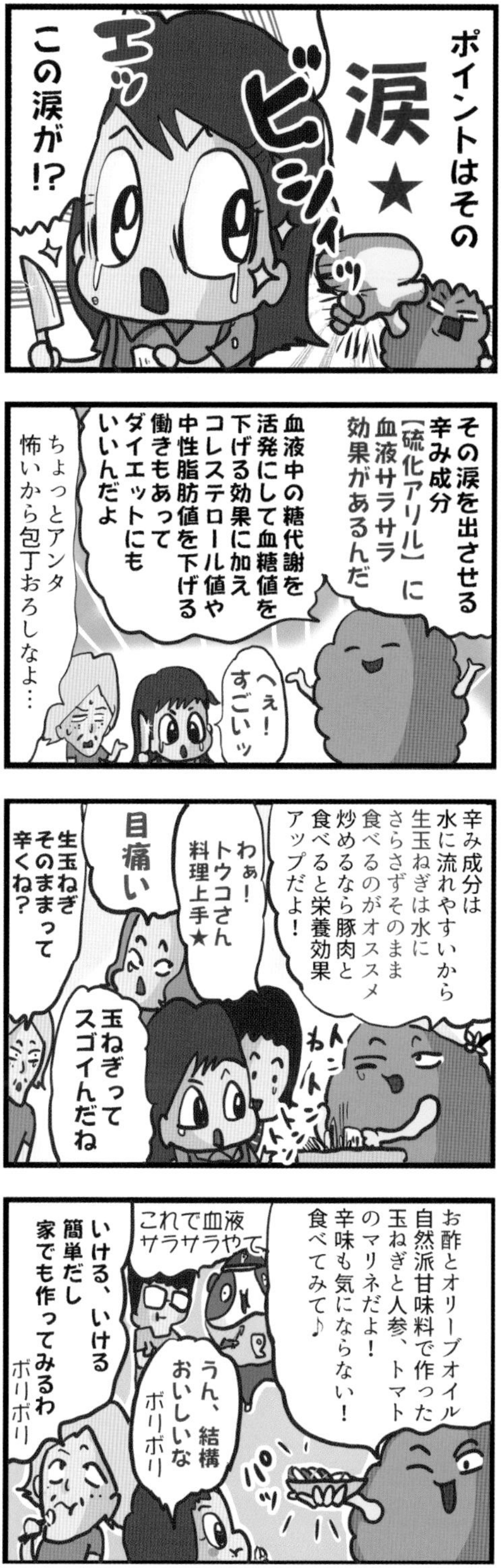
ポイントはその
涙★
ビシィィッ
エッ
この涙が!?
その涙を出させる辛み成分【硫化アリル】に血液サラサラ効果があるんだ
血液中の糖代謝を活発にして血糖値を下げる効果に加えコレステロール値や中性脂肪値を下げる働きもあってダイエットにもいいんだよ
へぇ！すごいッ
ちょっとアンタ怖いから包丁おろしなよ…
辛み成分は水に流れやすいから生玉ねぎは水にさらさずそのまま食べるのがオススメ炒めるなら豚肉と食べると栄養効果アップだよ！
わぁ！トウコさん料理上手★
目痛い
生玉ねぎそのままって辛くね？
玉ねぎってスゴイんだね
お酢とオリーブオイル自然派甘味料で作った玉ねぎと人参、トマトのマリネだよ！辛味も気にならない！食べてみて♪
これで血液サラサラやで
うん、結構おいしいな
ボリボリ
いける、いける簡単だし家でも作ってみるわ
ボリボリ
パッ

知っとくメモ

玉ねぎにはイソアリインという成分も含まれています。これは血栓を抑制し、血液をサラサラにしてくれます。また加熱することによって、トリスルフィド類など別の物質に変わり、それらが心筋梗塞などの原因となる中性脂肪や悪玉コレステロールを減らしてくれます。

玉ねぎは生でも熱を加えても、どちらも生活習慣病予防に効果があるから欠かせないよ！

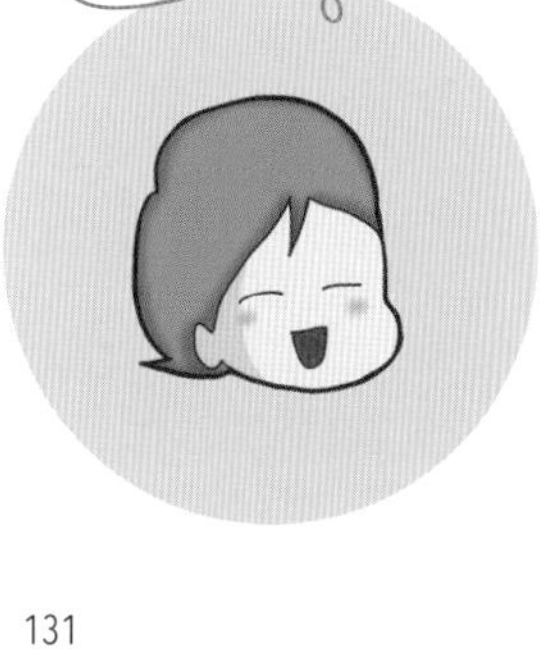

STORY 08

生姜 食べる薬で体を温めて血流アップ！ 高血糖予防やダイエットにもなる神食材

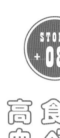

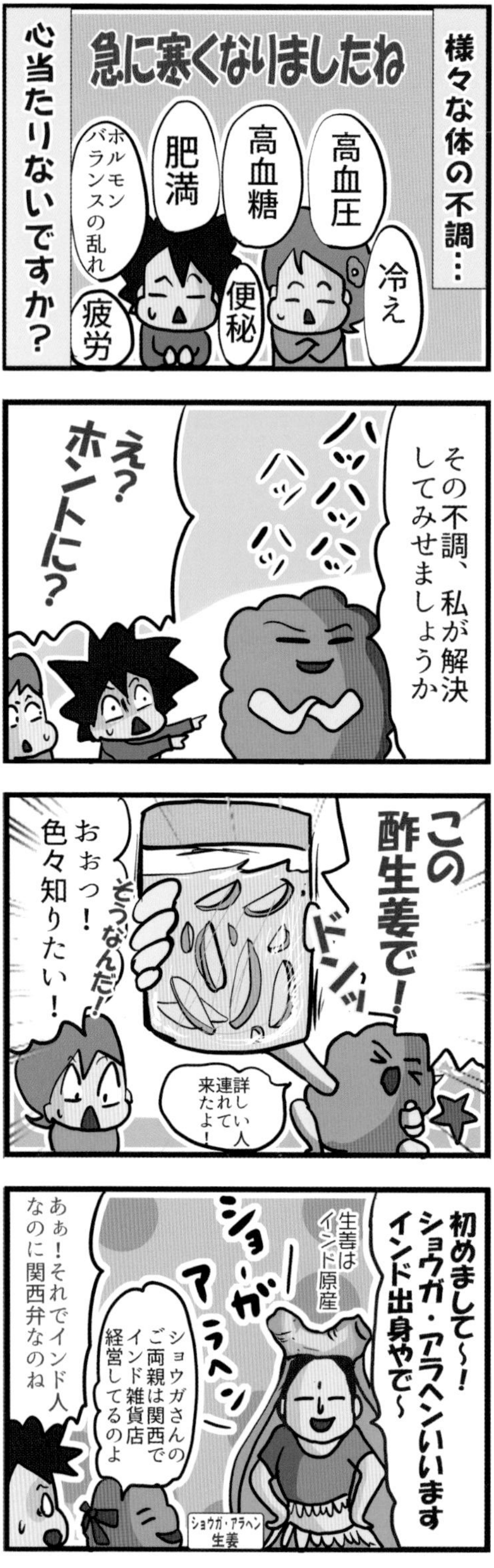

様々な体の不調・・・
急に寒くなりましたね
冷え
高血圧
高血糖
便秘
肥満
ホルモンバランスの乱れ
疲労
心当たりないですか？
その不調、私が解決してみせましょうか
ハッハッハッ ハッハッ
え？ホントに？
この酢生姜で！
ドンッ
詳しい人連れて来たよ！
そうなんだ！
おおっ！色々知りたい！
初めまして〜！ショウガ・アラヘンいいます インド出身やで〜
生姜はインド原産
ショーガー アラヘンー
ショウガさんのご両親は関西でインド雑貨店経営してるのよ
あぁ！それでインド人なのに関西弁なのね
ショウガ・アラヘン 生姜

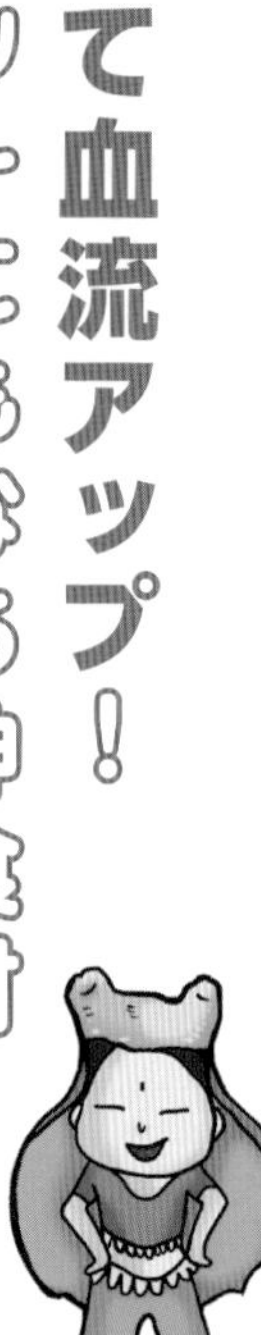

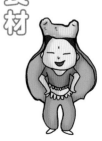

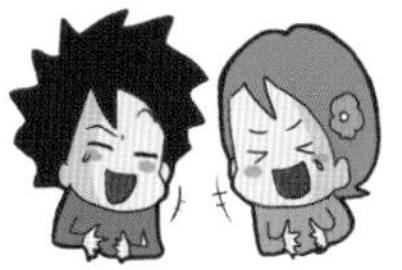

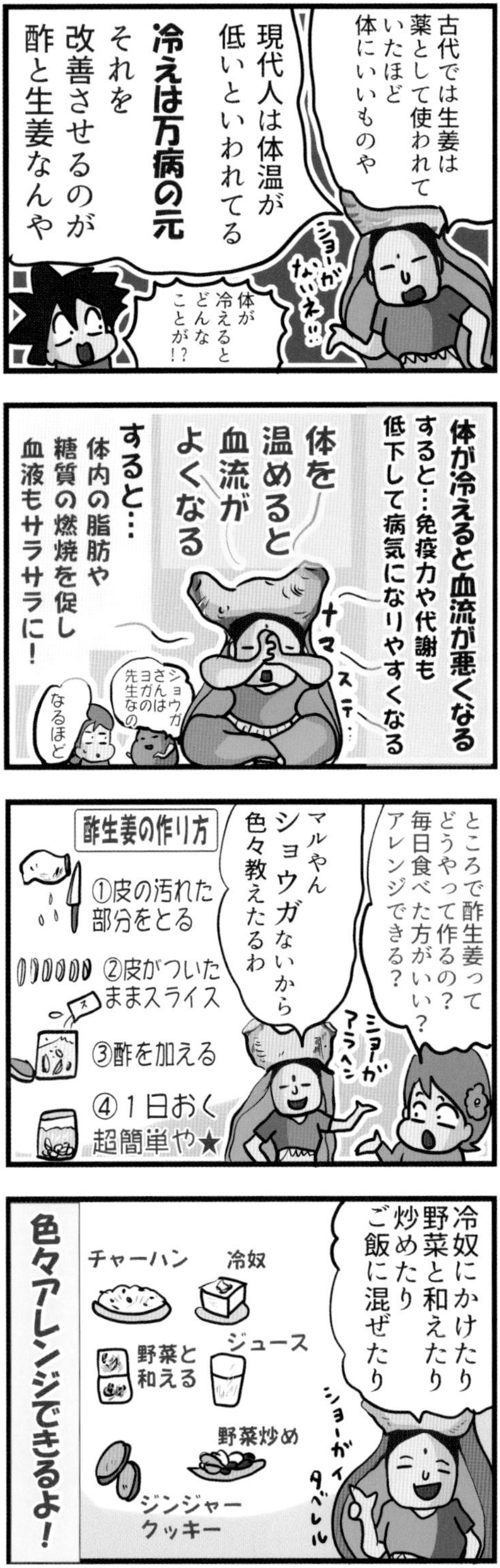
古代では生姜は薬として使われていたほど体にいいものや
ショーがないね!!
現代人は体温が低いといわれてる
冷えは万病の元
それを改善させるのが酢と生姜なんや
体が冷えるとどんなことが!?
体が冷えると血流が悪くなる
すると…免疫力や代謝も低下して病気になりやすくなる
体を温めると血流がよくなる
すると…体内の脂肪や糖質の燃焼を促し血液もサラサラに！
ナマステ…
ショウガさんはヨガの先生なの
なるほど
ところで酢生姜ってどうやって作るの？毎日食べた方がいい？アレンジできる？
マルやんショウガないから色々教えたるわ
ショーがアラヘン
酢生姜の作り方
①皮の汚れた部分をとる
②皮がついたままスライス
③酢を加える
④1日おく
超簡単や★
冷奴にかけたり野菜と和えたり炒めたりご飯に混ぜたり
ショーガイタベレル
色々アレンジできるよ！
チャーハン
冷奴
野菜と和える
ジュース
野菜炒め
ジンジャークッキー

知っとくメモ

酢の主成分である酢酸は、体内で代謝されてアデノシンという物質になり、それによって血管が拡張され、血圧が下がります。また酢酸には、胃から腸へと食物が送られる速さを遅くする効果があるため、食後の血糖値の上昇を抑制できるうえ、内臓脂肪も減らす効果があります。

生姜と酢のW効果だね!! うちは味噌汁に入れてるよ

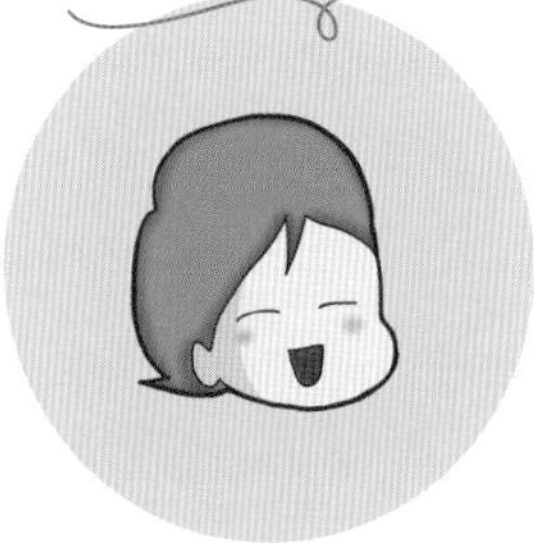

STORY 09

ニンニク

体も心も元気に！ 高血糖予防やがん予防にもなる神食材

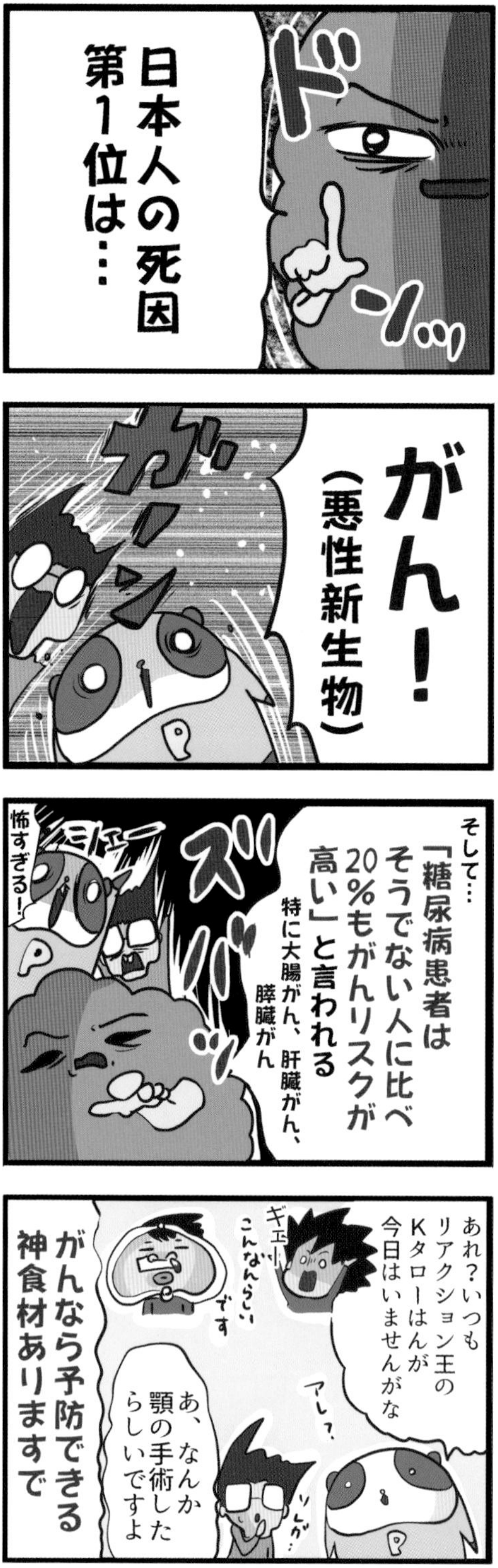

ドーンッ
日本人の死因第1位は…
ガーン
がん！（悪性新生物）
ズバッ
そして…「糖尿病患者はそうでない人に比べ20%もがんリスクが高い」と言われる
特に大腸がん、肝臓がん、膵臓がん
怖すぎる！
あれ？いつもリアクション王のKタローはんが今日はいませんがな
ギェー
こんなんらしいです
アレ？
あ、なんか顎の手術したらしいですよ
ソレガ…
がんなら予防できる神食材ありますで

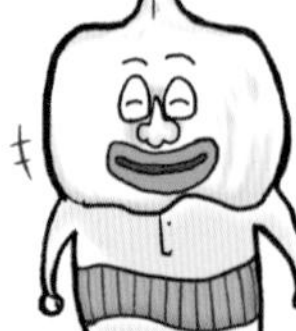

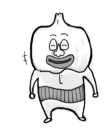

第4章

血糖コントロールに効く神食材！

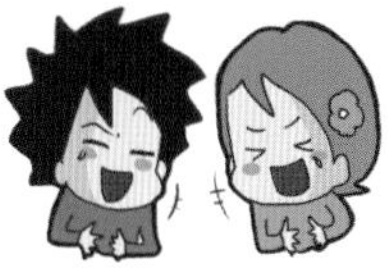

知っとくメモ

ニンニクには、硫黄性化合物のアリシンが含まれています。これはビタミンB1と結合して強い糖代謝物質を生み出し、インスリンのもつ糖に対する作用を高めます。またビタミンB6と結合して膵臓を活性化するので、インスリンの分泌を増加させる働きがあります。

ニンニクには強い抗菌作用があるけど、食べ過ぎると腸内細菌を殺しちゃうから要注意だよ！

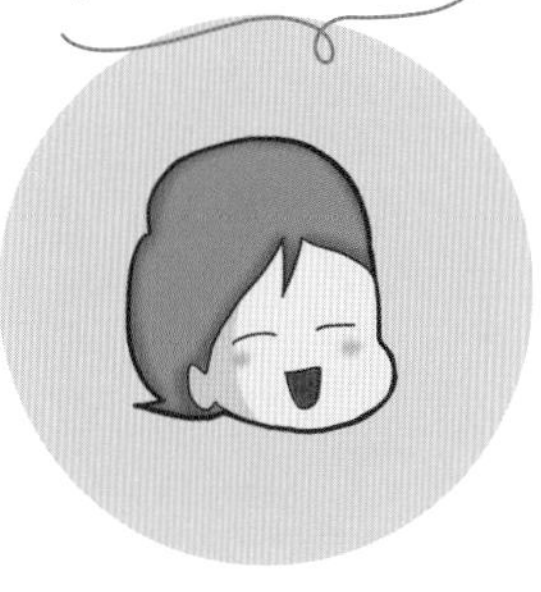

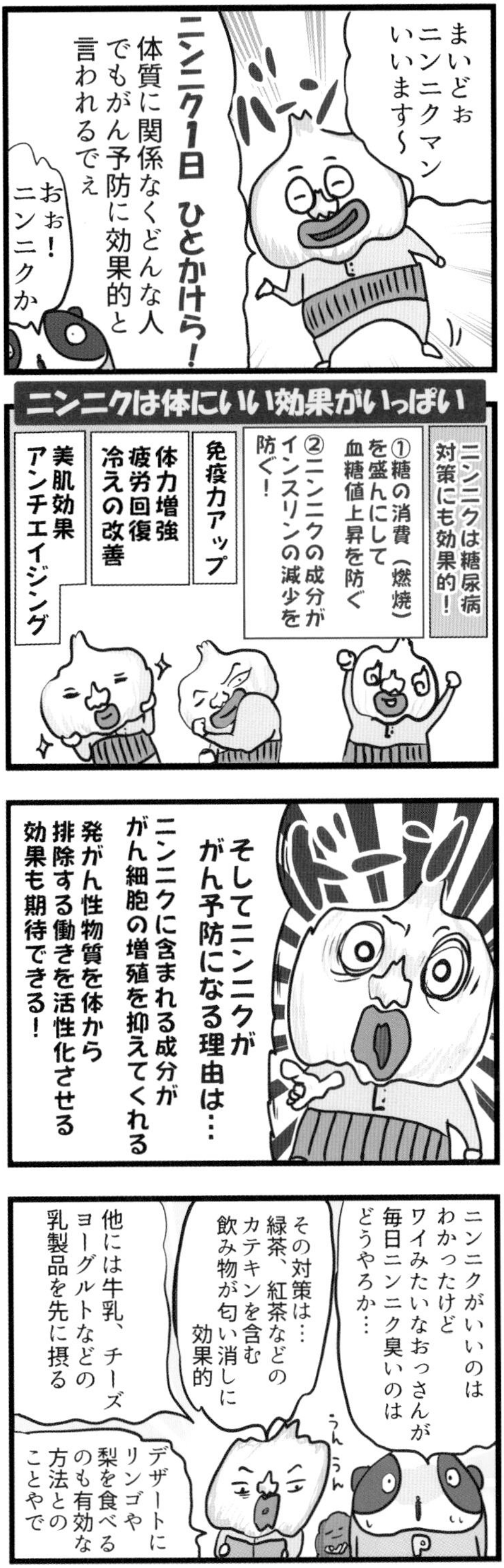
まいどぉ ニンニクマン いいます〜
ニンニク1日 ひとかけら！
体質に関係なくどんな人でもがん予防に効果的と言われるでぇ
おぉ！ニンニクか
ニンニクは体にいい効果がいっぱい
ニンニクは糖尿病対策にも効果的！
①糖の消費（燃焼）を盛んにして血糖値上昇を防ぐ
②ニンニクの成分がインスリンの減少を防ぐ！
免疫力アップ
体力増強 疲労回復 冷えの改善
美肌効果 アンチエイジング
そしてニンニクががん予防になる理由は…
ニンニクに含まれる成分ががん細胞の増殖を抑えてくれる発がん性物質を体から排除する働きを活性化させる効果も期待できる！
ニンニクがいいのはわかったけどワイみたいなおっさんが毎日ニンニク臭いのはどうやろか…
その対策は…緑茶、紅茶などのカテキンを含む飲み物が匂い消しに効果的
他には牛乳、チーズヨーグルトなどの乳製品を先に摂る
うんうん
デザートにリンゴや梨を食べるのも有効な方法とのことやで

STORY 10

アボカド
世界一栄養のある果物で美肌・ダイエット・血糖コントロールや！

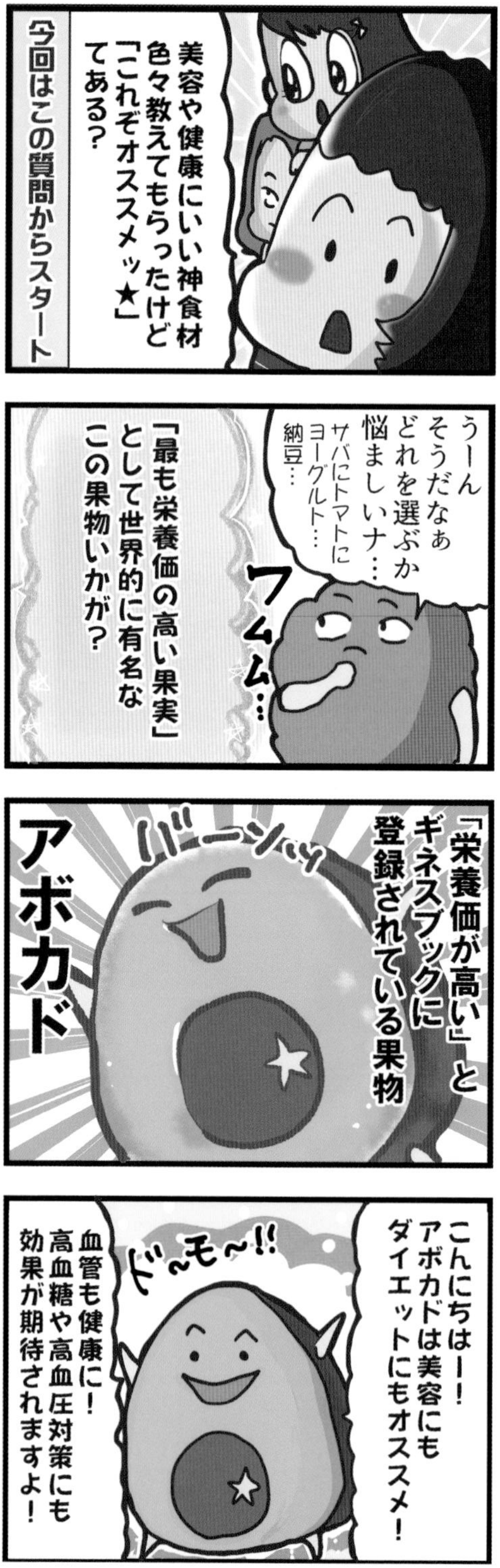
美容や健康にいい神食材
色々教えてもらったけど
「これぞオススメッ★」
てある？
今回はこの質問からスタート
うーん
そうだなぁ
どれを選ぶか
悩ましいナ…
サバにトマトに
ヨーグルト…
納豆…
フムム…
「最も栄養価の高い果実」
として世界的に有名な
この果物いかが？
「栄養価が高い」と
ギネスブックに
登録されている果物
バーンッ
アボカド
こんにちはー！
アボカドは美容にも
ダイエットにもオススメ！
ド〜モ〜!!
血管も健康に！
高血糖や高血圧対策にも
効果が期待されますよ！

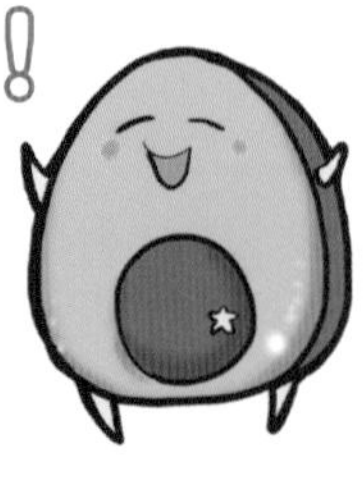

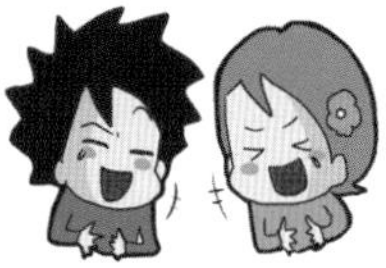

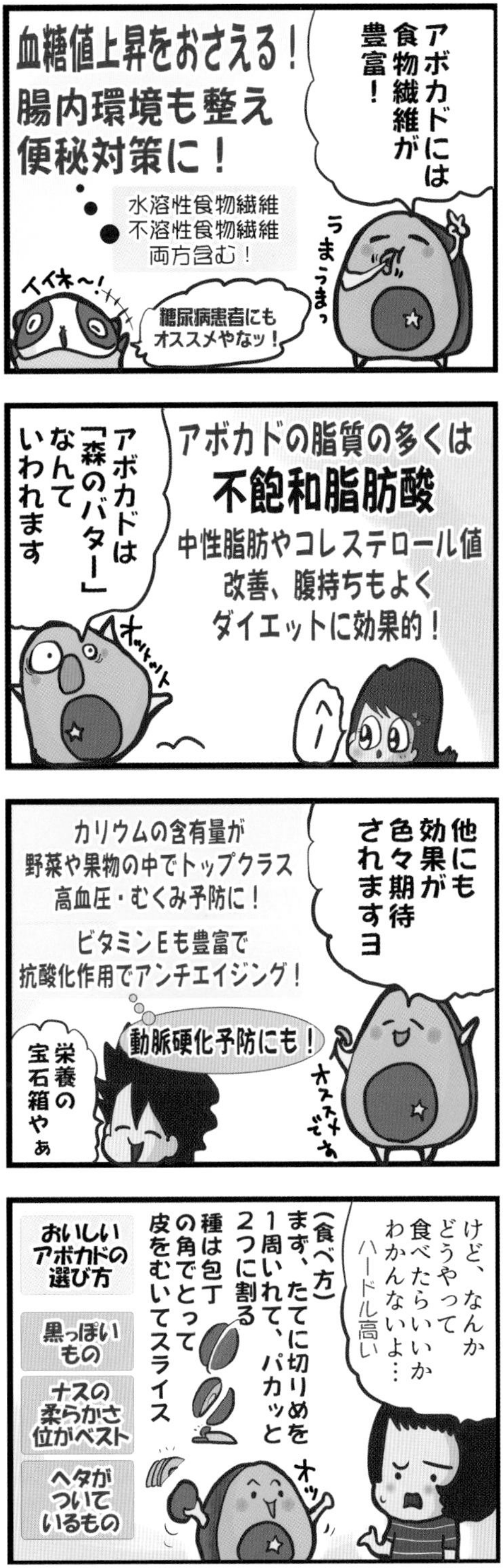
アボカドには食物繊維が豊富！
血糖値上昇をおさえる！腸内環境も整え便秘対策に！
水溶性食物繊維 不溶性食物繊維 両方含む！
うまうまっ
イイネ〜！
糖尿病患者にもオススメやなッ！
アボカドの脂質の多くは不飽和脂肪酸
中性脂肪やコレステロール値改善、腹持ちもよくダイエットに効果的！
アボカドは「森のバター」なんていわれます
オットット
へー
他にも効果が色々期待されますヨ
カリウムの含有量が野菜や果物の中でトップクラス 高血圧・むくみ予防に！
ビタミンEも豊富で抗酸化作用でアンチエイジング！
動脈硬化予防にも！
オススメです
栄養の宝石箱やぁ
けど、なんかどうやって食べたらいいかわかんないよ…
ハードル高い
（食べ方）まず、たてに切りめを1周いれて、パカッと2つに割る
種は包丁の角でとって皮をむいてスライス
オッ
おいしいアボカドの選び方
黒っぽいもの
ナスの柔らかさ位がベスト
ヘタがついているもの

知っとくメモ

アボカドに含まれる不飽和脂肪酸はオレイン酸といい、オリーブ油やごま油などと同類のもの。悪玉コレステロールを減らす効果があります。酸化した脂質は動脈硬化を引き起こしがちですが、オレイン酸は酸化しにくいうえに、酸化を防ぐビタミンEもあるので動脈硬化予防に最適です。

アボカドのビタミンEは、末梢血管を拡張して血行をよくする効果もあるよ！

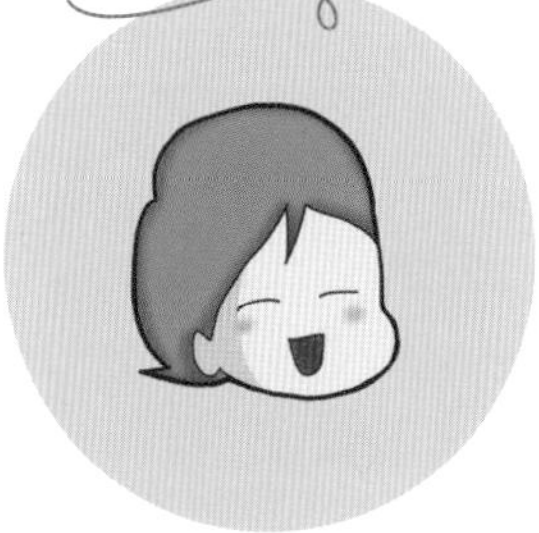

STORY 11

ゴーヤ
沖縄からやって来た夏に食べたい野菜 血糖コントロールにも期待大の神食材

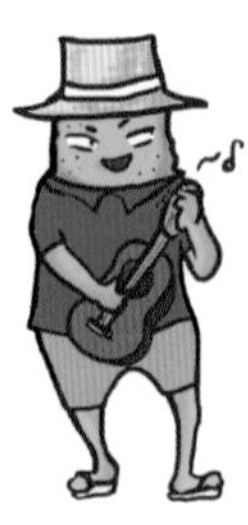

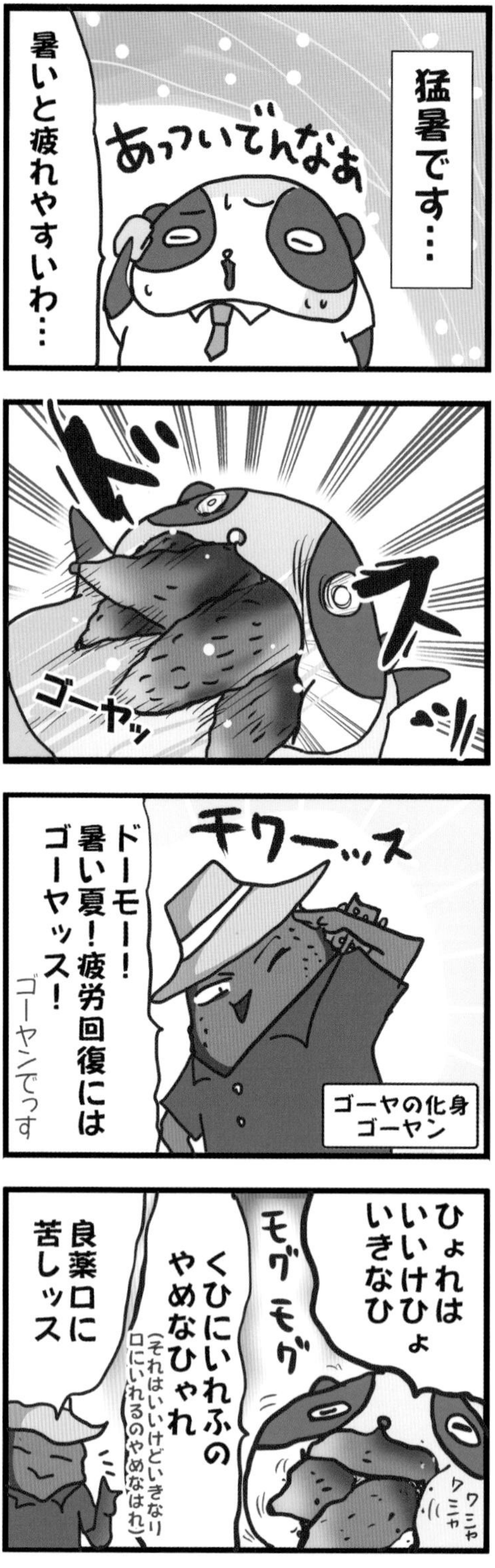
猛暑です…
あっついでんなあ
暑いと疲れやすいわ…
ドス
ゴーヤッ
チワーッス
ドーモー! 暑い夏! 疲労回復にはゴーヤッス!
ゴーヤンでっす
ゴーヤの化身 ゴーヤン
ひょれはいいけひょいきなひ
モグモグ
くひにいれふのやめなひやれ
(それはいいけどいきなり口にいれるのやめなはれ)
ワニャ
クニャ
良薬口に苦レッス

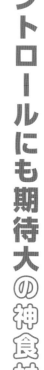

第4章
血糖コントロールに効く神食材！

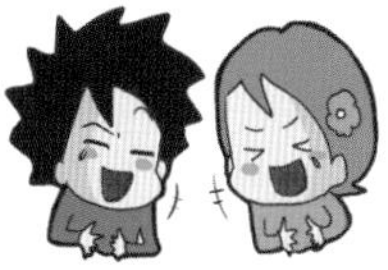

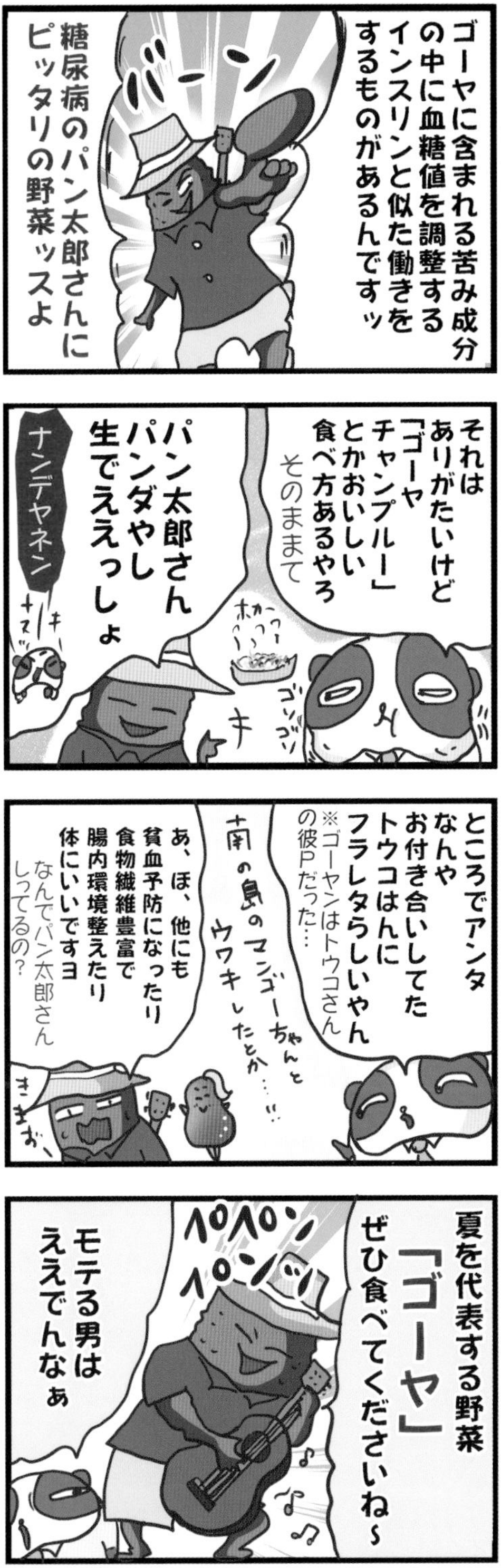

ゴーヤに含まれる苦み成分の中に血糖値を調整するインスリンと似た働きをするものがあるんですッ
糖尿病のパン太郎さんにピッタリの野菜ッスよ
それはありがたいけど「ゴーヤチャンプルー」とかおいしい食べ方あるやろ
そのままで
パン太郎さんパンダやし生でええっしょ
ナンデヤネン
ゴソゴソ
ところでアンタなんやお付き合いしてたトウコはんにフラレタらしいやん
※ゴーヤンはトウコさんの彼Pだった…
南の島のマンゴーちゃんとウワキしたとか…!!
あ、ほ、他にも貧血予防になったり食物繊維豊富で腸内環境整えたり体にいいですヨ
なんでパン太郎さんしってるの？
夏を代表する野菜「ゴーヤ」ぜひ食べてくださいね～
モテる男はええでんなぁ

知っとくメモ

ゴーヤに含まれるカランチンという物質は、インスリンと似た性質をもっているため、その効果によって血糖値が下がるのです。また中性脂肪やコレステロール値も下げるので、生活習慣病の改善には有効です。本当は生で食べるのが一番ですが、炒めてもＯＫです。ぜひ多く食べてみてください。

ゴーヤのカランチンは、内臓脂肪を減らす効果があるので、お腹ポッコリも解消できる！

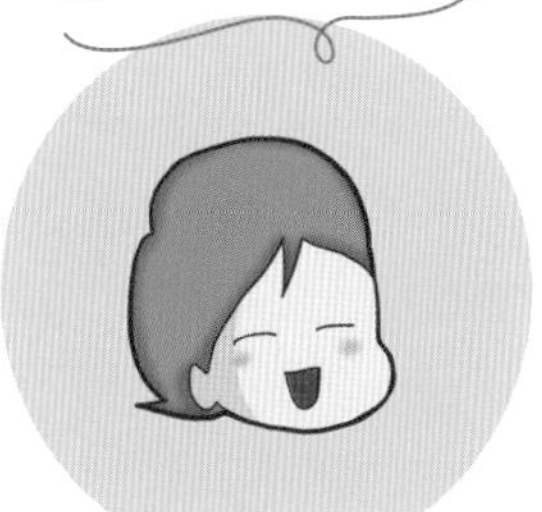

STORY 12

サバ 女子高生も熱視線!? 美容にもオススメな青魚の王様

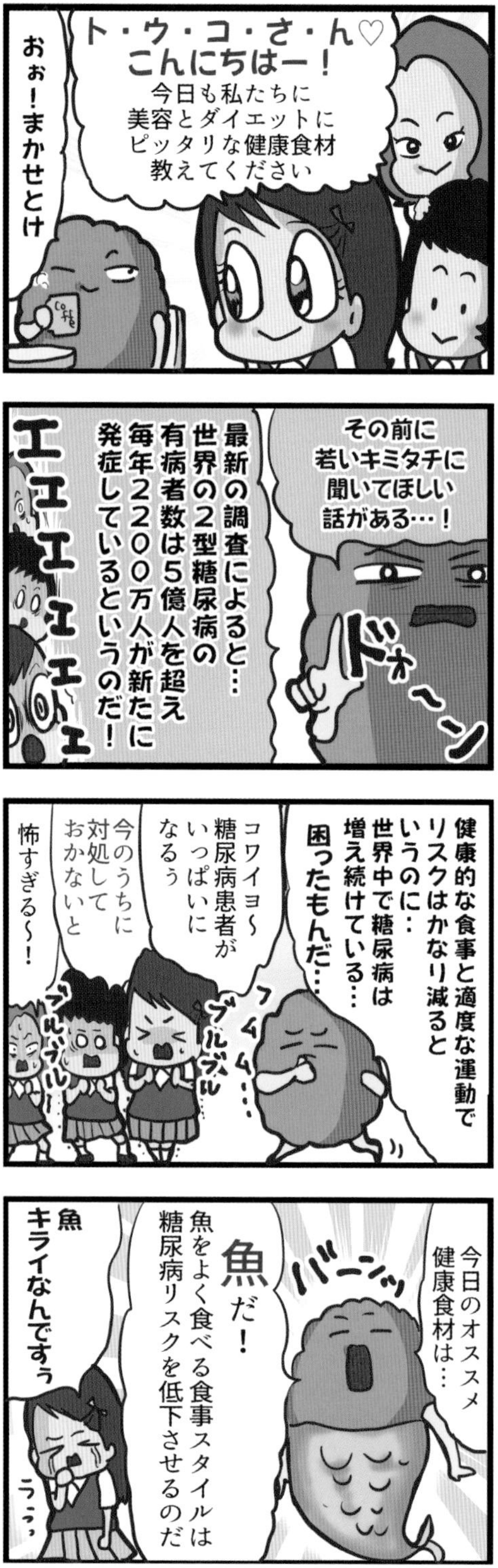
ト・ウ・コ・さ・ん♡
こんにちはー！
今日も私たちに
美容とダイエットに
ピッタリな健康食材
教えてください
おぉ！まかせとけ
その前に
若いキミタチに
聞いてほしい
話がある…！
ドォ～ン
最新の調査によると…
世界の2型糖尿病の
有病者数は5億人を超え
毎年2200万人が新たに
発症しているというのだ！
健康的な食事と適度な運動で
リスクはかなり減ると
いうのに…
世界中で糖尿病は
増え続けている…
困ったもんだ…
フムム…
ブルブル…
コワイヨ～
糖尿病患者が
いっぱいに
なるぅ
今のうちに
対処して
おかないと
怖すぎる～！
今日のオススメ
健康食材は…
バーンッ
魚だ！
魚をよく食べる食事スタイルは
糖尿病リスクを低下させるのだ
魚
キライなんですぅ
うぅぅ

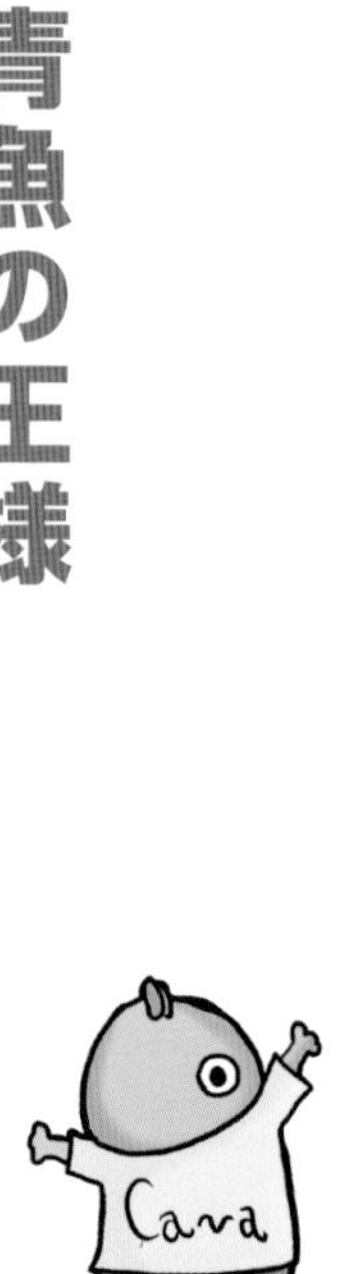

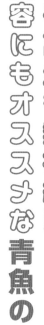

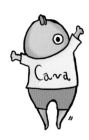

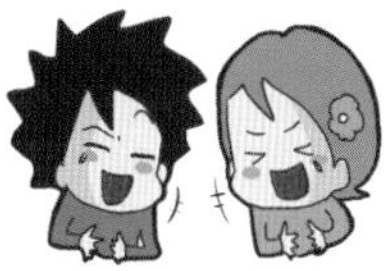

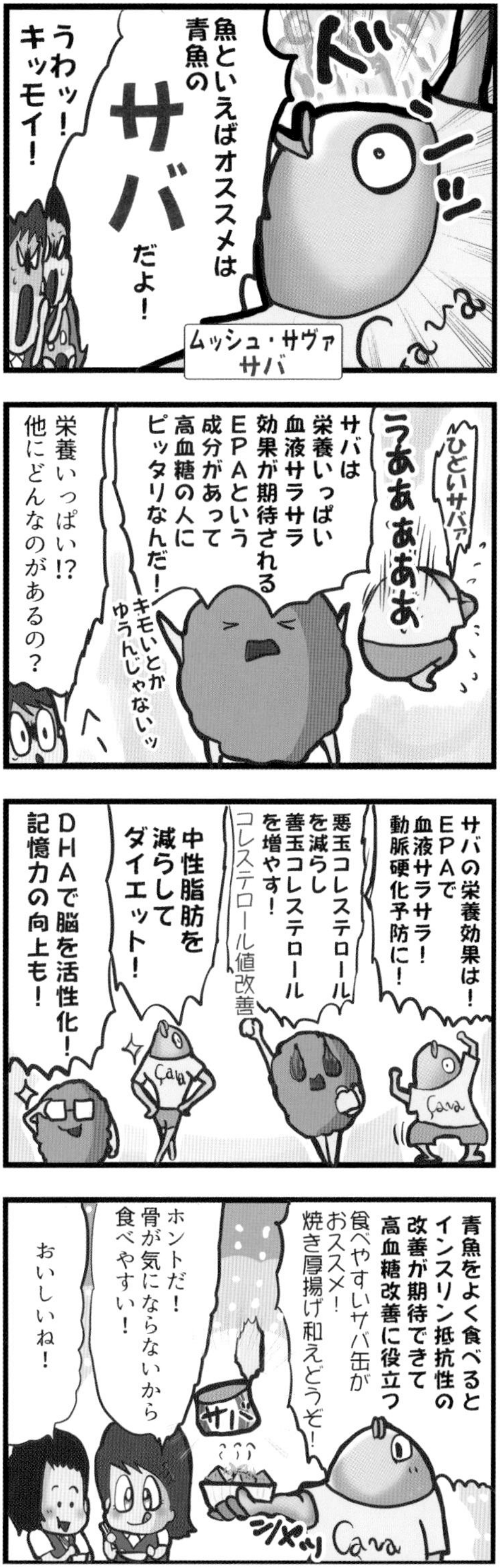
魚といえばオススメは
青魚の
サバ
だよ！
うわッ！キッモイ！
ムッシュ・サヴァ
サバ
Cava
ひどいサバァ
うあああああ
サバは栄養いっぱい血液サラサラ効果が期待されるEPAという成分があって高血糖の人にピッタリなんだ！
キモいとかゆうんじゃないッ
栄養いっぱい!? 他にどんなのがあるの？
サバの栄養効果は！
EPAで血液サラサラ！動脈硬化予防に！
悪玉コレステロールを減らし善玉コレステロールを増やす！
コレステロール値改善
中性脂肪を減らしてダイエット！
DHAで脳を活性化！記憶力の向上も！
Cava
Cava
青魚をよく食べるとインスリン抵抗性の改善が期待できて高血糖改善に役立つ
食べやすいサバ缶がおススメ！焼き厚揚げ和えどうぞ！
ホントだ！骨が気にならないから食べやすい！
おいしいね！
サバ
シャッ
Cava

生魚が苦手なら、サバ缶、イワシ缶などの缶詰は骨が気にならないので食べやすいよ

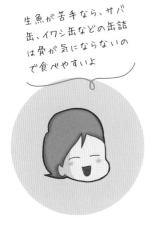

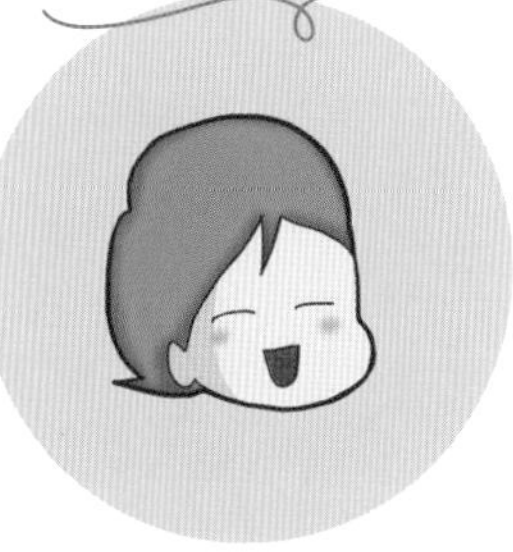

STORY 13

海藻類 やっぱり海が好き！血糖値の上昇を抑える海の宝石

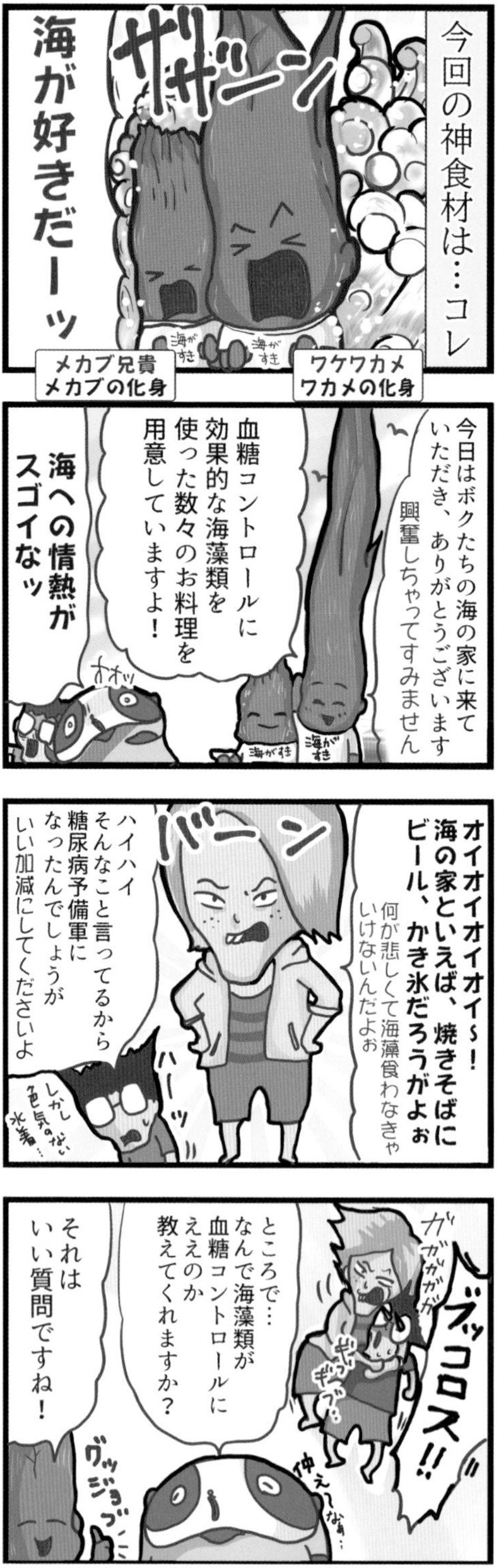
今回の神食材は…コレ
ザザーン
海が好きだーッ
海がすき
海がすき
ワケワカメ
ワカメの化身
メカブ兄貴
メカブの化身
今日はボクたちの海の家に来ていただき、ありがとうございます
興奮しちゃってすみません
血糖コントロールに効果的な海藻類を使った数々のお料理を用意していますよ！
海への情熱がスゴイなッ
オオッ
海がすき
海がすき
オイオイオイオイ～！
海の家といえば、焼きそばにビール、かき氷だろうがよぉ
何が悲しくて海藻食わなきゃいけないんだよぉ
バーン
ハイハイ
そんなこと言ってるから糖尿病予備軍になったんでしょうが
いい加減にしてくださいよ
ハーッ
しかし色気のない水着…
ブッコロス!!
ガガガガガ
ところで…なんで海藻類が血糖コントロールにええのか教えてくれますか？
それはいい質問ですね！
グッジョブ

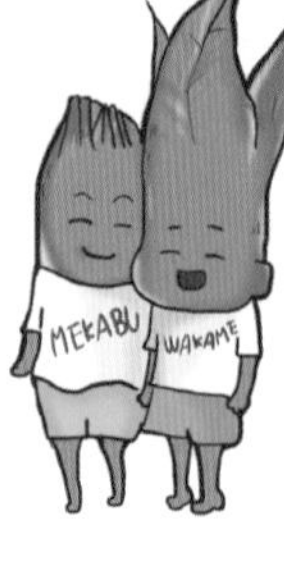
MEKABU
WAKAME

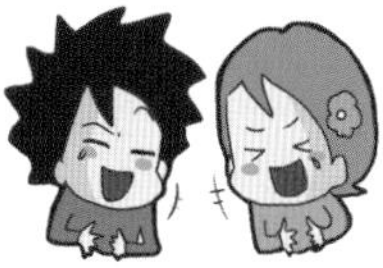

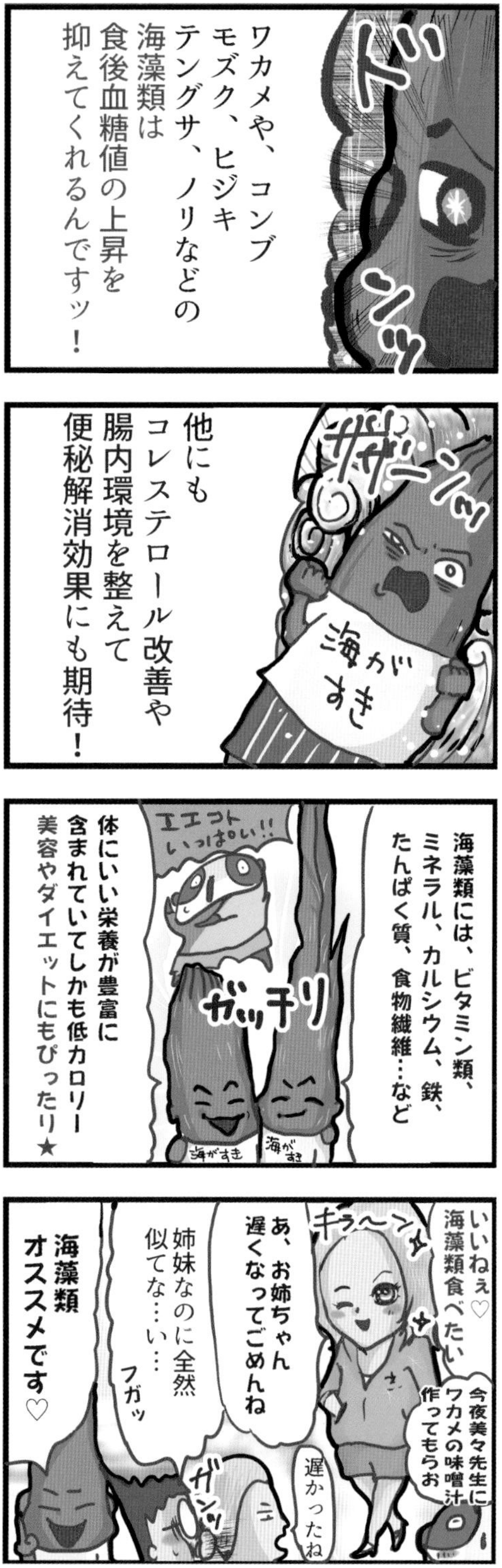
ドンッ
ワカメや、コンブ
モズク、ヒジキ
テングサ、ノリなどの
海藻類は
食後血糖値の上昇を
抑えてくれるんですッ！
ザザーンッ
他にも
コレステロール改善や
腸内環境を整えて
便秘解消効果にも期待！
海がすき
海藻類には、ビタミン類、
ミネラル、カルシウム、鉄、
たんぱく質、食物繊維…など
エエコトいっぱい!!
ガッチリ
体にいい栄養が豊富に
含まれていてしかも低カロリー
美容やダイエットにもぴったり★
海がすき
海がすき
いいねぇ♡
海藻類食べたい
キラ〜ン
今夜美々先生に
ワカメの味噌汁
作ってもらお
あ、お姉ちゃん
遅くなってごめんね
姉妹なのに全然
似てな……い…
フガッ
遅かったね
ガンッ
海藻類
オススメです♡

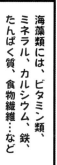

海藻類の豊富な食物繊維は、高血糖改善だけでなく便秘解消などにも効果アリ！

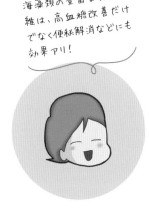

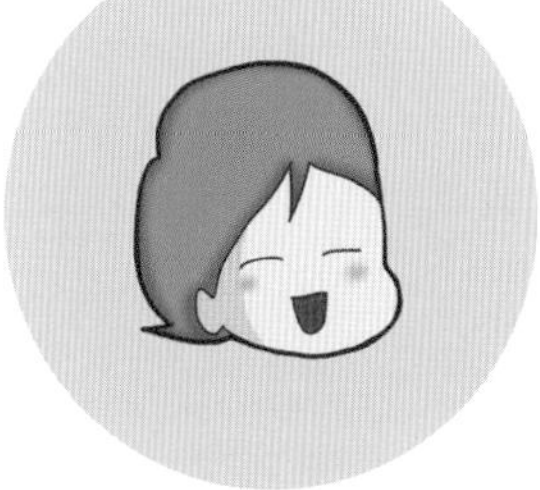

STORY 14

菌活

日本人に生まれてよかった！"菌活"で血糖コントロール

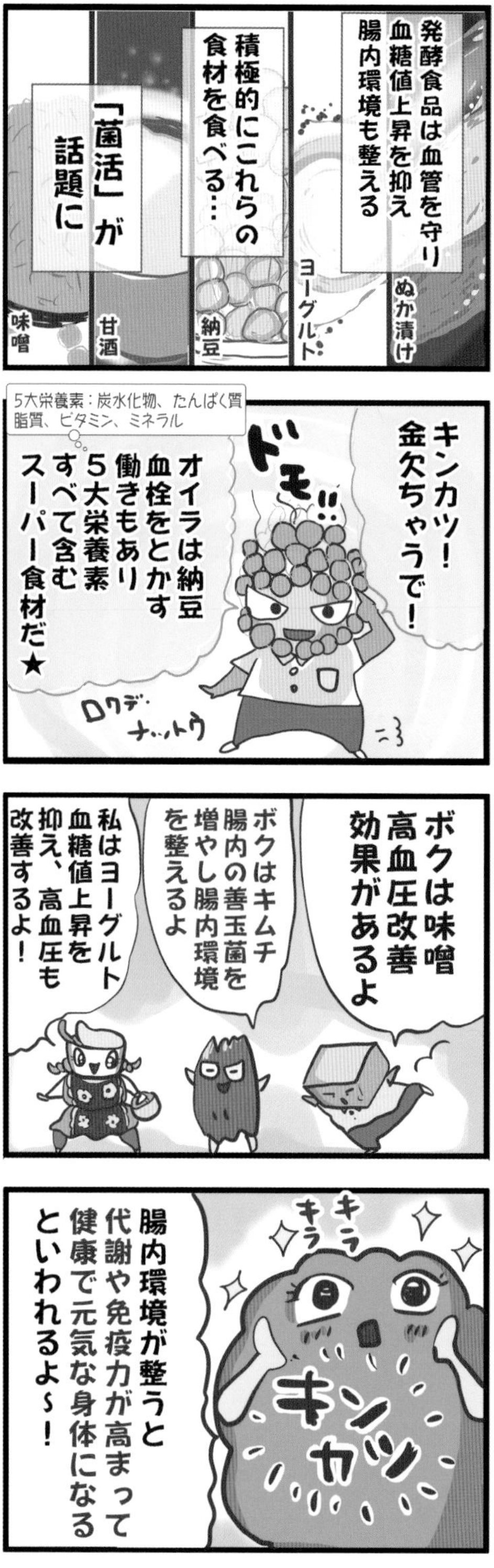

発酵食品は血管を守り血糖値上昇を抑え腸内環境も整える
ぬか漬け
ヨーグルト
積極的にこれらの食材を食べる…
納豆
甘酒
「菌活」が話題に
味噌
キンカツ！金欠ちゃうで！
ドモ!!
オイラは納豆 血栓をとかす働きもあり 5大栄養素すべて含むスーパー食材だ★
5大栄養素：炭水化物、たんぱく質 脂質、ビタミン、ミネラル
ロクデ・ナットウ
ボクは味噌 高血圧改善効果があるよ
ボクはキムチ 腸内の善玉菌を増やし腸内環境を整えるよ
私はヨーグルト 血糖値上昇を抑え、高血圧も改善するよ！
キラキラ
腸内環境が整うと代謝や免疫力が高まって健康で元気な身体になるといわれるよ～！
キンカツ

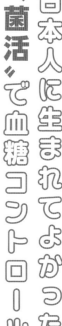

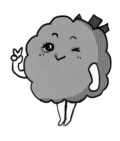

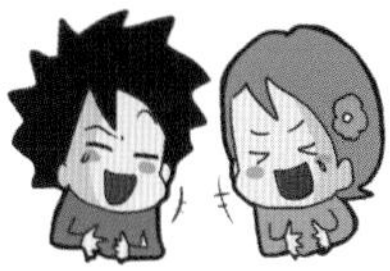

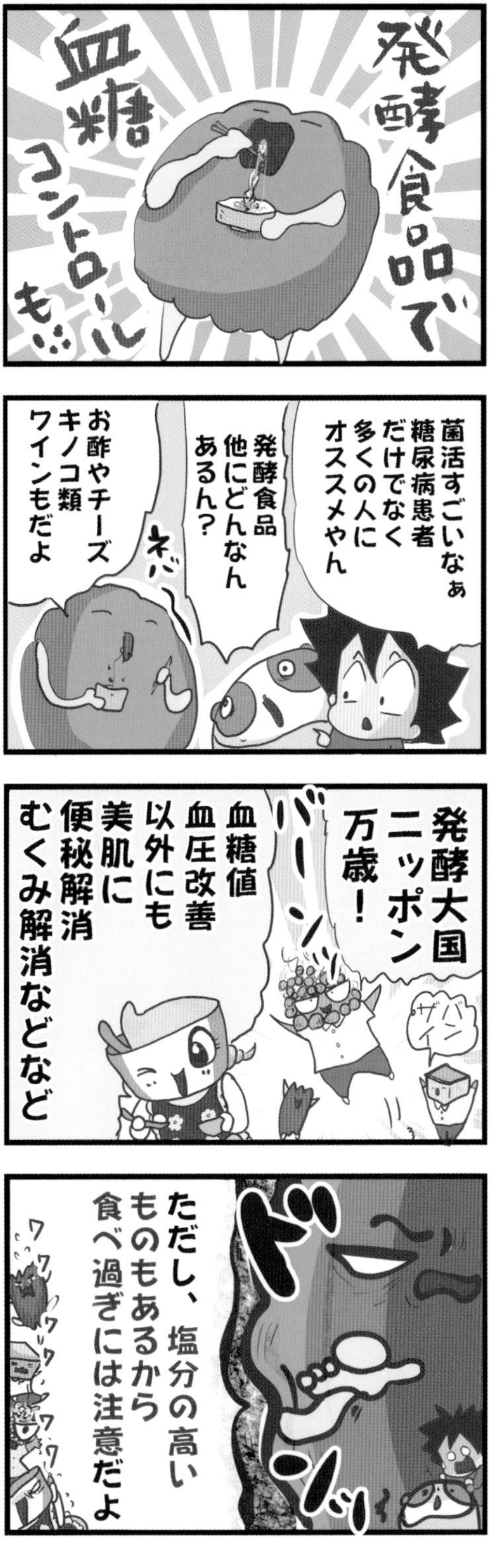
発酵食品で
血糖コントロールも
菌活すごいなぁ糖尿病患者だけでなく多くの人にオススメやん
発酵食品他にどんなんあるん?
ネバ〜
お酢やチーズキノコ類ワインもだよ
発酵大国ニッポン万歳!
バーン
血糖値血圧改善以外にも美肌に便秘解消むくみ解消などなど
ドーン
ただし、塩分の高いものもあるから食べ過ぎには注意だよ

知っとくメモ

「腸内フローラ」が話題になっていますが、大腸には約200種類100兆個の腸内細菌が住んでいて、それらが「お花畑」のようにきれいに整っていることで健康の増進や維持に役立つのです。発酵食品に含まれる納豆菌、乳酸菌、ビフィズス菌などは大腸を整えるのに最適です。

発酵食品は無敵の「神食材」だから、できるだけ毎日積極的に食べてね!

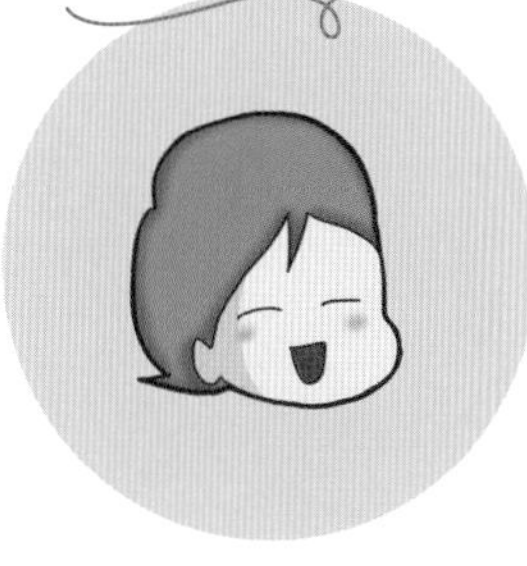

STORY 15

納豆（菌活①）
クサくてネバネバは栄養の証！女性にもオススメ、毎日食べたい神食材

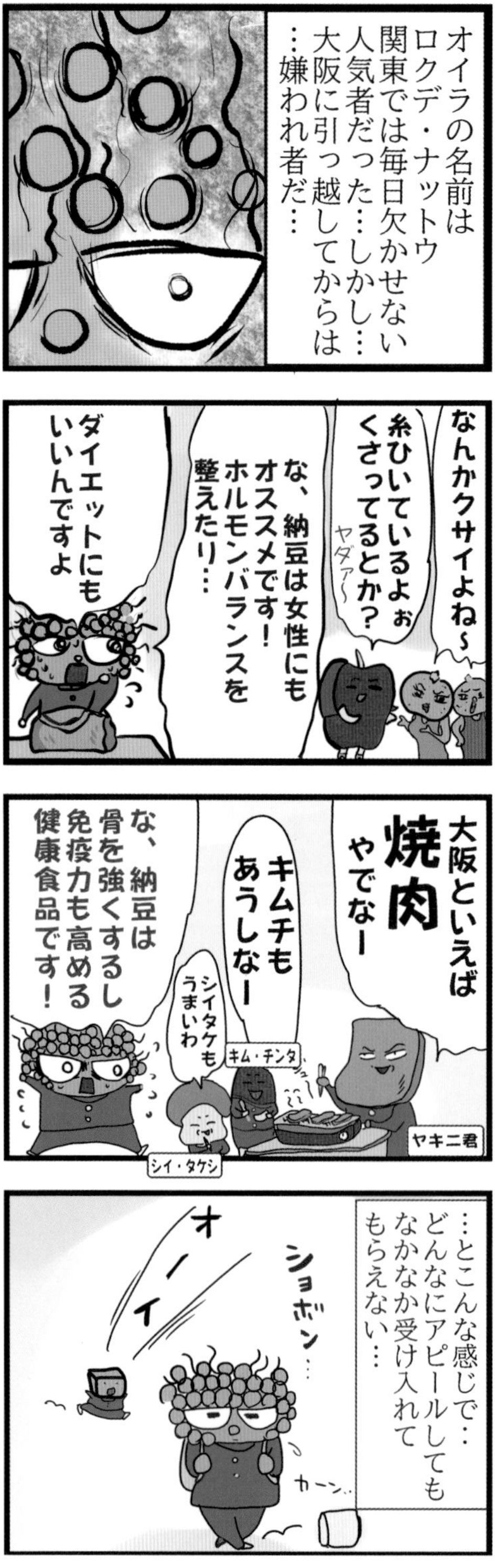

オイラの名前はロクデ・ナットウ
関東では毎日欠かせない人気者だった…しかし…
大阪に引っ越してからは…嫌われ者だ…
なんかクサイよね～
糸ひいているよぉ
くさってるとか？
ヤダァ～
な、納豆は女性にもオススメです！ホルモンバランスを整えたり…
ダイエットにもいいんですよ
大阪といえば焼肉やでなー
キムチもあうしなー
シイタケもうまいわ
な、納豆は骨を強くするし免疫力も高める健康食品です！
キム・チンタ
ヤキニ君
シイ・タケシ
…とことんな感じで…どんなにアピールしてもなかなか受け入れてもらえない…
オーイ
ショボン…
カーン…

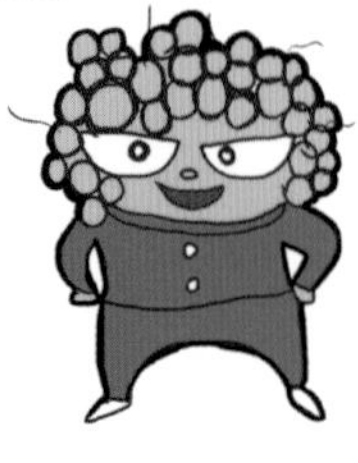

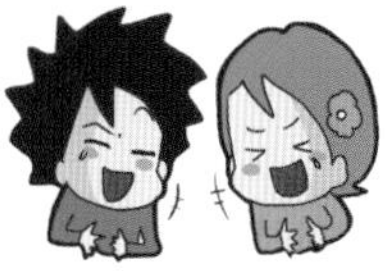

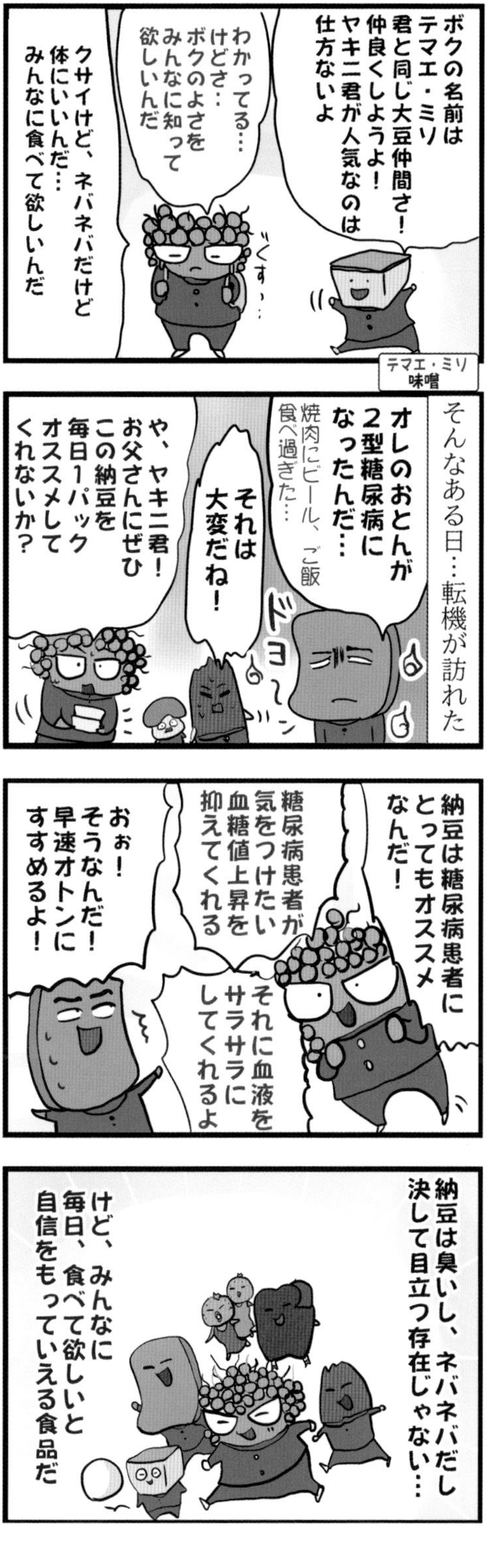
ボクの名前はテマエ・ミソ君と同じ大豆仲間さ！仲良くしようよ！ヤキニ君が人気なのは仕方ないよ
わかってる…けどさ…ボクのよさをみんなに知って欲しいんだ
ぐすっ…
クサイけど、ネバネバだけど体にいいんだ…みんなに食べて欲しいんだ
テマエ・ミソ 味噌
そんなある日…転機が訪れた
オレのおとんが2型糖尿病になったんだ…
焼肉にビール、ご飯食べ過ぎた…
ドヨ〜ン
それは大変だね！
や、ヤキニ君！お父さんにぜひこの納豆を毎日1パックオススメしてくれないか？
納豆は糖尿病患者にとってもオススメなんだ！
糖尿病患者が気をつけたい血糖値上昇を抑えてくれる
それに血液をサラサラにしてくれるよ
おぉ！そうなんだ！早速オトンにすすめるよ！
納豆は臭いし、ネバネバだし決して目立つ存在じゃない…
けど、みんなに毎日、食べて欲しいと自信をもっていえる食品だ

知っとくメモ

発酵食品は全般的に腸を整える作用があります。特に納豆にはナットウキナーゼという酵素が含まれていて、近年、この酵素が血管に入って血栓を溶かし、動脈硬化や心筋梗塞などの予防に効果的であることが発見されました。しかも朝食よりも夕食時に食べた方が有効といわれています。

納豆は朝食というイメージがあるけれど、血栓ができやすいのは水分が失われやすい夜中なんだって

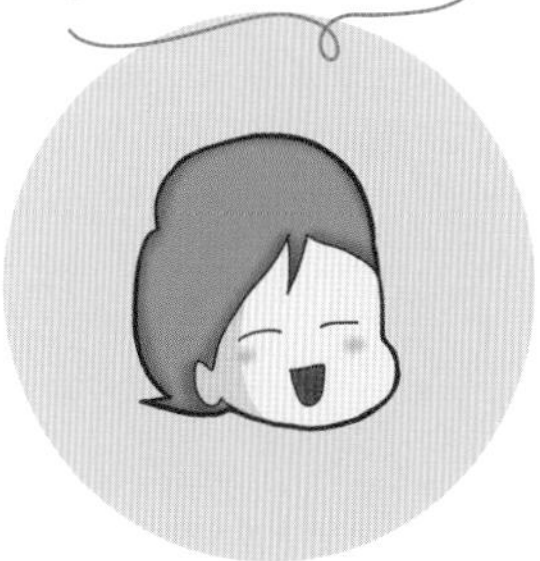

STORY 16

味噌（菌活②）

意外！味噌汁が「血圧を下げる理由」と、「オススメの味噌」は？

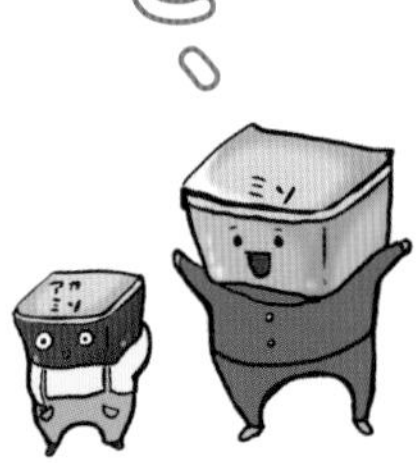
ミソ

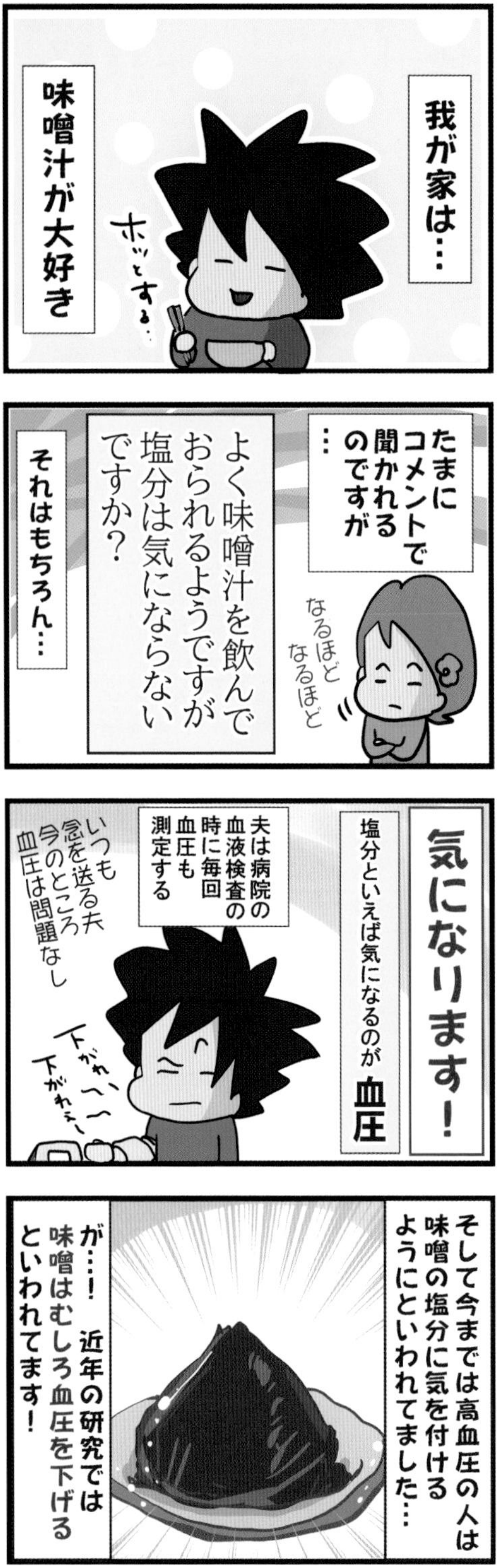
我が家は…
味噌汁が大好き
ホッとする…
たまにコメントで聞かれるのですが…
よく味噌汁を飲んでおられるようですが塩分は気にならないですか？
なるほどなるほど
それはもちろん…
気になります！
塩分といえば気になるのが血圧
夫は病院の血液検査の時に毎回血圧も測定する
いつも念を送る夫
今のところ血圧は問題なし
下がれ～
下がれ～
そして今までは高血圧の人は味噌の塩分に気を付けるようにといわれてました…
が…！近年の研究では味噌はむしろ血圧を下げるといわれてます！

★塩分の過剰摂取は、高血圧発症の大きな原因のひとつといわれている。

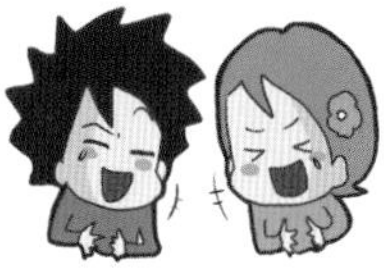

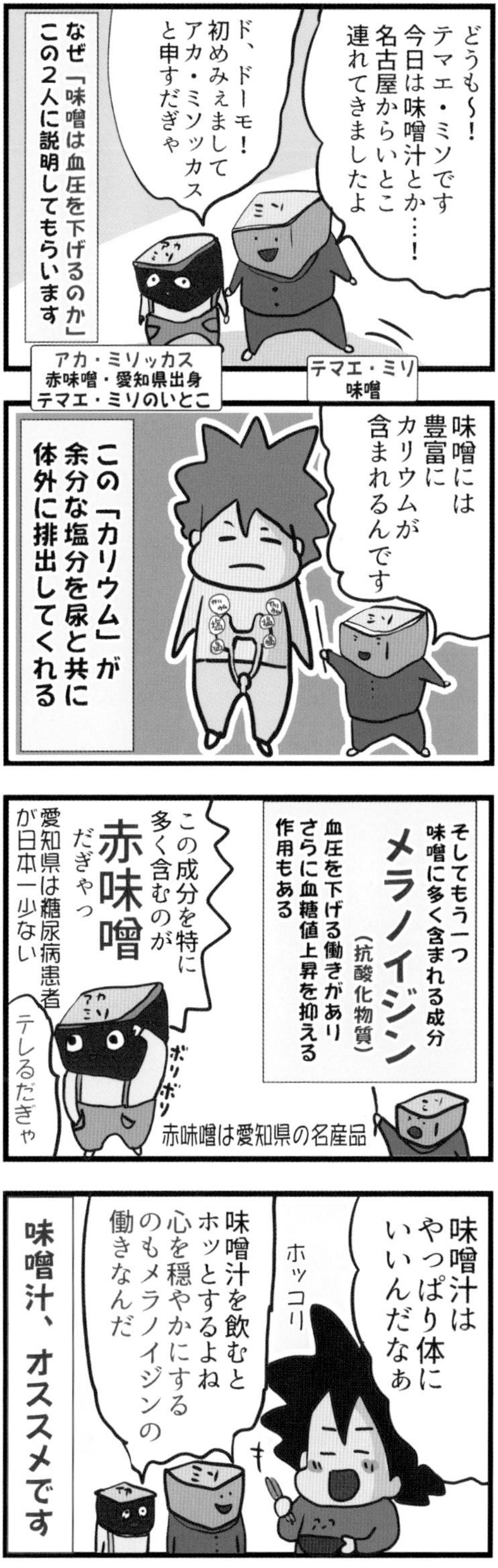
どうも〜！ テマエ・ミソです 今日は味噌汁とか…！ 名古屋からいとこ連れてきましたよ
ド、ドーモ！ 初めみぇまして アカ・ミソッカスと申すだぎゃ
なぜ「味噌は血圧を下げるのか」この2人に説明してもらいます
アカ・ミソッカス 赤味噌・愛知県出身 テマエ・ミソのいとこ
テマエ・ミソ 味噌
味噌には豊富にカリウムが含まれるんです
この「カリウム」が余分な塩分を尿と共に体外に排出してくれる
そしてもう一つ 味噌に多く含まれる成分 メラノイジン (抗酸化物質) 血圧を下げる働きがあり さらに血糖値上昇を抑える作用もある
この成分を特に多く含むのが 赤味噌 だぎゃっ
愛知県は糖尿病患者が日本一少ない
テレるだぎゃ
ポリポリ
赤味噌は愛知県の名産品
味噌汁はやっぱり体にいいんだなぁ
ホッコリ
味噌汁を飲むとホッとするよね 心を穏やかにするのもメラノイジンの働きなんだ
味噌汁、オススメです

豆腐や野菜などの具材をたくさん入れると、簡単にたっぷりの栄養素が摂れるよ！

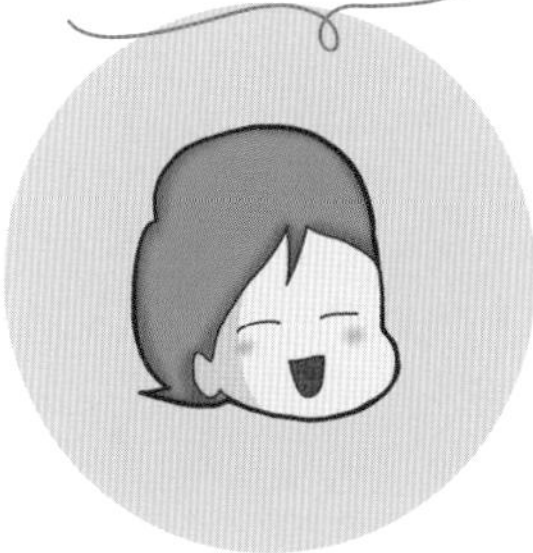

STORY 17

ヨーグルト（菌活③）
栄養の宝石箱や～高血糖と高血圧にダブルで効くお手軽神食材

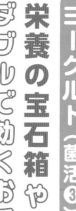

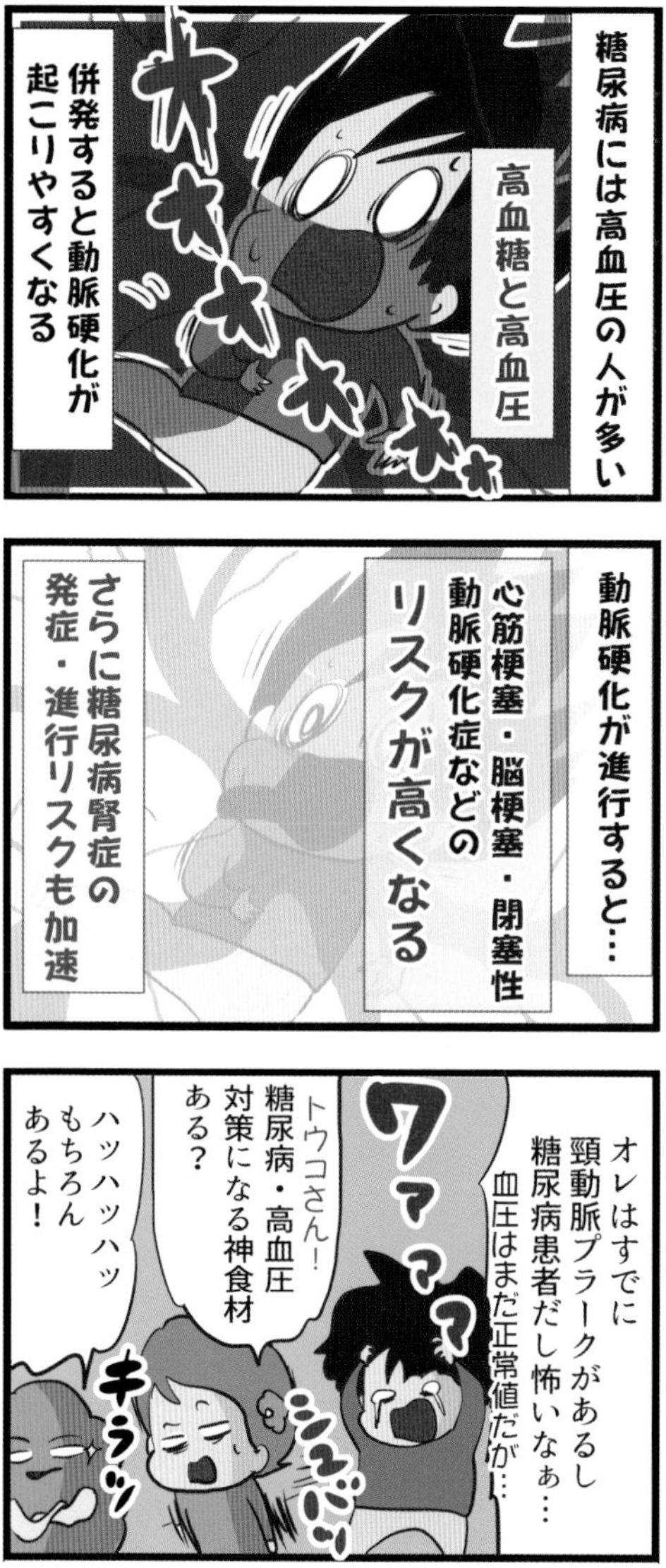
糖尿病には高血圧の人が多い
高血糖と高血圧
併発すると動脈硬化が起こりやすくなる
動脈硬化が進行すると…
心筋梗塞・脳梗塞・閉塞性動脈硬化症などのリスクが高くなる
さらに糖尿病腎症の発症・進行リスクも加速
オレはすでに頸動脈プラークがあるし糖尿病患者だし怖いなぁ…
血圧はまだ正常値だが…
ワァァァ
トウコさん！糖尿病・高血圧対策になる神食材ある？
シュバッ
キラッ
ハッハッハッもちろんあるよ！
ヘイ！カモン！
こんにちは～
ヨーグルトのヨーグリナちゃんです
おぉ！
お！カワイイ
シャッ

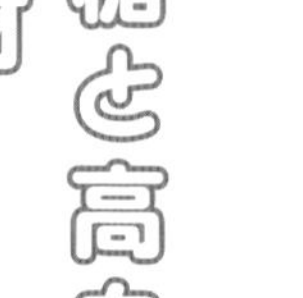

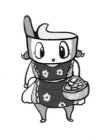

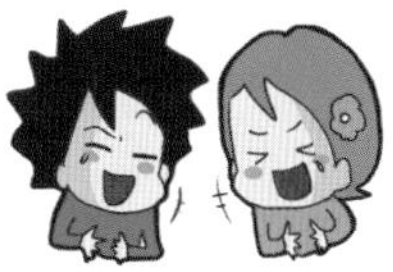

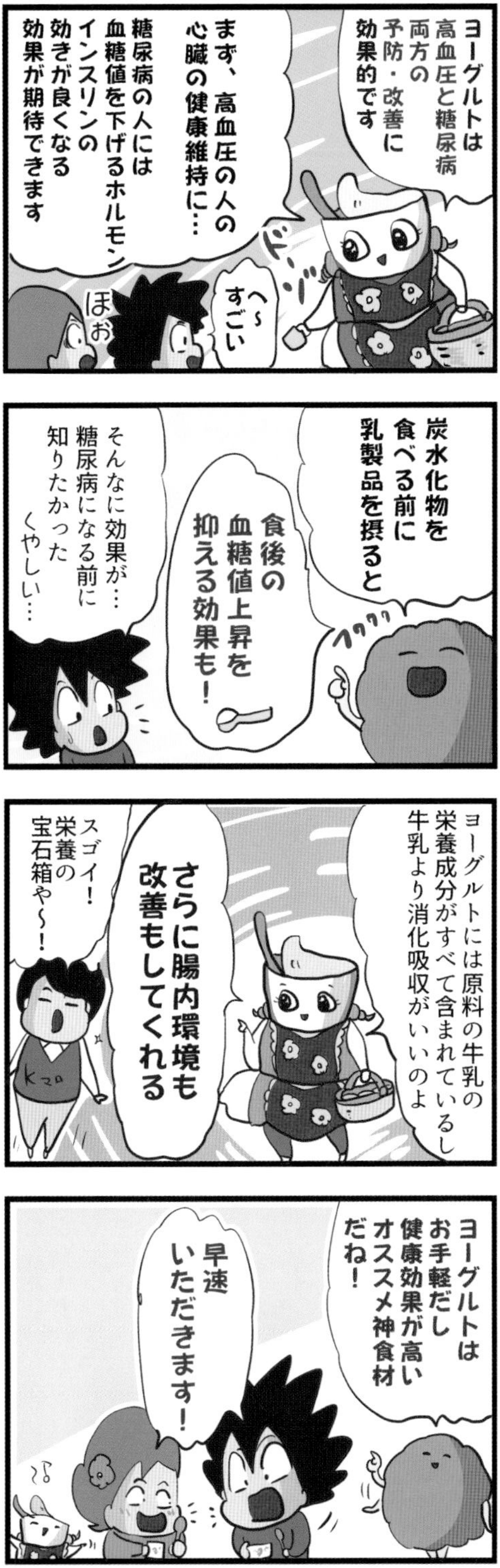
ヨーグルトは高血圧と糖尿病両方の予防・改善に効果的です
まず、高血圧の人の心臓の健康維持に…
糖尿病の人には血糖値を下げるホルモンインスリンの効きが良くなる効果が期待できます
へ～すごい
ほぉ
炭水化物を食べる前に乳製品を摂ると
食後の血糖値上昇を抑える効果も！
そんなに効果が…糖尿病になる前に知りたかった
くやしい…
ヨーグルトには原料の牛乳の栄養成分がすべて含まれているし牛乳より消化吸収がいいのよ
さらに腸内環境も改善もしてくれる
スゴイ！栄養の宝石箱や～！
ヨーグルトはお手軽だし健康効果が高いオススメ神食材だね！
早速いただきます！

知っとくメモ

ヨーグルトやチーズを食前に食べることで食後の血糖値上昇を抑える効果があることは複数の研究から明らかです。これらに含まれるたんぱく質や乳酸などに高血糖の抑制作用があると考えられています。この効果を活かすためにもヨーグルトは無糖のものを選びましょう。

乳酸菌は熱に弱いけれど、菌が死んでも整腸作用はあるから料理に使っても大丈夫！

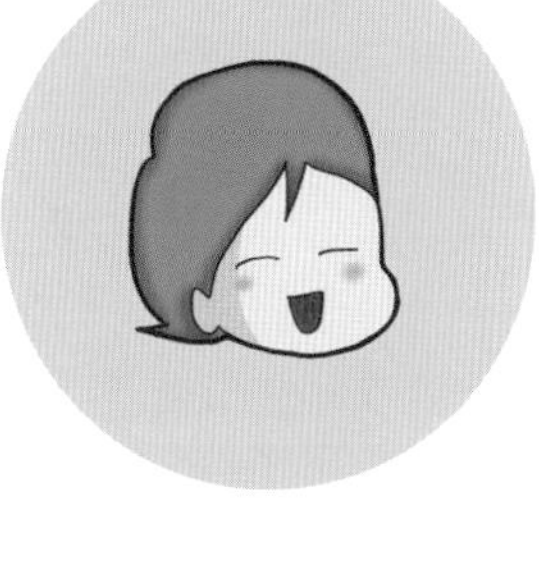

STORY 18

マイタケ（菌活④）
血糖値上昇を抑える成分は健在！ ブームを起こした神食材がお買い得に

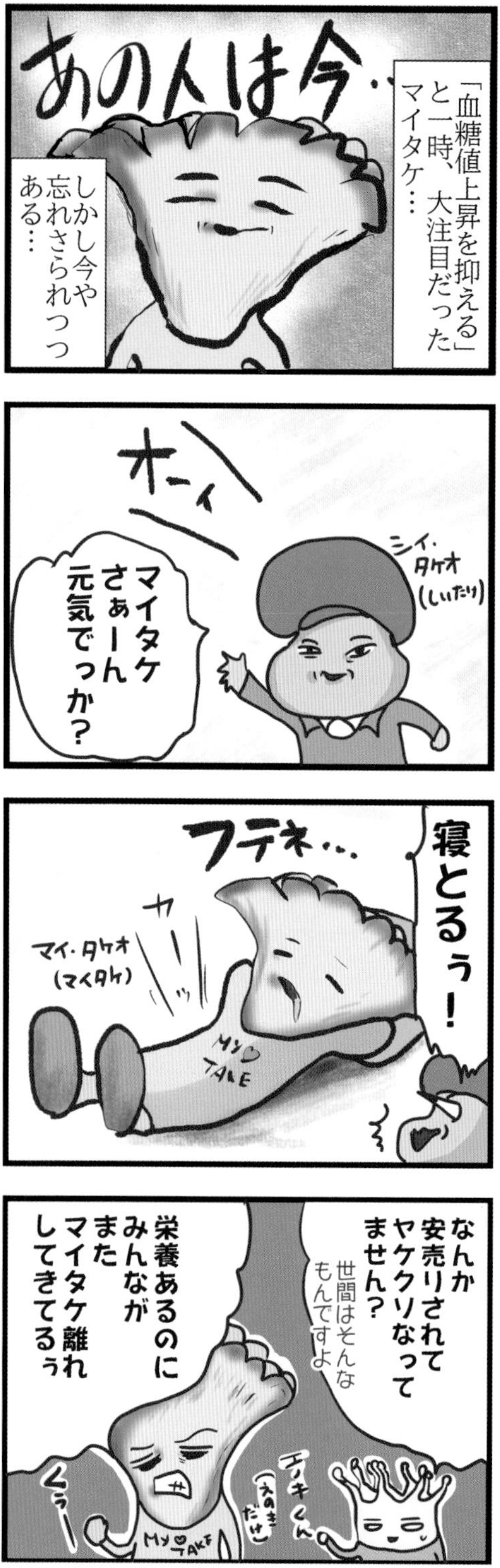
あの人は今…
「血糖値上昇を抑える」と一時、大注目だったマイタケ…
しかし今や忘れさられつつある…
オーイ
マイタケさぁーん元気でっか？
シイ・タケオ（しいたけ）
寝とるぅ！
フテネ…
カーッ
マイ・タケオ（マイタケ）
MY♡TAKE
なんかヤケクソなってません？安売りされて
世間はそんなもんですよ
栄養あるのにみんながまたマイタケ離れしてきてるぅ
くぅー
エノキくん（えのきだけ）
MY♡TAKE

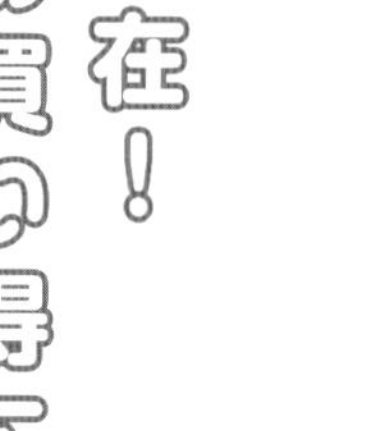
MY♡TAKE

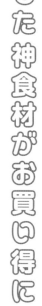

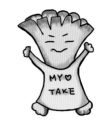

第4章

血糖コントロールに効く神食材！

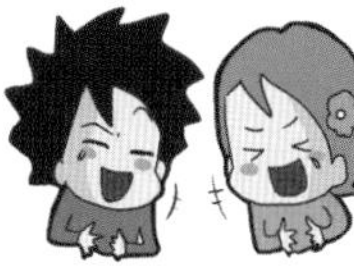

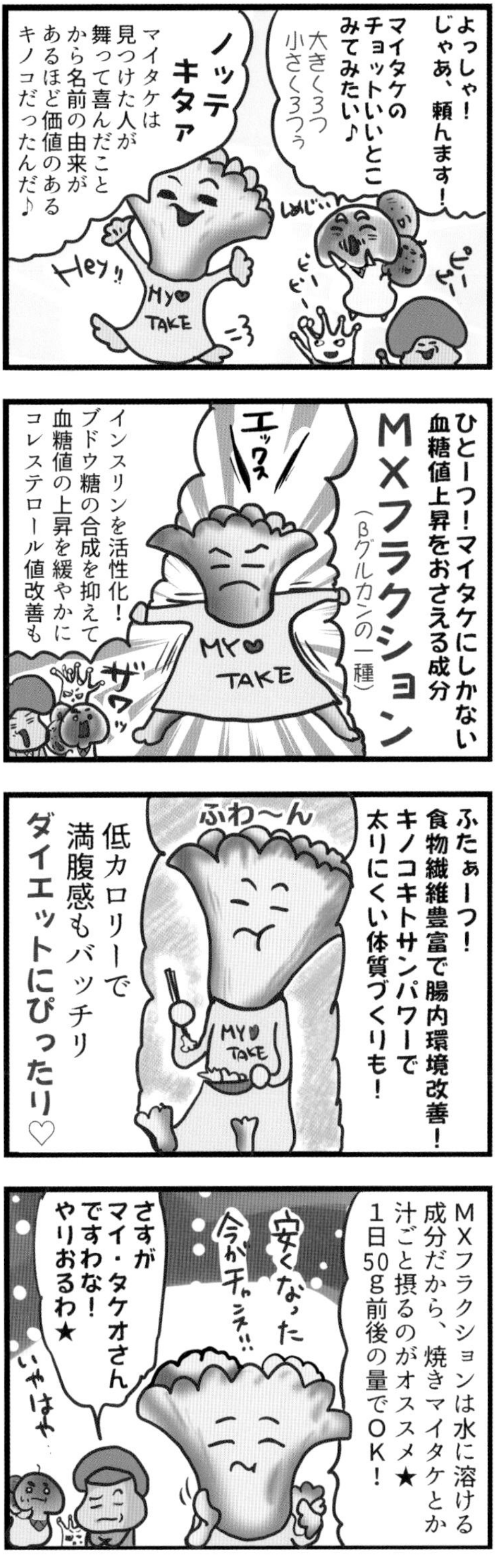
よっしゃ！じゃあ、頼んます！マイタケのチョットいいとこみてみたい♪
大きく3つ小さく3つぅ
しめじぃ
ピーピー
ピーピー
ノッテキタァ
マイタケは見つけた人が舞って喜んだことから名前の由来があるほど価値のあるキノコだったんだ♪
Hey!!
MY♡ TAKE
ひとーつ！マイタケにしかない血糖値上昇をおさえる成分
MXフラクション
（βグルカンの一種）
エックス
インスリンを活性化！ブドウ糖の合成を抑えて血糖値の上昇を緩やかにコレステロール値改善も
ザワッ
MY♡ TAKE
ふたぁーつ！食物繊維豊富で腸内環境改善！キノコキトサンパワーで太りにくい体質づくりも！
ふわ〜ん
低カロリーで満腹感もバッチリダイエットにぴったり♡
MY♡ TAKE
MXフラクションは水に溶ける成分だから、焼きマイタケとか汁ごと摂るのがオススメ★1日50g前後の量でOK！
安くなった今がチャンス!!
さすがマイ・タケオさんですわな！やりおるわ★
いやはや…

知っとくメモ

βグルカンとは、植物や細菌、菌類などに含まれる水溶性植物繊維のことでキノコに多く含まれます。マイタケには水溶性と不溶性の食物繊維の両方が含まれています。水溶性食物繊維は腸内細菌のエサになって整腸作用があり代謝を高めてやせやすい体をつくります。食後血糖値の上昇も抑えます。

マイタケは腸内を掃除して血液をきれいにし、血管をしなやかにする効果もあるよ

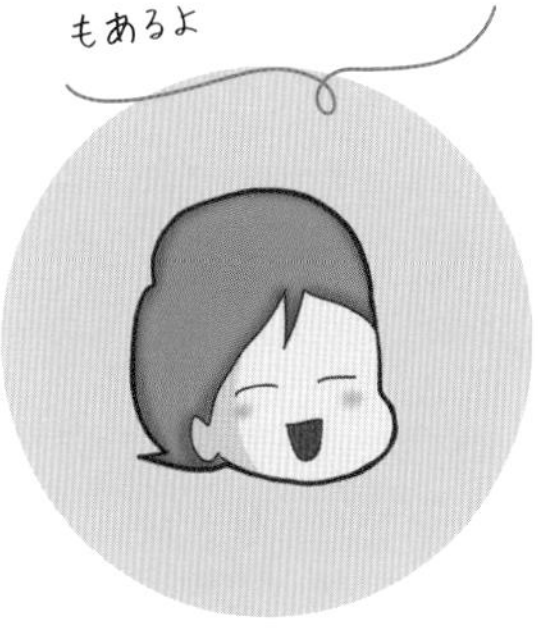

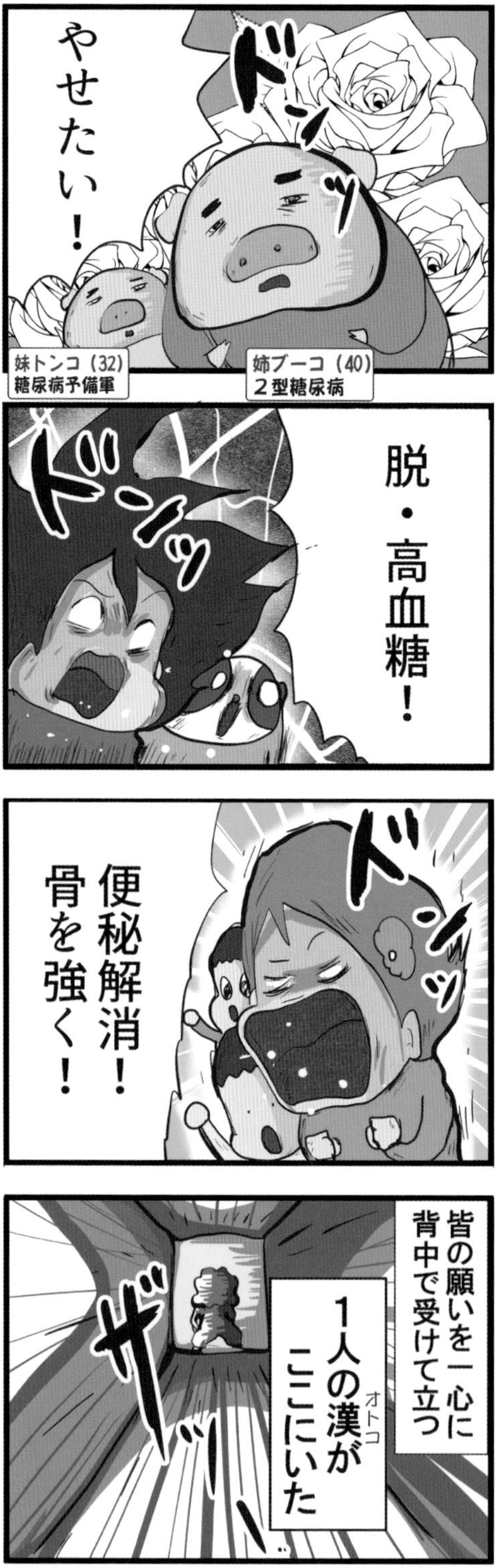
ドーンッ
やせたい！
妹トンコ（32）
糖尿病予備軍
姉ブーコ（40）
２型糖尿病
脱・高血糖！
ドーンッ
ドーンッ
便秘解消！
骨を強く！
皆の願いを一心に
背中で受けて立つ
1人の漢《オトコ》が
ここにいた
ザ

STORY 19

キクラゲ（菌活⑤）
みんなの悩みを解決する漢！ 神食材キクラゲの驚くべき効果

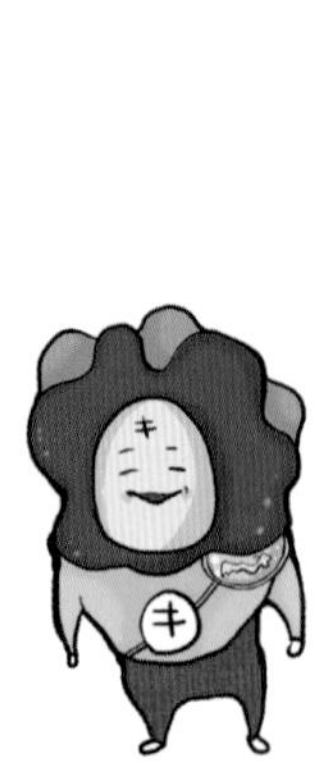

第4章

血糖コントロールに効く神食材！

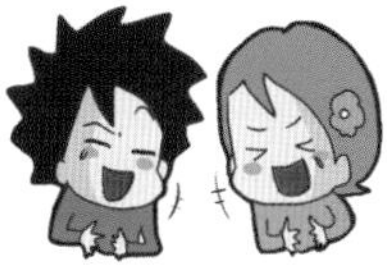

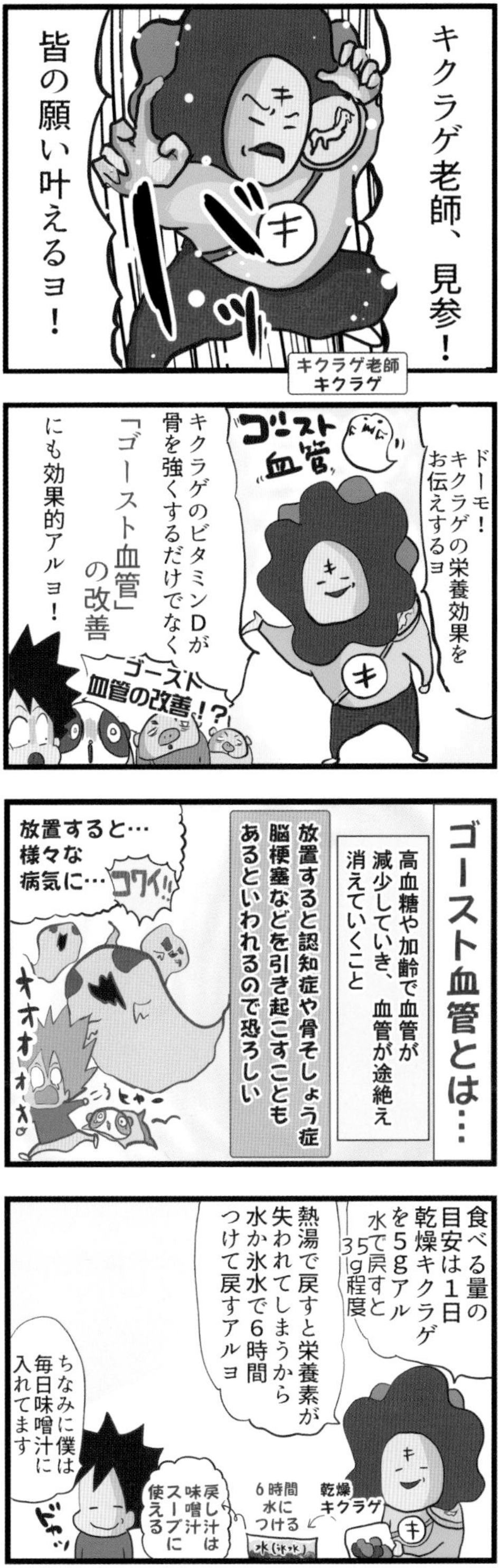
キクラゲ老師、見参！
皆の願い叶えるヨ！
キ
キクラゲ老師
キクラゲ
ドーモ！キクラゲの栄養効果をお伝えするヨ
ゴースト血管
キクラゲのビタミンDが骨を強くするだけでなく「ゴースト血管」の改善にも効果的アルヨ！
ゴースト血管の改善！？
ゴースト血管とは…
高血糖や加齢で血管が減少していき、血管が途絶え消えていくこと
放置すると認知症や骨そしょう症脳梗塞などを引き起こすこともあるといわれるので恐ろしい
放置すると…様々な病気に…
コワイ!!
オオオオオ
ヒャー
食べる量の目安は1日乾燥キクラゲを5gアル
水で戻すと35g程度
熱湯で戻すと栄養素が失われてしまうから水か氷水で6時間つけて戻すアルヨ
ちなみに僕は毎日味噌汁に入れてます
戻し汁は味噌汁スープに使える
6時間水につける
乾燥キクラゲ
水(氷水)
ドヤッ

知っとくメモ

キクラゲなど多くのキノコは、100g当たりのカロリーが20kcal以下。不溶性食物繊維を多く含んでいるので胃の中に長時間留まり、水分によって膨らむので少量でも満腹感を多く感じることができます。また不溶性食物繊維は腸のぜん動運動を盛んにして便通を促します。

キノコには噛み応えがあるので、そのモグモグ効果が満腹感を誘うことにもなるよ

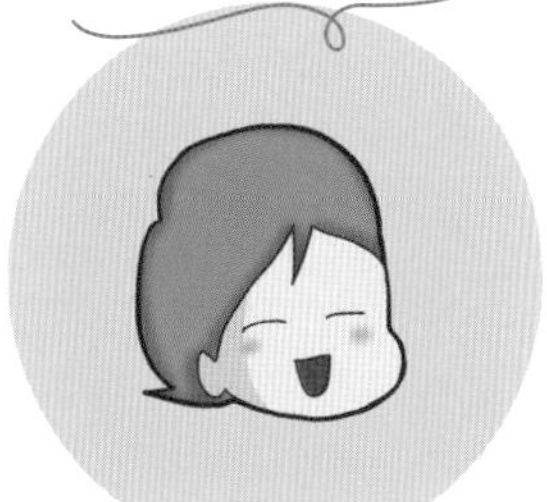

STORY 20

ミカン

風邪予防や血管の老化も防ぐ！冬のお友だち神食材

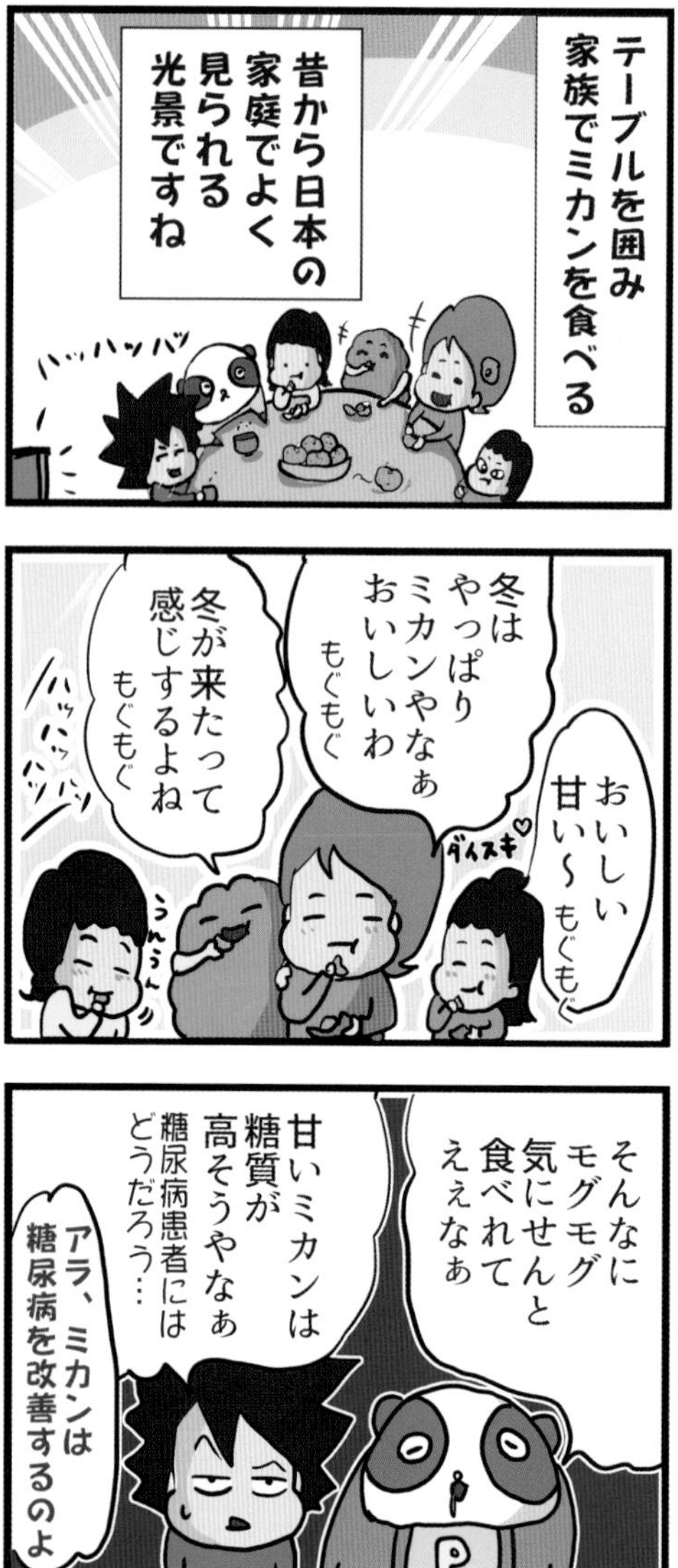
テーブルを囲み家族でミカンを食べる
昔から日本の家庭でよく見られる光景ですね
ハッハッハッ
おいしい甘い〜 もぐもぐ
ダイスキ♡
冬はやっぱりミカンやなぁ おいしいわ もぐもぐ
冬が来たって感じするよね もぐもぐ
うんうん
ハッハッハッ
そんなにモグモグ気にせんと食べれてええなぁ
甘いミカンは糖質が高そうやなぁ 糖尿病患者にはどうだろう…
アラ、ミカンは糖尿病を改善するのよ
2型糖尿病コンビです
姉のキョーコです
妹のミカンです
ホッホッホッホッ
果糖
かとう姉妹
かとう姉妹… ホントにミカンは糖尿病にいいの？
セクスィ〜♡

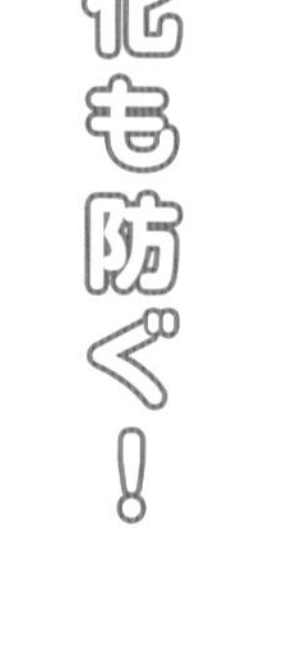

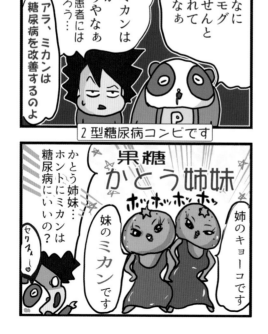

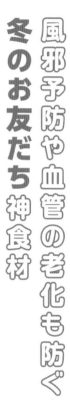

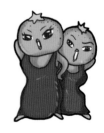

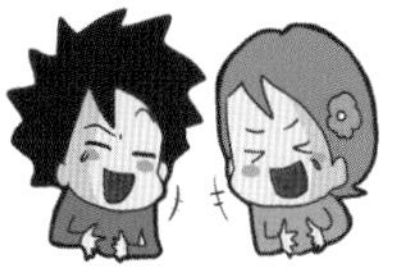

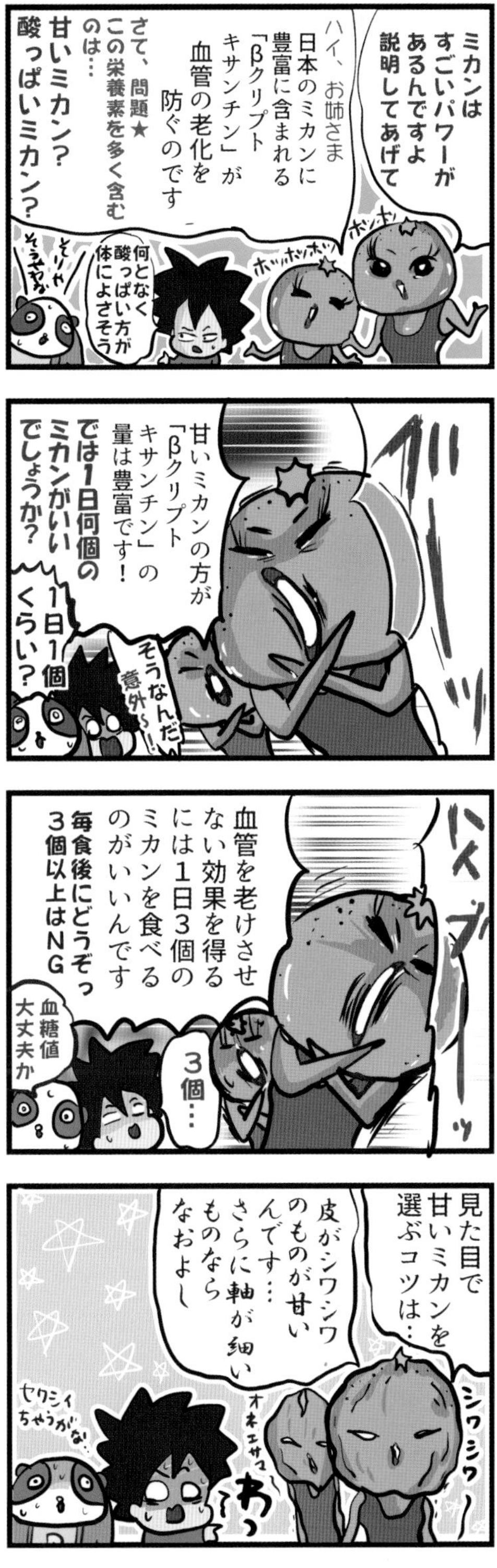
ミカンはすごいパワーがあるんですよ説明してあげて
ハイ、お姉さま
日本のミカンに豊富に含まれる「βクリプトキサンチン」が血管の老化を防ぐのです
さて、問題★この栄養素を多く含むのは…
甘いミカン？酸っぱいミカン？
ホッホッ
ホッホッホッ
何となく酸っぱい方が体によさそう
そりゃそうやな
甘いミカンの方が「βクリプトキサンチン」の量は豊富です！
では1日何個のミカンがいいでしょうか？
1日1個くらい？
そうなんだ意外〜！
血管を老けさせない効果を得るには1日3個のミカンを食べるのがいいんです
毎食後にどうぞっ3個以上はNG
3個…
血糖値大丈夫か
見た目で甘いミカンを選ぶコツは…
皮がシワシワのものが甘いんです…さらに軸が細いものならなおよし
シワシワ〜
オネエサマ
あっ〜
セクシィちゃうがな…

知っとくメモ

果物にはβカロテンやビタミンC、カリウム、ポリフェノールなど、抗酸化作用などに効果的な栄養素が含まれ、動脈硬化の予防に適しています。またインスリンの感受性を高める成分もあるので糖尿病改善にも役立ちます。

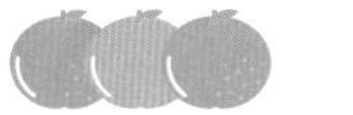

温州みかん（1個80g）の糖質量は8.8g、ネーブルオレンジ（1個130g）は14.0gです。

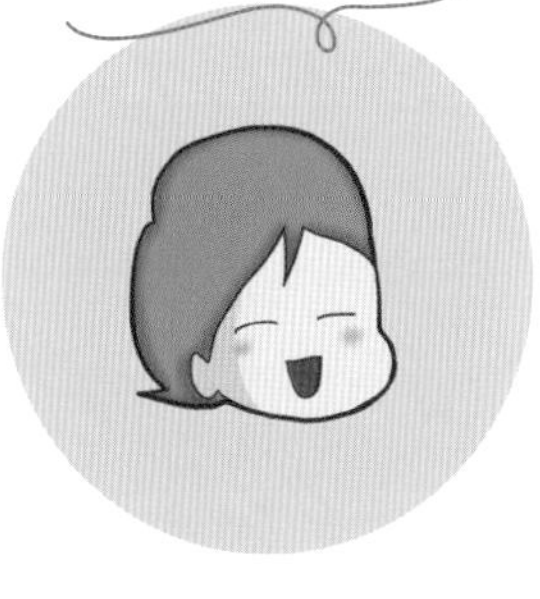

STORY 21

コーヒー

食後高血糖を効果的に抑えるコーヒー 大切なのは飲むタイミング！

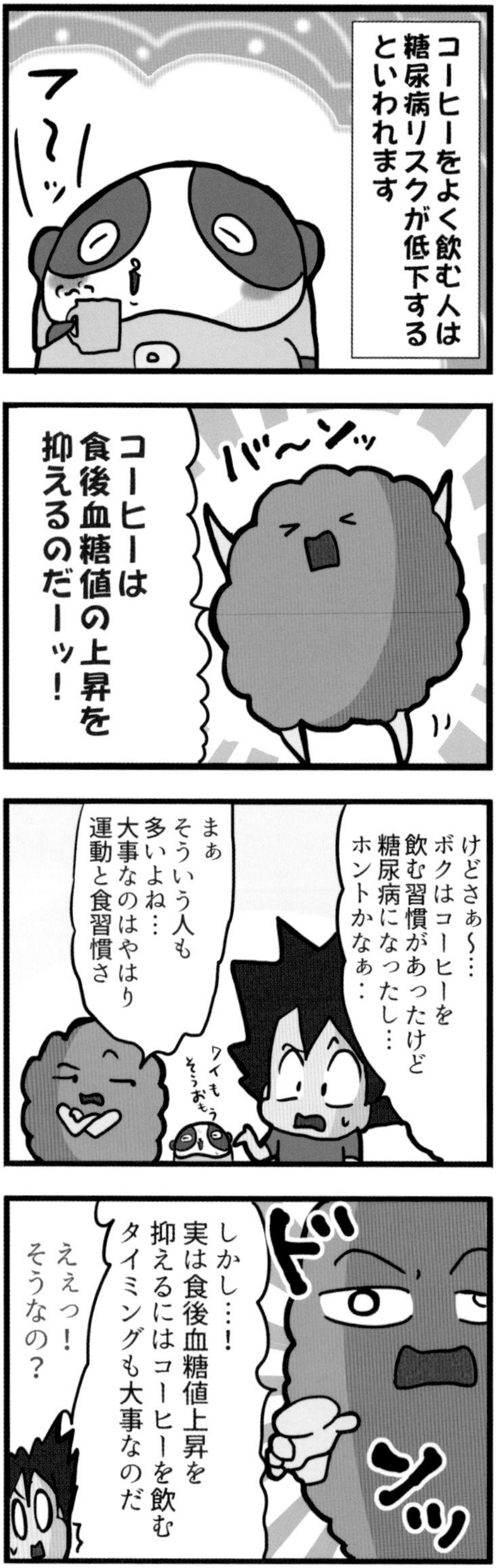

コーヒーをよく飲む人は糖尿病リスクが低下するといわれます
フ〜ッ
バ〜ンッ
コーヒーは食後血糖値の上昇を抑えるのだーッ！
けどさぁ〜…ボクはコーヒーを飲む習慣があったけど糖尿病になったし…ホントかなぁ…
まぁそういう人も多いよね…大事なのはやはり運動と食習慣さ
ワイもそうおもう
ドンッ
しかし…！実は食後血糖値上昇を抑えるにはコーヒーを飲むタイミングも大事なのだ
ええっ！そうなの？

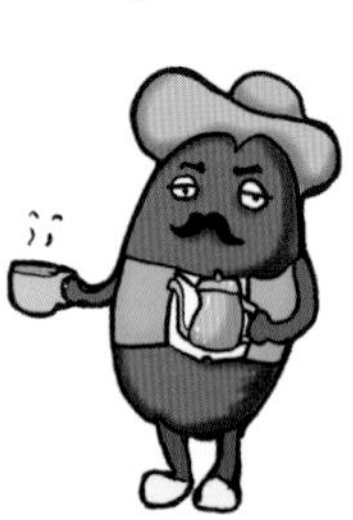

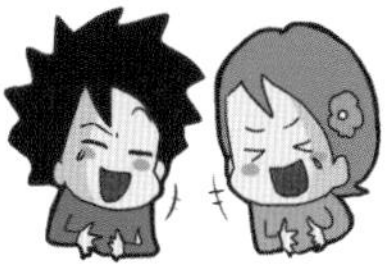

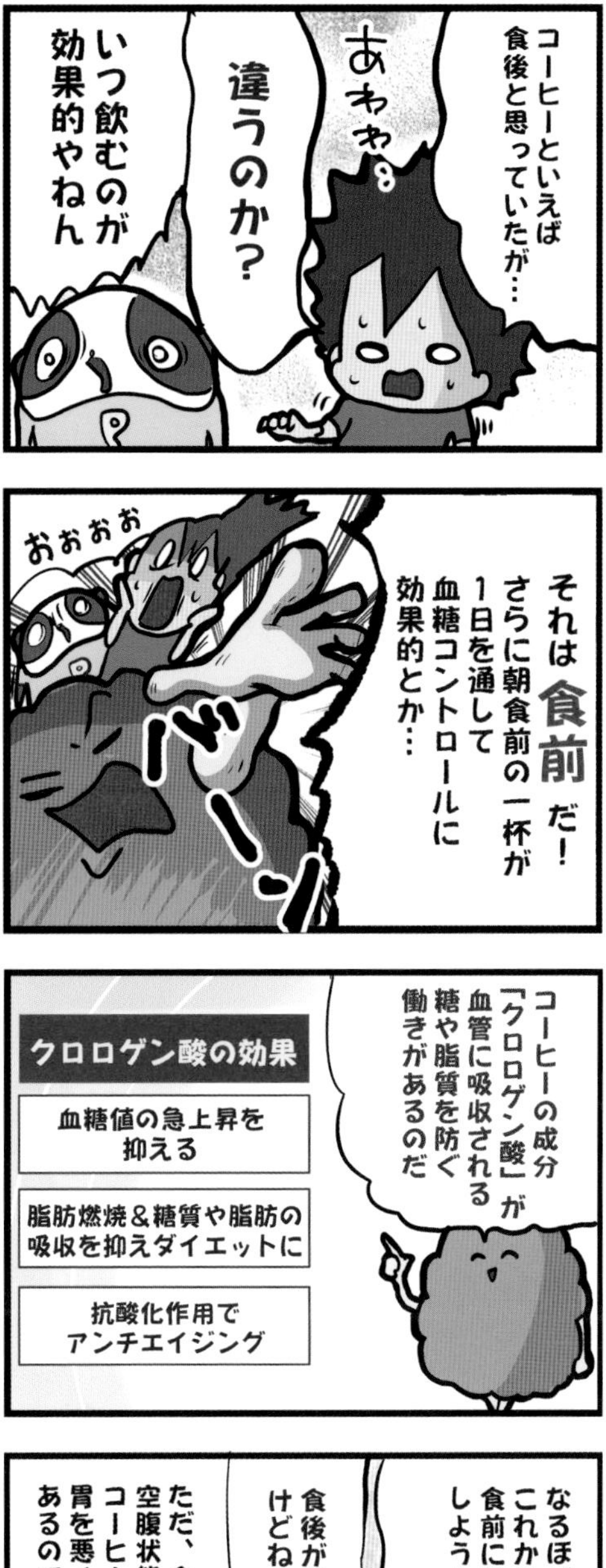
コーヒーといえば食後と思っていたが…
あやや
違うのか？
いつ飲むのが効果的やねん
それは食前だ！
さらに朝食前の一杯が1日を通して血糖コントロールに効果的とか…
おおおお
ドーン
コーヒーの成分「クロロゲン酸」が血管に吸収される糖や脂質を防ぐ働きがあるのだ
クロロゲン酸の効果
血糖値の急上昇を抑える
脂肪燃焼＆糖質や脂肪の吸収を抑えダイエットに
抗酸化作用でアンチエイジング
なるほどこれからは食前に飲むようにしようかな
食後がおいしいけどね…
ただ、食前の空腹状態でコーヒーを飲むと胃を悪くする可能性があるので注意です

知っとくメモ

コーヒーに含まれるカフェインには、脂肪を燃焼しやすくさせる効果があるとされています。米国の研究によると、1日3～6杯コーヒーを飲むと、飲まない人に比べて糖尿病にかかる率が下がることや、コーヒーに含まれるクロロゲン酸が血糖値の抑制に関係している可能性が高いという報告もあります。

空腹時にストレートで飲むとカフェインが胃を荒らすので要注意

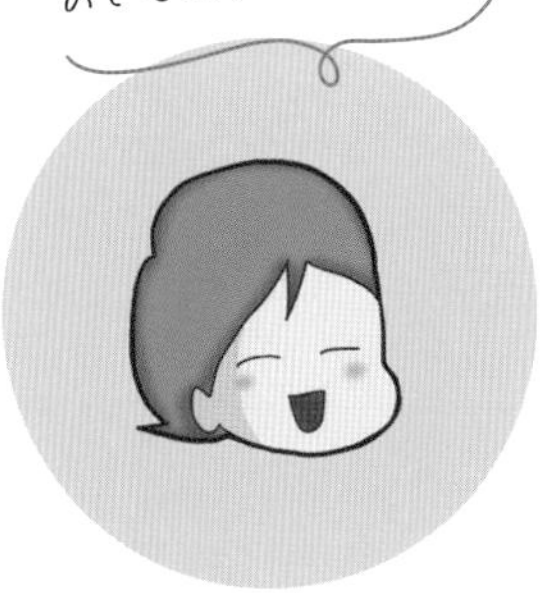

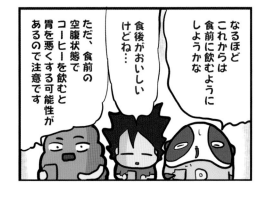

副菜②＋デザート（汁物含む）

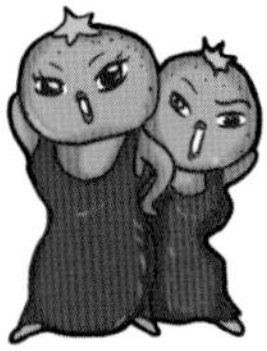

ミカン

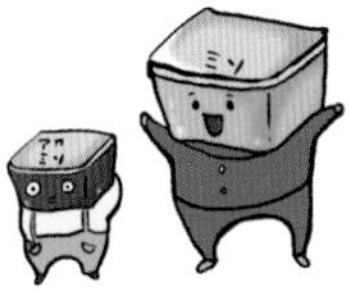

赤味噌と味噌

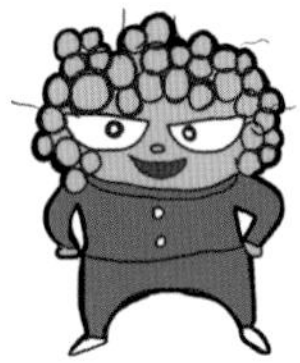

納豆

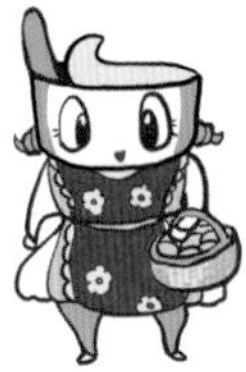

ヨーグルト

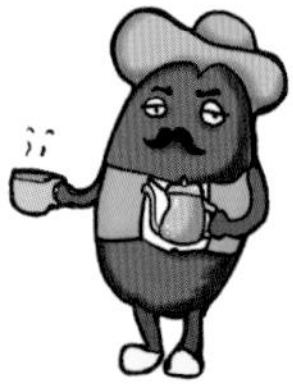

コーヒー

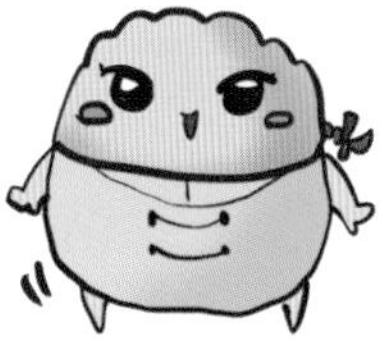

おから

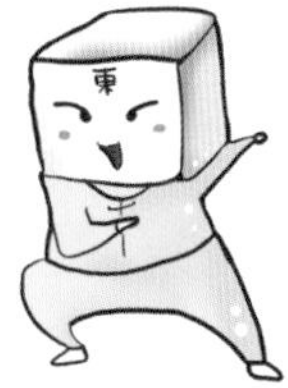

豆腐

主菜

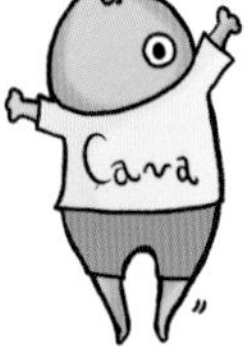

サバ

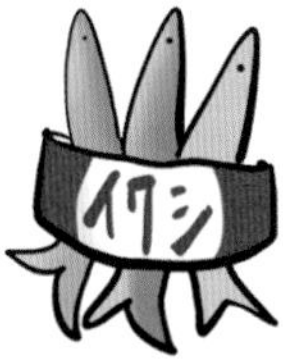

イワシ

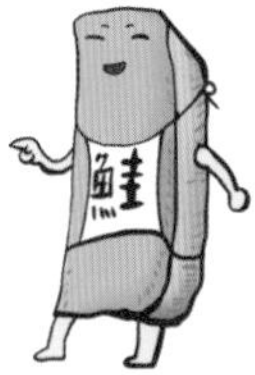

鮭

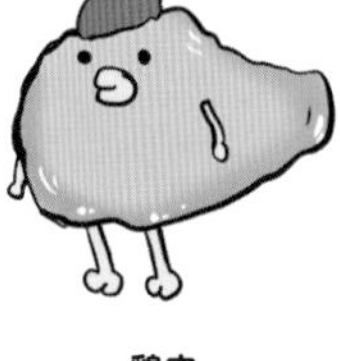

鶏肉

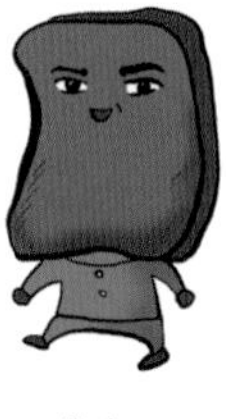

牛肉

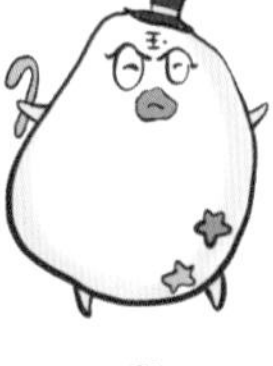

卵

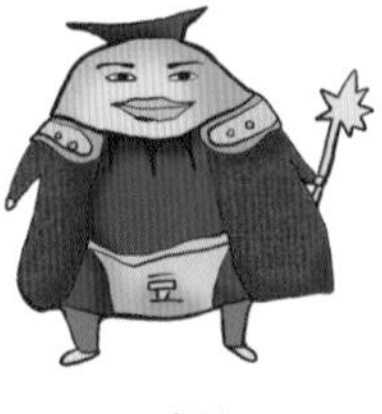

大豆

副菜❶

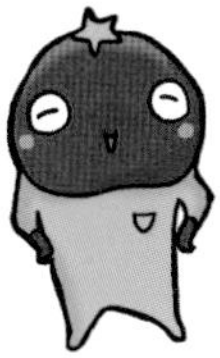

トマト

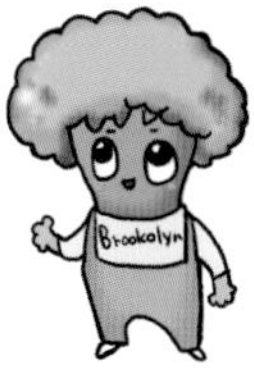

ブロッコリー

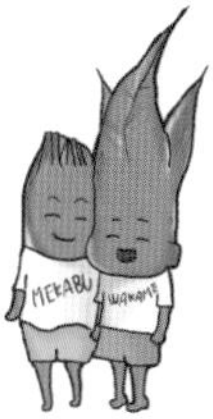

メカブとワカメ

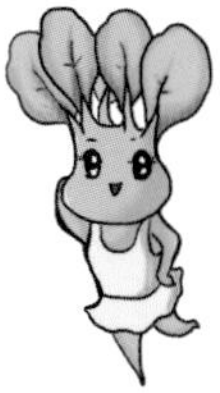

小松菜

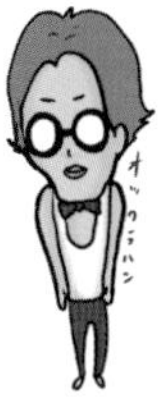

オクラ

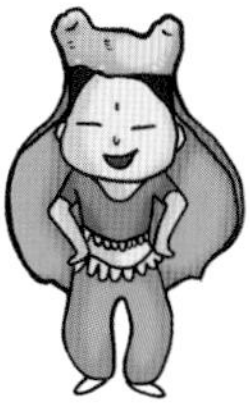

生姜

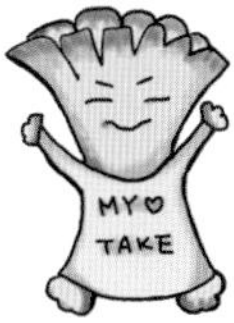

マイタケ

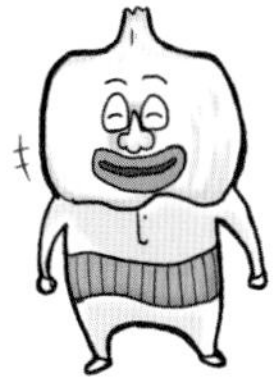

ニンニク

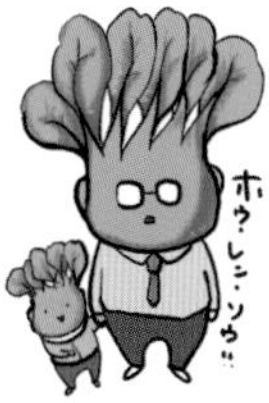

ほうれん草

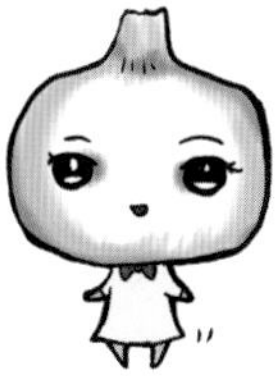

玉ねぎ

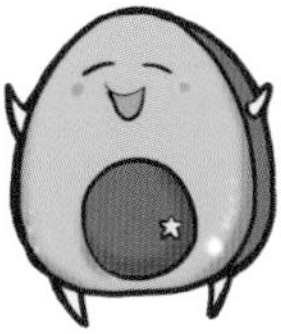

アボカド

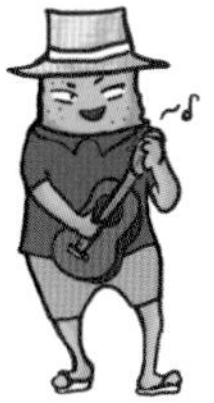

ゴーヤ

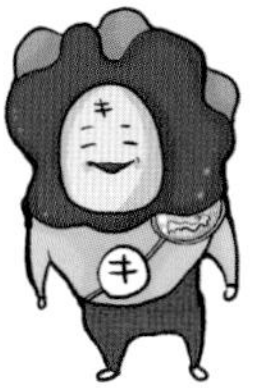

キクラゲ

主食

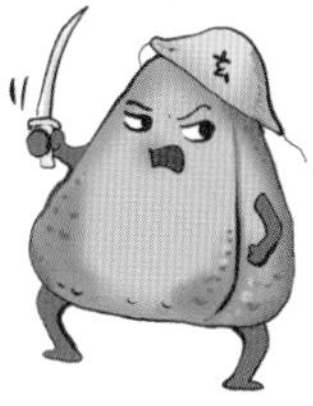

玄米

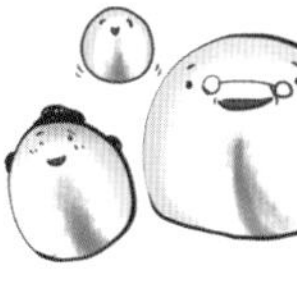

もち麦米

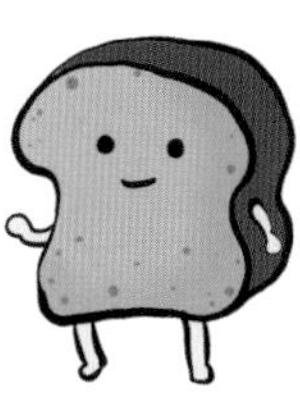

全粒粉パン

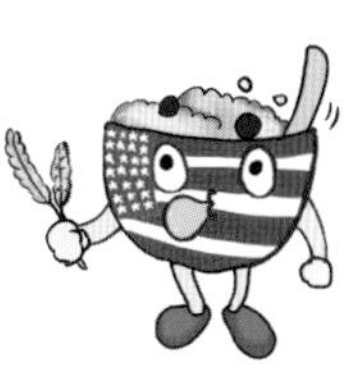

オートミール

Let's Cooking!

激うま濃厚
低糖質チーズケーキ

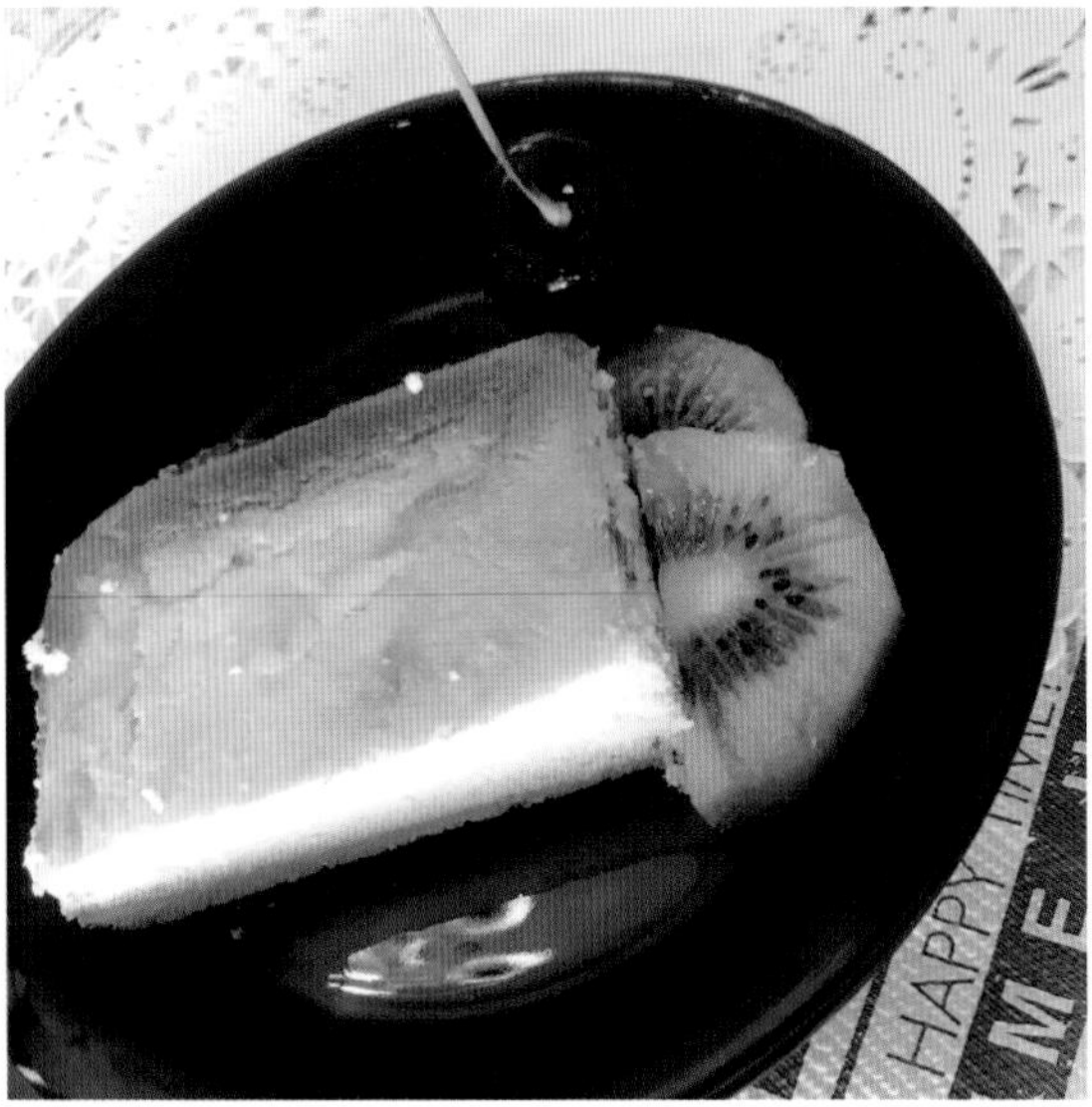

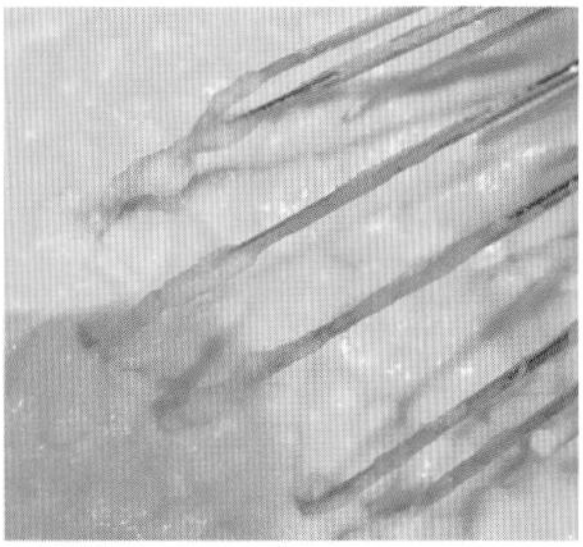

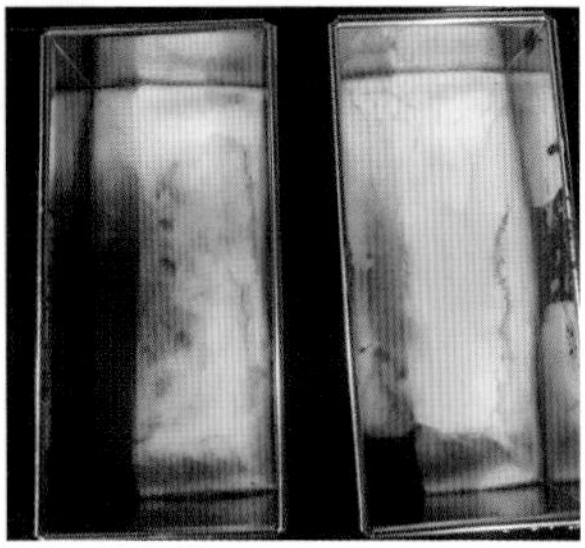

材料

□ 生おから：100 ～ 200g　□ エリスリトール：60g　□ 卵：２個
□ バター：50g（マーガリンでも OK）　□ レモン汁：大さじ１（ポッカレモン等）
□ クリームチーズ：200g　□ 片栗粉：大さじ１
※クリームチーズとバターは 600w40 秒レンジでチンして柔らかくしておく

作り方

❶ ボウルに卵とエリスリトール、レモンを入れてふんわりするまで混ぜる
❷ ①にその他の材料を加え、混ぜて型に入れる（３回くらいトントンと落として平らにしてね）
❸ ②を 170 度に予熱したオーブンで 40 ～ 50 分焼く
❹ 焼けたら粗熱をとって冷蔵庫で冷やしたら完成♪

第5章

糖尿病の夫をもってしまった妻
マルコは今日も闘い続ける！

STORY 01

糖尿病も克服！「腸活」の藤田先生にお会いしてきました！

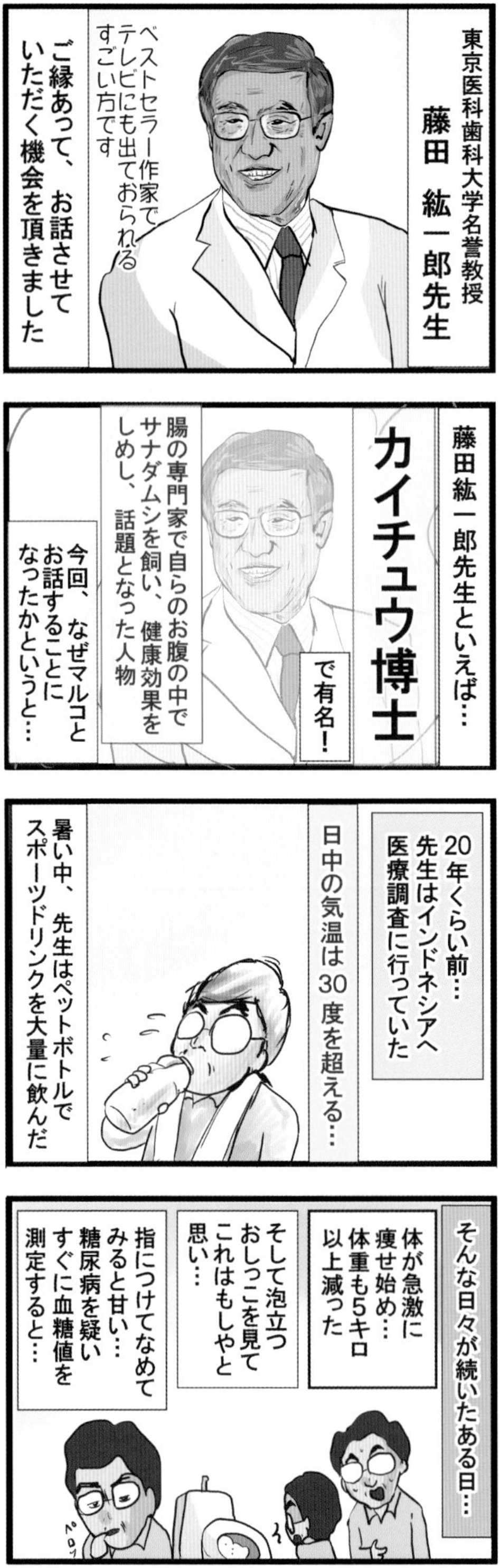

東京医科歯科大学名誉教授
藤田 紘一郎先生
ベストセラー作家でテレビにも出ておられるすごい方です
ご縁あって、お話させていただく機会を頂きました
藤田紘一郎先生といえば…
カイチュウ博士
で有名！
腸の専門家で自らのお腹の中でサナダムシを飼い、健康効果をしめし、話題となった人物
今回、なぜマルコとお話することになったかというと…
20年くらい前…先生はインドネシアへ医療調査に行っていた
日中の気温は30度を超える…
暑い中、先生はペットボトルでスポーツドリンクを大量に飲んだ
そんな日々が続いたある日…
体が急激に痩せ始め…体重も5キロ以上減った
そして泡立つおしっこを見てこれはもしやと思い…
指につけてなめてみると甘い…糖尿病を疑いすぐに血糖値を測定すると…

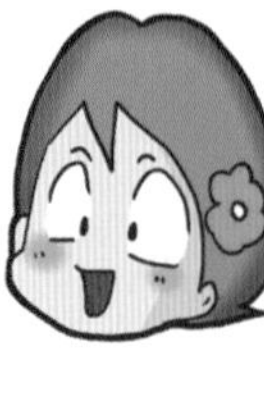

第5章

マルコは今日も闘い続ける！

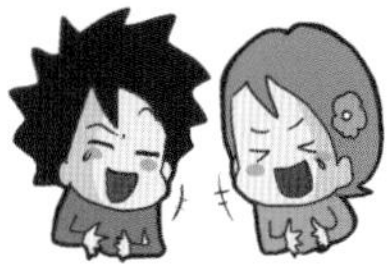

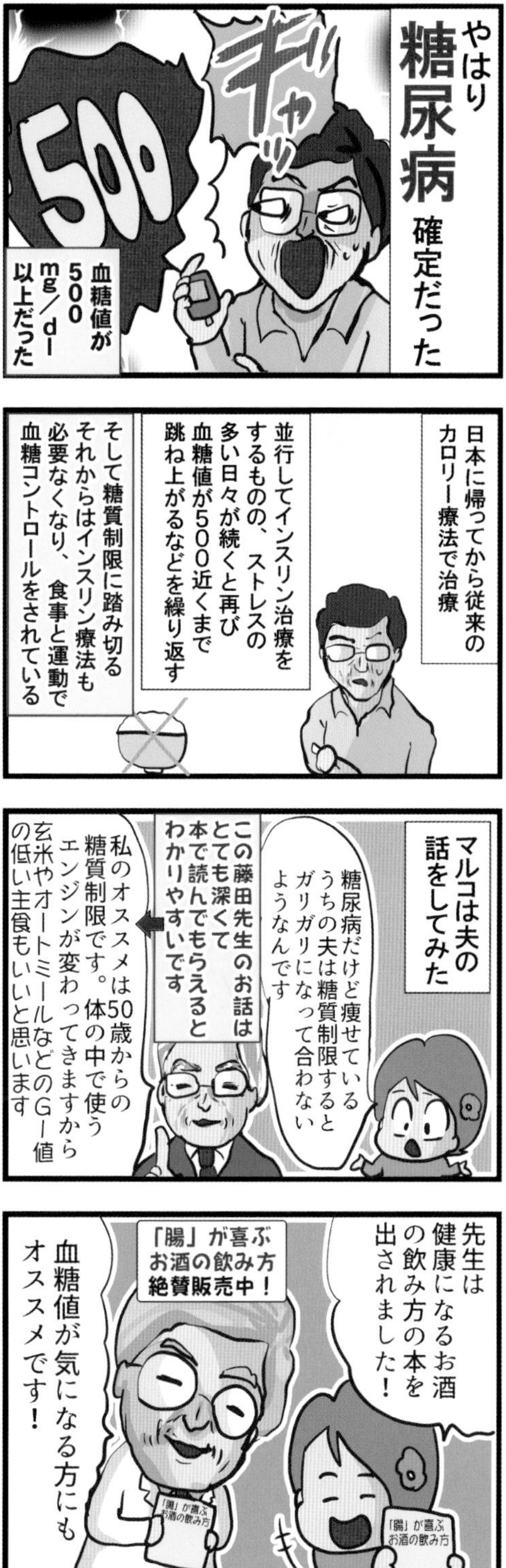

やはり糖尿病確定だった
ギャッ!!
500
血糖値が500mg／dl以上だった
日本に帰ってから従来のカロリー療法で治療
並行してインスリン治療をするものの、ストレスの多い日々が続くと再び血糖値が500近くまで跳ね上がるなどを繰り返す
そして糖質制限に踏み切るそれからはインスリン療法も必要なくなり、食事と運動で血糖コントロールをされている
マルコは夫の話をしてみた
糖尿病だけど痩せているうちの夫は糖質制限するとガリガリになって合わないようなんです
この藤田先生のお話はとても深くて本で読んでもらえるとわかりやすいです
私のオススメは50歳からの糖質制限です。体の中で使うエンジンが変わってきますから玄米やオートミールなどのGI値の低い主食もいいと思います
先生は健康になるお酒の飲み方の本を出されました！
「腸」が喜ぶお酒の飲み方 絶賛販売中！
血糖値が気になる方にもオススメです！
「腸」が喜ぶ お酒の飲み方
「腸」が喜ぶ お酒の飲み方

知っとくメモ

人体の細胞には「解糖エンジン」と「ミトコンドリアエンジン」があります。若いうちは活発なのでブドウ糖を分解して瞬発力を活かす解糖エンジンを活用し、50歳を超えた頃にはブドウ糖を酸素とともにエネルギーとするミトコンドリアエンジンに切り替える生活習慣にすることが、健康長寿の秘訣。

藤田先生はたくさんの本を出されてスゴイ先生だね

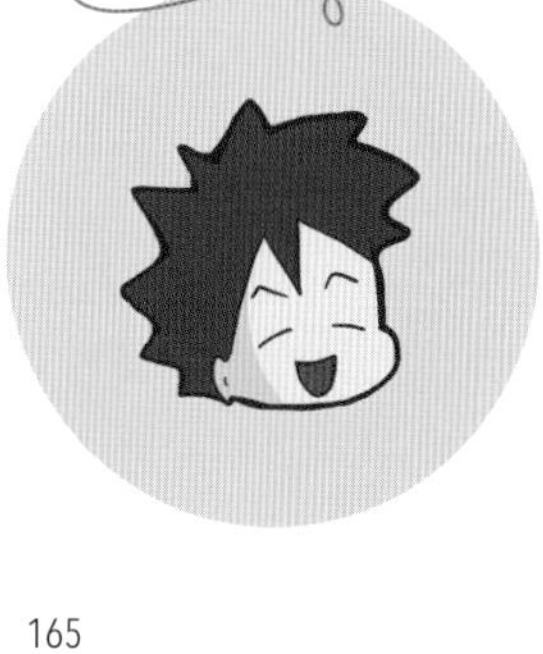

STORY 02

摂食障害を乗り越えた元タレントが、「超」低糖質スイーツを開発した理由

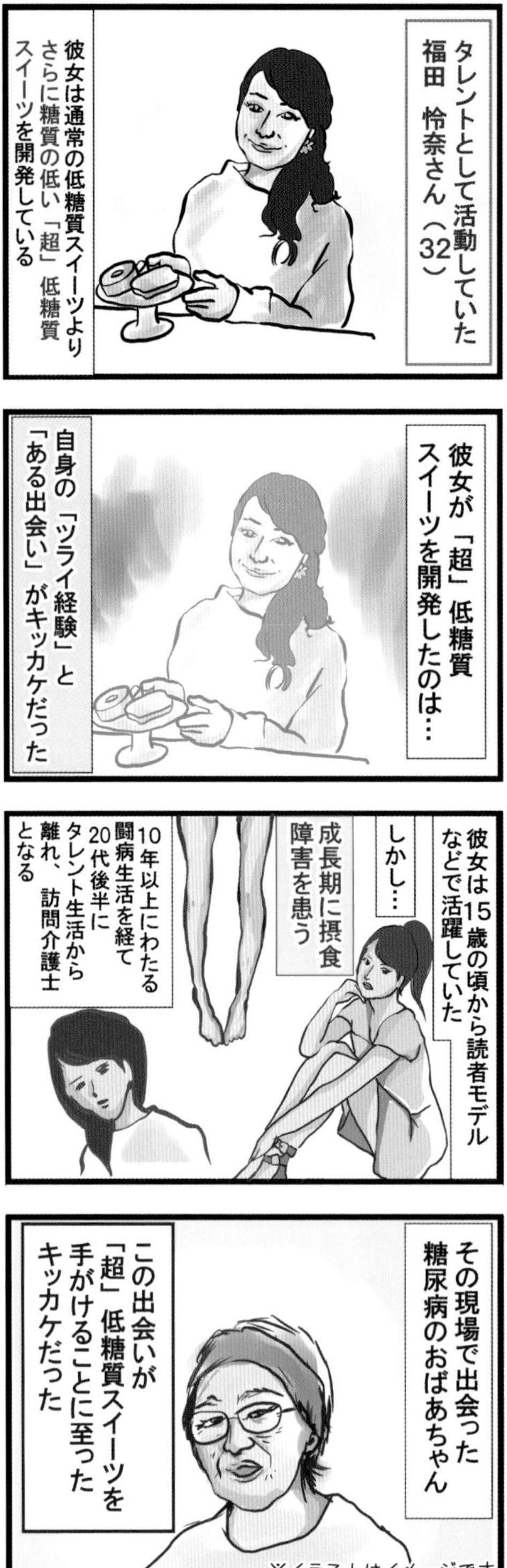
タレントとして活動していた
福田 怜奈さん（32）
彼女は通常の低糖質スイーツより
さらに糖質の低い「超」低糖質
スイーツを開発している
彼女が「超」低糖質
スイーツを開発したのは…
自身の「ツライ経験」と
「ある出会い」がキッカケだった
彼女は15歳の頃から読者モデル
などで活躍していた
しかし…
成長期に摂食
障害を患う
10年以上にわたる
闘病生活を経て
20代後半に
タレント生活から
離れ、訪問介護士
となる
その現場で出会った
糖尿病のおばあちゃん
この出会いが
「超」低糖質スイーツを
手がけることに至った
キッカケだった
※イラストはイメージです

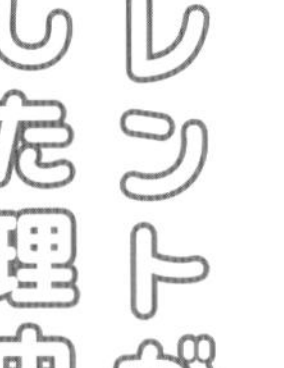

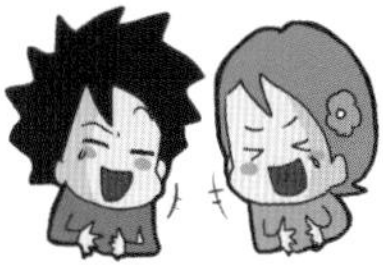

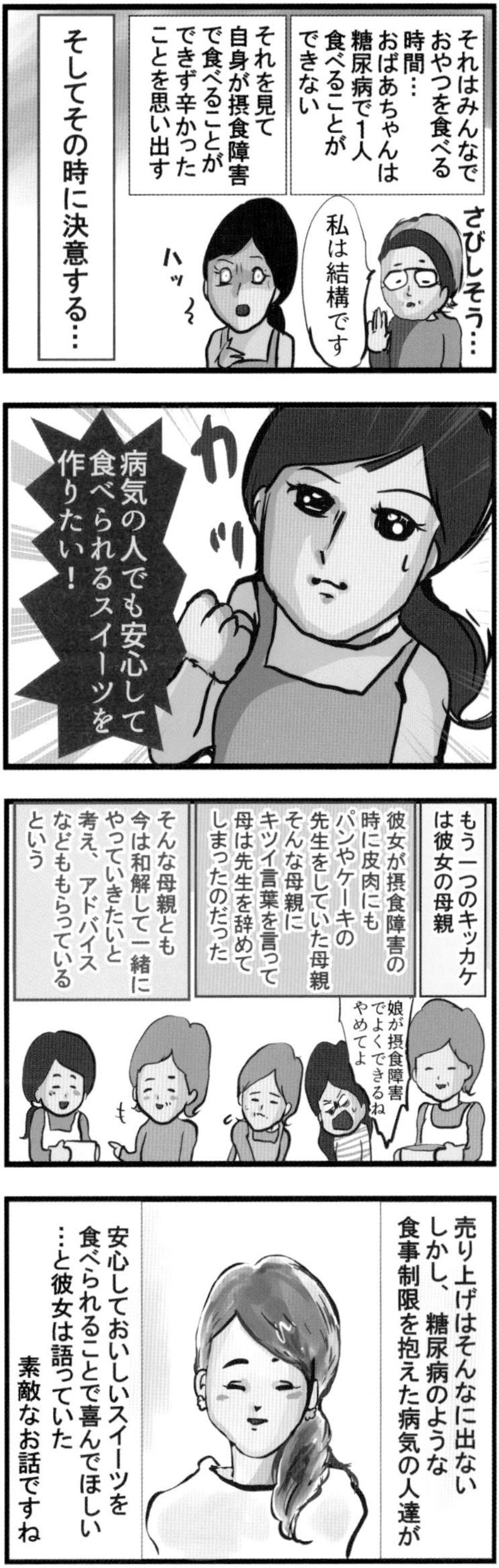
それはみんなでおやつを食べる時間…おばあちゃんは糖尿病で1人食べることができない
さびしそう…
私は結構です
それを見て自身が摂食障害で食べることができず辛かったことを思い出す
ハッ
そしてその時に決意する…
ガッ
病気の人でも安心して食べられるスイーツを作りたい！
もう一つのキッカケは彼女の母親
彼女が摂食障害の時に皮肉にもパンやケーキの先生をしていた母親
そんな母親にキツイ言葉を言って母は先生を辞めてしまったのだった
そんな母親とも今は和解して一緒にやっていきたいと考え、アドバイスなどももらっているという
娘が摂食障害でよくできるね やめてよ
売り上げはそんなに出ないしかし、糖尿病のような食事制限を抱えた病気の人達が
安心しておいしいスイーツを食べられることで喜んでほしい…と彼女は語っていた
素敵なお話ですね

怜奈さんが作る超低糖質スイーツは、低糖質と思えないくらいおいしいよ！

STORY 03

酒は飲んでも飲まれるな！血糖コントロールに役立つお酒の飲み方

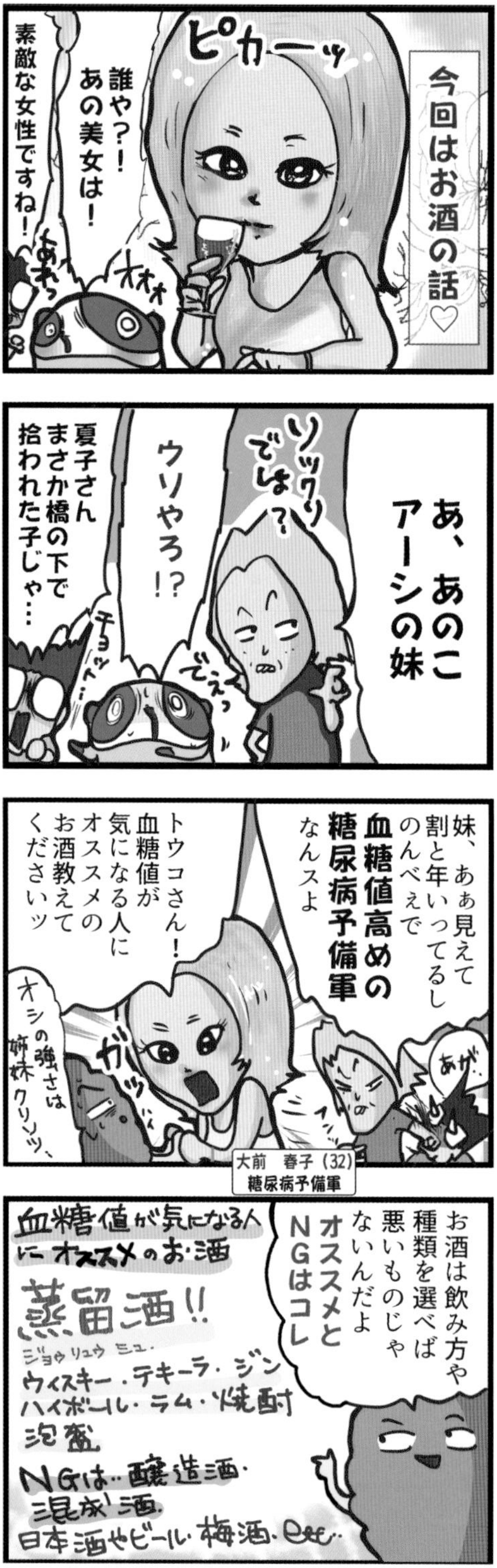

今回はお酒の話♡
ピカーッ
オオオ
誰や?!
あの美女は!
あれっ
素敵な女性ですね!
あ、あのこ
アーシの妹
ソックリでしょ?
でえっ
ウソやろ!?
夏子さん
まさか橋の下で
拾われた子じゃ…
妹、あぁ見えて
割と年いってるし
のんべぇで
血糖値高めの
糖尿病予備軍
なんスよ
あが..
トウコさん!
血糖値が
気になる人に
オススメの
お酒教えて
くださいッ
ガッ
オシの強さは
姉妹クリソツ、
大前　春子(32)
糖尿病予備軍
お酒は飲み方や
種類を選べば
悪いものじゃ
ないんだよ
オススメと
NGはコレ
血糖値が気になる人にオススメのお酒
蒸留酒《ジョウリュウシュ》!!
ウィスキー・テキーラ・ジン
ハイボール・ラム・焼酎
泡盛
NGは‥醸造酒・
混成酒.
日本酒やビール・梅酒、etc..

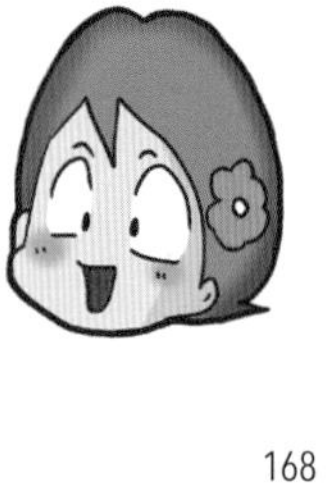

第5章
マルコは今日も闘い続ける！

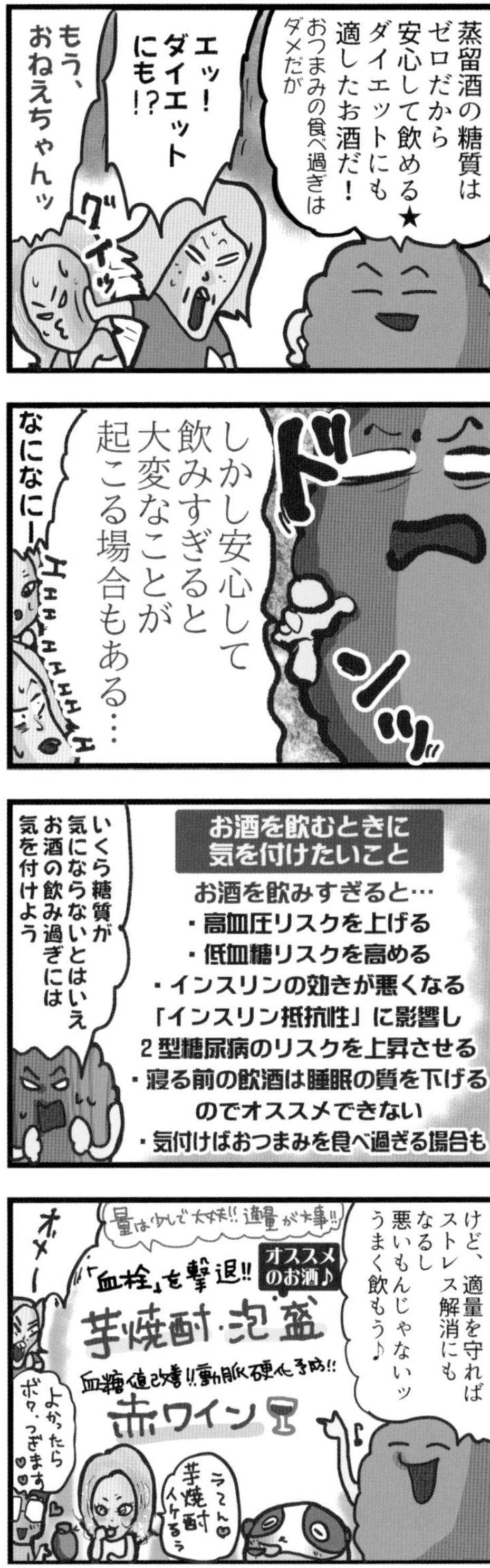
蒸留酒の糖質はゼロだから安心して飲める★ダイエットにも適したお酒だ！
おつまみの食べ過ぎはダメだが
エッ！ダイエットにも!?
グイッ
もう、おねえちゃんッ
ドーンッ
しかし安心して飲みすぎると大変なことが起こる場合もある…
なになにー
お酒を飲むときに気を付けたいこと
お酒を飲みすぎると…
・高血圧リスクを上げる
・低血糖リスクを高める
・インスリンの効きが悪くなる「インスリン抵抗性」に影響し2型糖尿病のリスクを上昇させる
・寝る前の飲酒は睡眠の質を下げるのでオススメできない
・気付けばおつまみを食べ過ぎる場合も
いくら糖質が気にならないとはいえお酒の飲み過ぎには気を付けよう
けど、適量を守ればストレス解消にもなるし悪いもんじゃないッうまく飲もう♪
量は少しで大丈夫!! 適量が大事!!
オススメのお酒♪
「血栓」を撃退!!
芋焼酎・泡盛
血糖値改善!!動脈硬化予防!!
赤ワイン
よかったらボク、つぎます

知っとくメモ

糖質が含まれない蒸留酒でもアルコールは含まれます。肝臓では糖質の代謝とは別にアルコールの分解も行われます。アルコールの分解には体内の糖をたくさん必要とするため、一時的な低血糖となったり、二日酔いになりやすくなります。飲み過ぎには特に注意しましょう。

蒸留酒とはいっても、割ものに砂糖や果汁などの糖質が含まれていることもあるので注意！

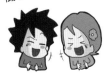

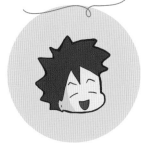

STORY 04

血糖値やメタボ改善、がん抑制も期待できる超カンタンな方法とは

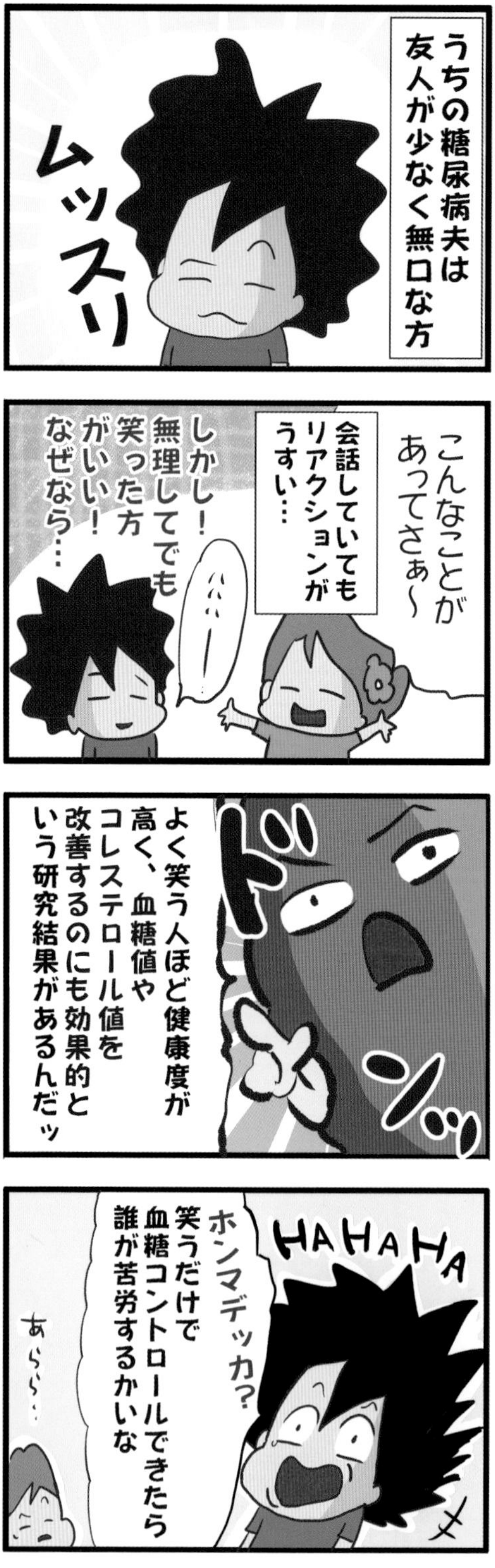
うちの糖尿病夫は友人が少なく無口な方
ムッスリ
こんなことがあってさぁ～
会話していてもリアクションがうすい…
ハハハー…
しかし！無理してでも笑った方がいい！なぜなら…
ドンッ
よく笑う人ほど健康度が高く、血糖値やコレステロール値を改善するのにも効果的という研究結果があるんだッ
ホンマデッカ？
HAHAHA
笑うだけで血糖コントロールできたら誰が苦労するかいな
あららら…

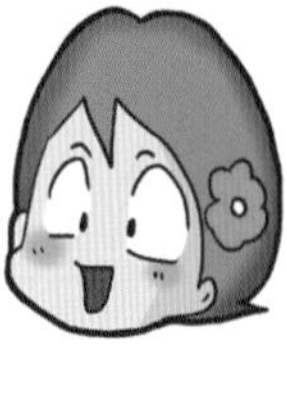

第5章

マルコは今日も
闘い続ける!

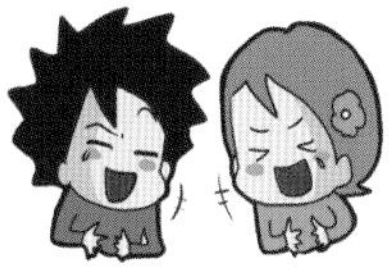

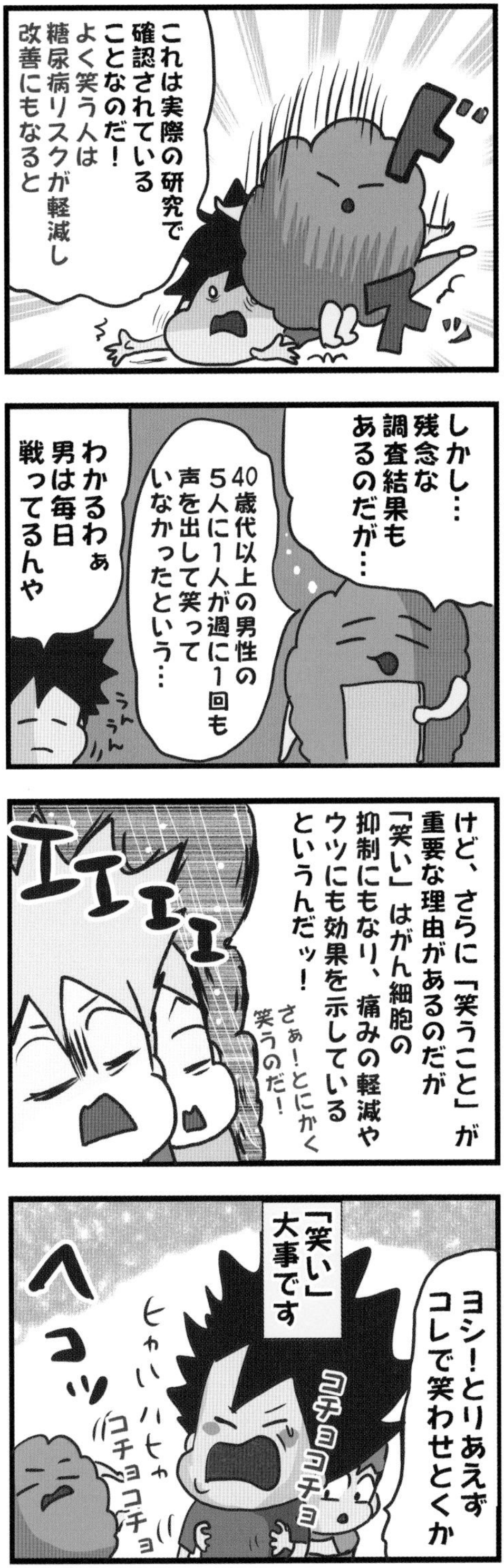

これは実際の研究で確認されていることなのだ! よく笑う人は糖尿病リスクが軽減し改善にもなると
ドォッ
しかし…残念な調査結果もあるのだが…
40歳代以上の男性の5人に1人が週に1回も声を出して笑っていなかったという…
わかるわぁ 男は毎日戦ってるんや
うんうん
けど、さらに「笑うこと」が重要な理由があるのだが「笑い」はがん細胞の抑制にもなり、痛みの軽減やウツにも効果を示しているというんだッ!
さぁ!とにかく笑うのだ!
エエエエ
ヨシ!とりあえずコレで笑わせとくか
「笑い」大事です
ヘコッ
ヒャハハヒャ
コチョコチョ
コチョコチョ

知っとくメモ

喜怒哀楽は、生活習慣病に関係します。例えば笑いの場合、横隔膜の筋肉を使っての腹式呼吸になり、プロスタグランジンI2(アイツー)という物質の分泌によって血圧を下げます。一方、怒りやイライラは、ストレスをアップさせるため、不安やウツ病、さらに脳卒中を引き起こす原因になります。

イライラは禁物。笑いは生活習慣病の予防にもなるんだから、人生笑って暮らしましょう

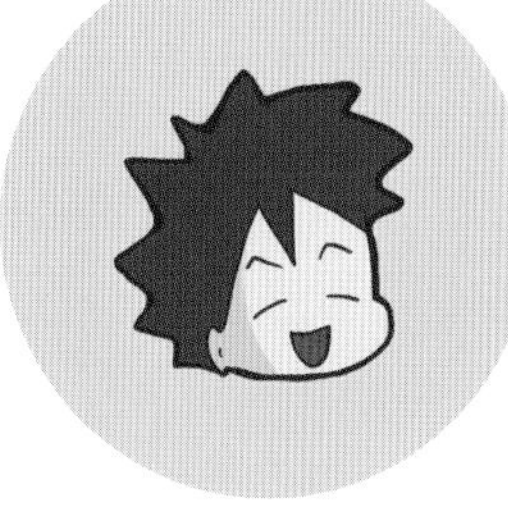

STORY 05

えっ、妊娠したら糖尿病!? 女性だけの悩み、妊娠糖尿病とは

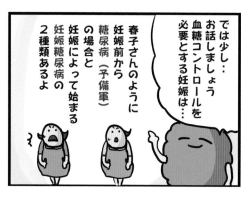

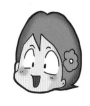

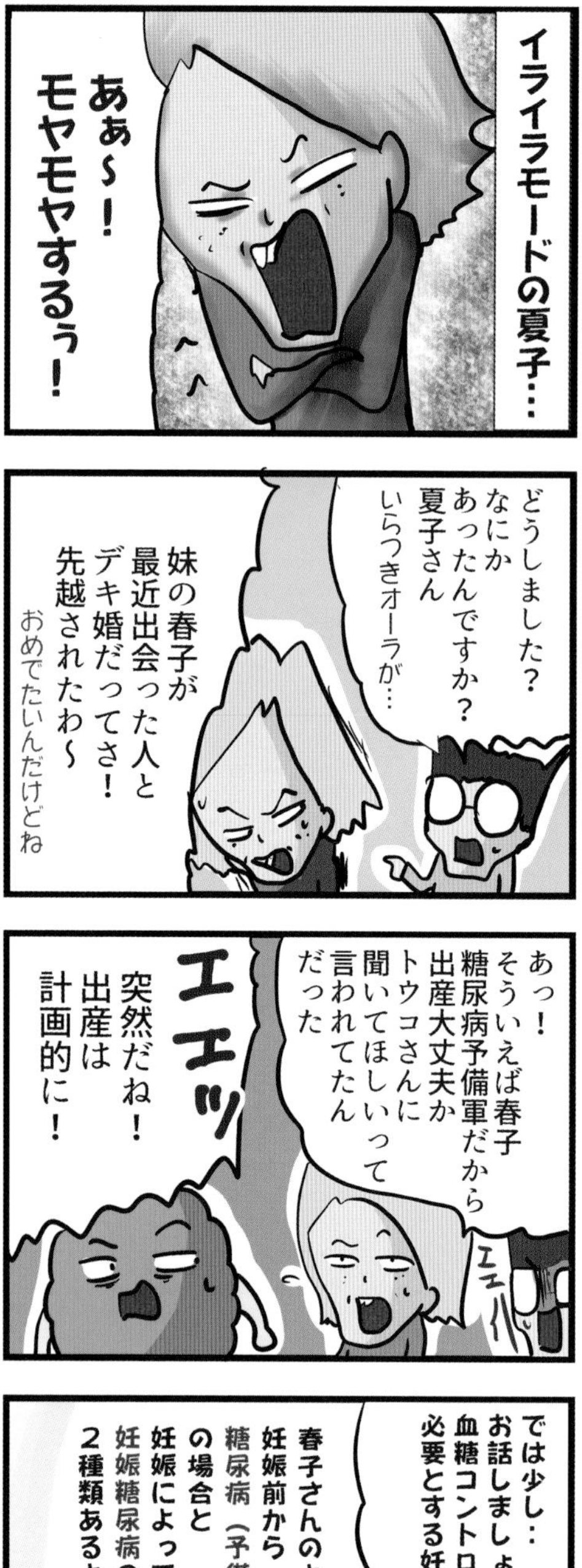
イライラモードの夏子…
あぁ~! モヤモヤするぅ!
どうしました? なにか あったんですか? 夏子さん いらつきオーラが…
妹の春子が 最近出会った人と デキ婚だってさ! 先越されたわ~
おめでたいんだけどね
あっ! そういえば春子 糖尿病予備軍だから 出産大丈夫か トウコさんに 聞いてほしいって 言われてたん だった
エエッ
突然だね! 出産は 計画的に!
エエ…
では少し… お話しましょう 血糖コントロールを 必要とする妊娠は…
春子さんのように 妊娠前から 糖尿病(予備軍) の場合と 妊娠によって始まる 妊娠糖尿病の 2種類あるよ

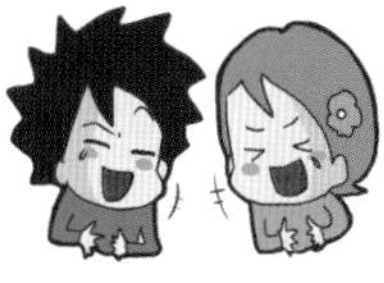

知っとくメモ

妊娠糖尿病は本人の肥満や糖尿病の家系以外に、高齢出産の人などがなりやすいとされます。妊娠中は出産に必要な栄養バランスの食事、塩分を控えて高血圧を防ぐなど、母子ともに影響がないように、十分に注意して健康管理をするように努めましょう。

元気な赤ちゃんを産むためにママは健康でいないとね！

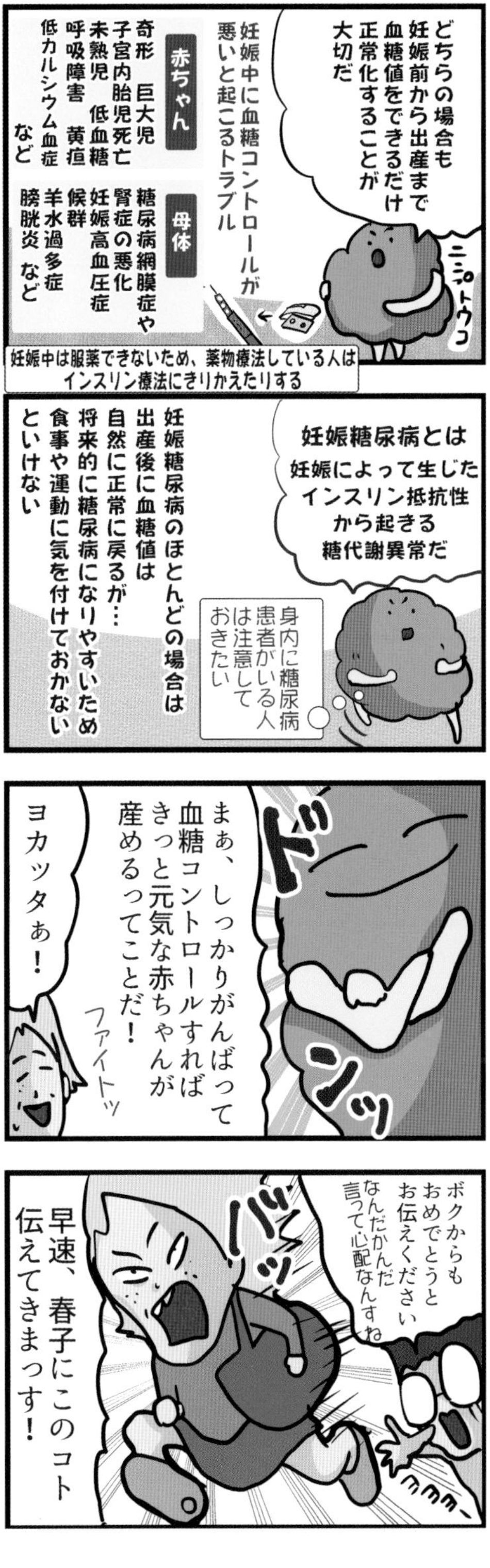
どちらの場合も妊娠前から出産まで血糖値をできるだけ正常化することが大切だ
ニンプトウコ
妊娠中に血糖コントロールが悪いと起こるトラブル
赤ちゃん
奇形　巨大児　子宮内胎児死亡　未熟児　低血糖　呼吸障害　黄疸　低カルシウム血症　など
母体
糖尿病網膜症や腎症の悪化　妊娠高血圧症候群　羊水過多症　膀胱炎　など
妊娠中は服薬できないため、薬物療法している人はインスリン療法にきりかえたりする
妊娠糖尿病とは妊娠によって生じたインスリン抵抗性から起きる糖代謝異常だ
身内に糖尿病患者がいる人は注意しておきたい
妊娠糖尿病のほとんどの場合は出産後に血糖値は自然に正常に戻るが…将来的に糖尿病になりやすいため食事や運動に気を付けておかないといけない
ドンッ
まぁ、しっかりがんばって血糖コントロールすればきっと元気な赤ちゃんが産めるってことだ！
ファイトッ
ヨカッタぁ！
ボクからもおめでとうとお伝えください
なんだかんだ言って心配なんすね
早速、春子にこのコト伝えてきまっす！

STORY 06

足切断のリスクも!? たかが「水虫」と放置すると…

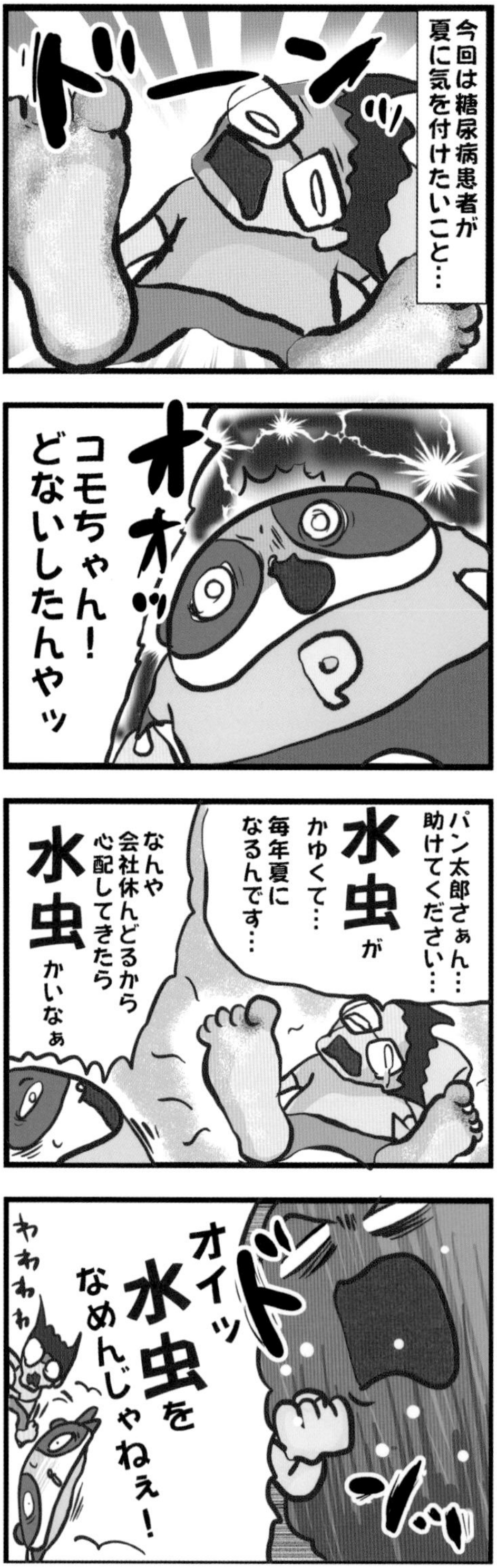
今回は糖尿病患者が夏に気を付けたいこと…
ドーン
オオッ
コモちゃん!どないしたんやッ
パン太郎さぁん…助けてください…
水虫がかゆくて…
毎年夏になるんです…
なんや会社休んどるから心配してきたら
水虫かいなぁ
ド
オイッ
水虫をなめんじゃねぇ!
わわわわ

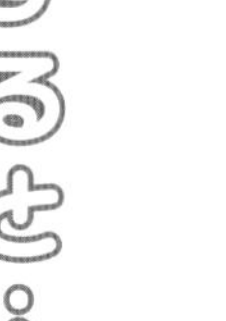

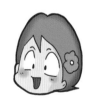

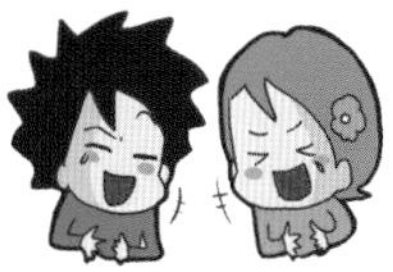

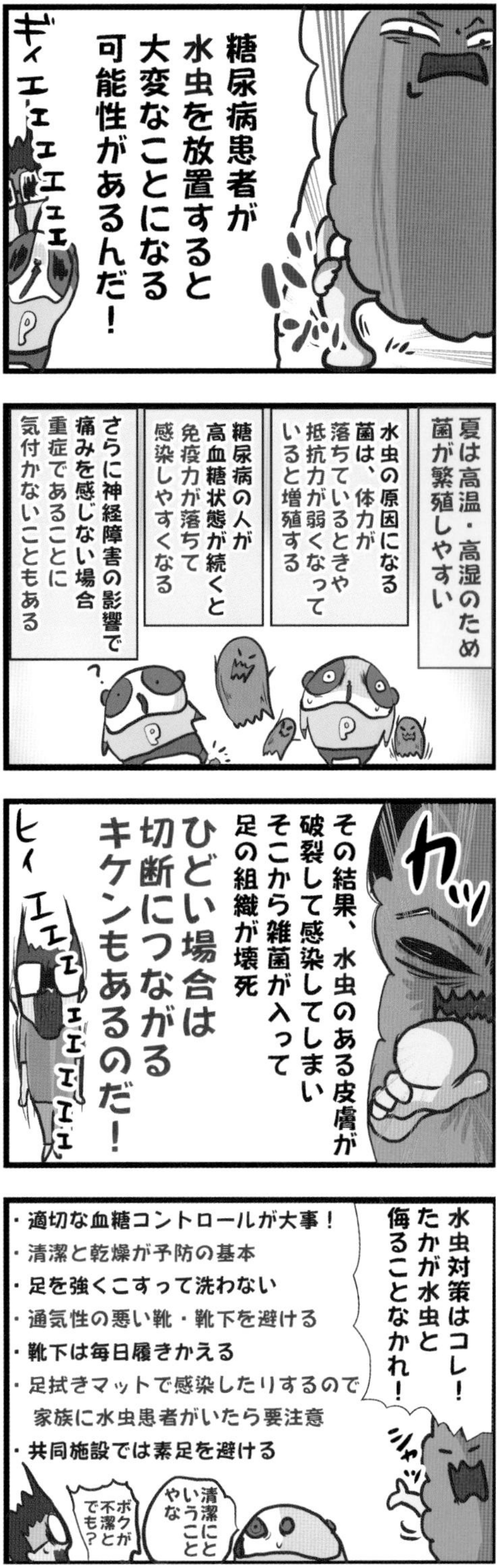
糖尿病患者が水虫を放置すると大変なことになる可能性があるんだ！
ギィエェェエェエ
夏は高温・高湿のため菌が繁殖しやすい
水虫の原因になる菌は、体力が落ちているときや抵抗力が弱くなっていると増殖する
糖尿病の人が高血糖状態が続くと免疫力が落ちて感染しやすくなる
さらに神経障害の影響で痛みを感じない場合重症であることに気付かないこともある
？
ワッ
その結果、水虫のある皮膚が破裂して感染してしまいそこから雑菌が入って足の組織が壊死
ひどい場合は切断につながるキケンもあるのだ！
ヒィエエエエエエエエ
水虫対策はコレ！たかが水虫と侮ることなかれ！
・適切な血糖コントロールが大事！
・清潔と乾燥が予防の基本
・足を強くこすって洗わない
・通気性の悪い靴・靴下を避ける
・靴下は毎日履きかえる
・足拭きマットで感染したりするので家族に水虫患者がいたら要注意
・共同施設では素足を避ける
シャッ
清潔にということやな
ボクが不潔とでも？

知っとくメモ

糖尿病による足の悪化を「糖尿病足病変」といいます。足の毛細血管が細くなっていて、神経障害で感覚がにぶくなっていることがあるので、痛みやケガに気づきにくいのです。そこから雑菌がはいり、壊死することもあります。くれぐれも血糖値管理と足のケアには気をつけてください。

最近は若い女性の水虫も増えているから、糖尿病の可能性がある人は注意してね

STORY 07

糖尿病夫の薄毛が改善！血糖コントロールは毛髪にも効く!?

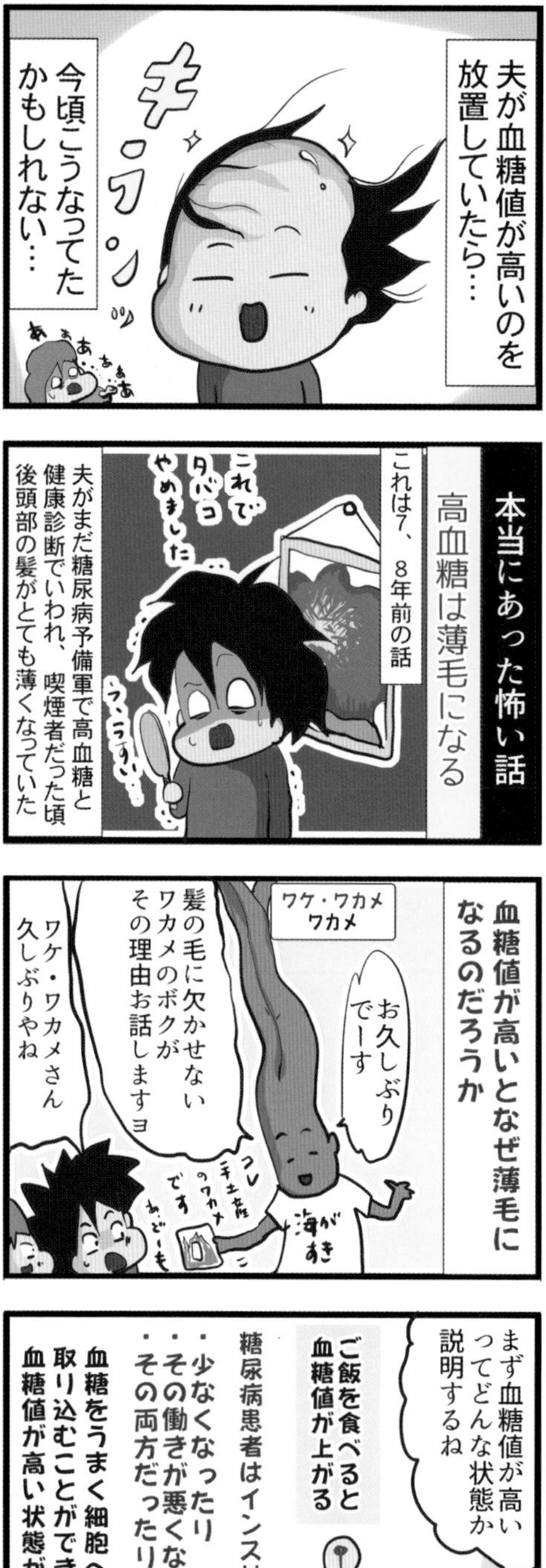
夫が血糖値が高いのを放置していたら…
キラン
今頃こうなってたかもしれない…
本当にあった怖い話
高血糖は薄毛になる
これは7、8年前の話
これでタバコやめました
う、うすい
夫がまだ糖尿病予備軍で高血糖と健康診断でいわれ、喫煙者だった頃後頭部の髪がとても薄くなっていた
血糖値が高いとなぜ薄毛になるのだろうか
ワケ・ワカメ
ワカメ
お久しぶりでーす
髪の毛に欠かせないワカメのボクがその理由お話しますヨ
ワケ・ワカメさん久しぶりやね
コレ手土産のワカメです
あ、どーも
海がすき
まず血糖値が高いってどんな状態か説明するね
ご飯を食べると血糖値が上がる
糖尿病患者はインスリンの量が
・少なくなったり
・その働きが悪くなったり
・その両方だったりして
血糖をうまく細胞へと取り込むことができずに血糖値が高い状態が続く

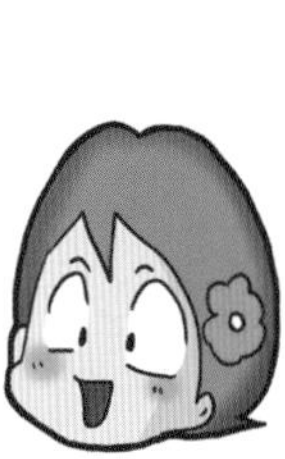

第5章
マルコは今日も
闘い続ける！

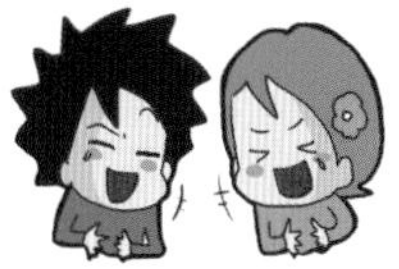

知っとくメモ

糖尿病で忘れがちなのが皮膚トラブル。高血糖による頭皮の糖化は薄毛や抜け毛の原因になりやすいです。内臓も皮膚も細胞からできていますから、皮膚はとても大きな臓器ともいえます。近年では、ストレスや生活習慣の乱れで女性にも糖尿病予備軍が増え、薄毛になることがあるので注意してね。

男性も女性も髪は大事だよね！ 気になりだしたら食生活習慣の見直しも

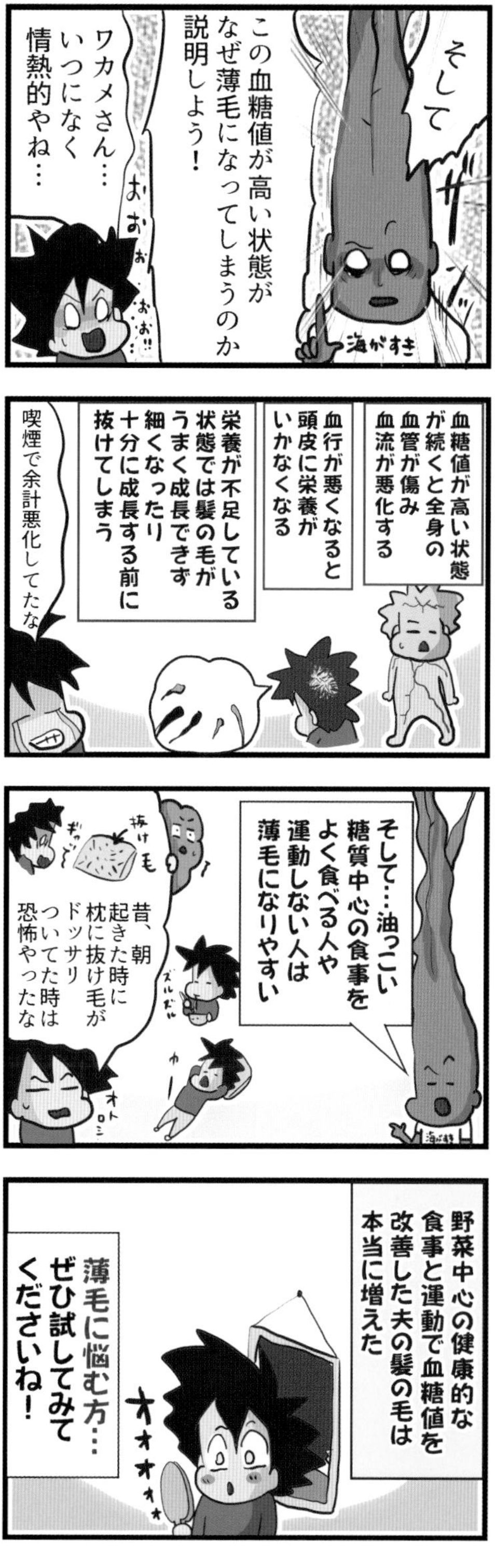

そして
この血糖値が高い状態がなぜ薄毛になってしまうのか説明しよう！
海がすき
おおおおお!!
ワカメさん…いつになく情熱的やね…
血糖値が高い状態が続くと全身の血管が傷み血流が悪化する
血行が悪くなると頭皮に栄養がいかなくなる
栄養が不足している状態では髪の毛がうまく成長できず細くなったり十分に成長する前に抜けてしまう
喫煙で余計悪化してたな
そして…油っこい糖質中心の食事をよく食べる人や運動しない人は薄毛になりやすい
抜け毛
ズルズル
昔、朝起きた時に枕に抜け毛がドッサリついてた時は恐怖やったな
野菜中心の健康的な食事と運動で血糖値を改善した夫の髪の毛は本当に増えた
薄毛に悩む方…ぜひ試してみてくださいね！
オオオオオ

共感できる!? 夫が考える糖尿病あるある

今日はコレ

突然だが、オレの「糖尿病あるある」を聞いてくれあるある～や

みんなチーンあるかな？

外食の時

メニューを選ぶのに時間がかかる

食べたいものと糖質量との戦い

うーむどうしよう?

Menu

うん

フルームチーズ ゲ～ちくしょー！

仕事をしている午後…

眠気に襲われると血糖値が上がっている気がしてあせる

ウトウト…

ハッ

急に運動したりする夫

飲み会の時糖尿病だと話したら

大丈夫だから！

わ、わかってない…！

友達の反応にまだまだ糖尿病という病気を世間が理解していない事実に気付く

飲み会来ても大丈夫？

飲んでるのはハイボール

お酒飲んで大丈夫？

からあげ食べていいの？

ホントフシギー

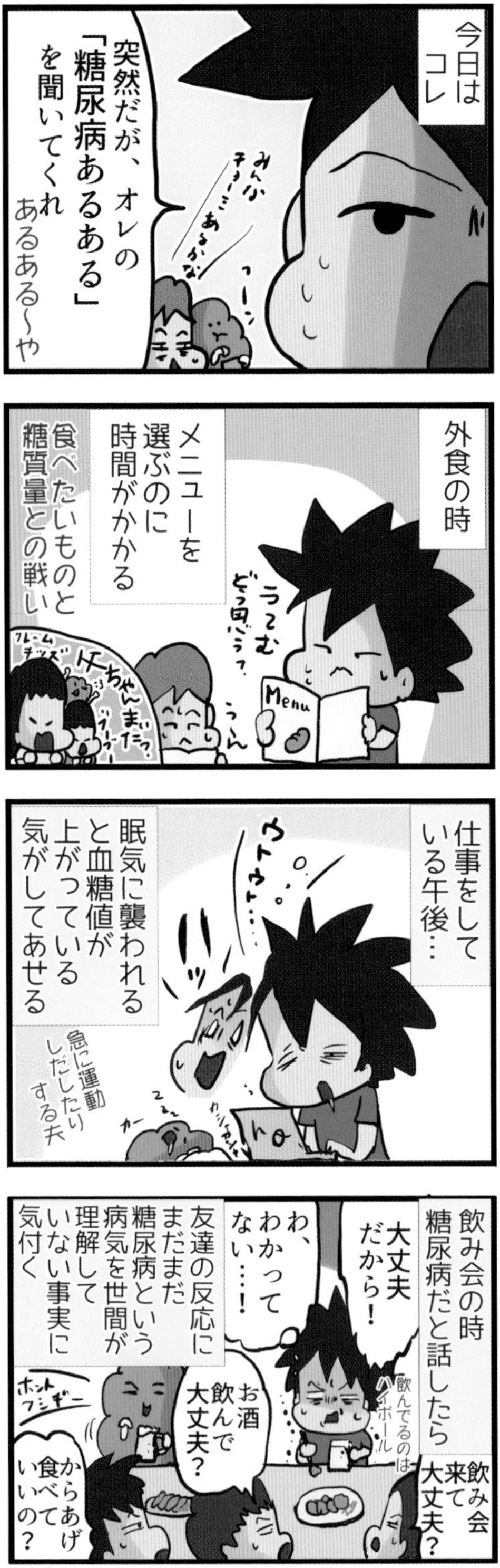

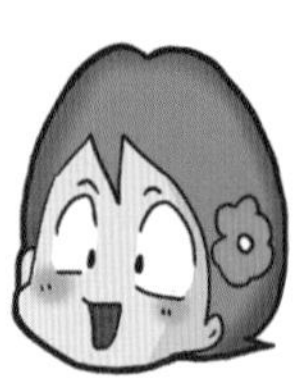

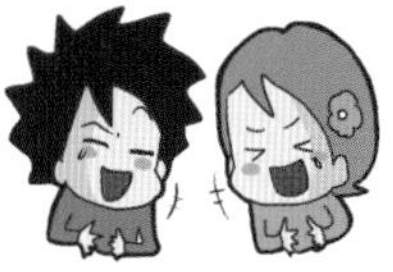

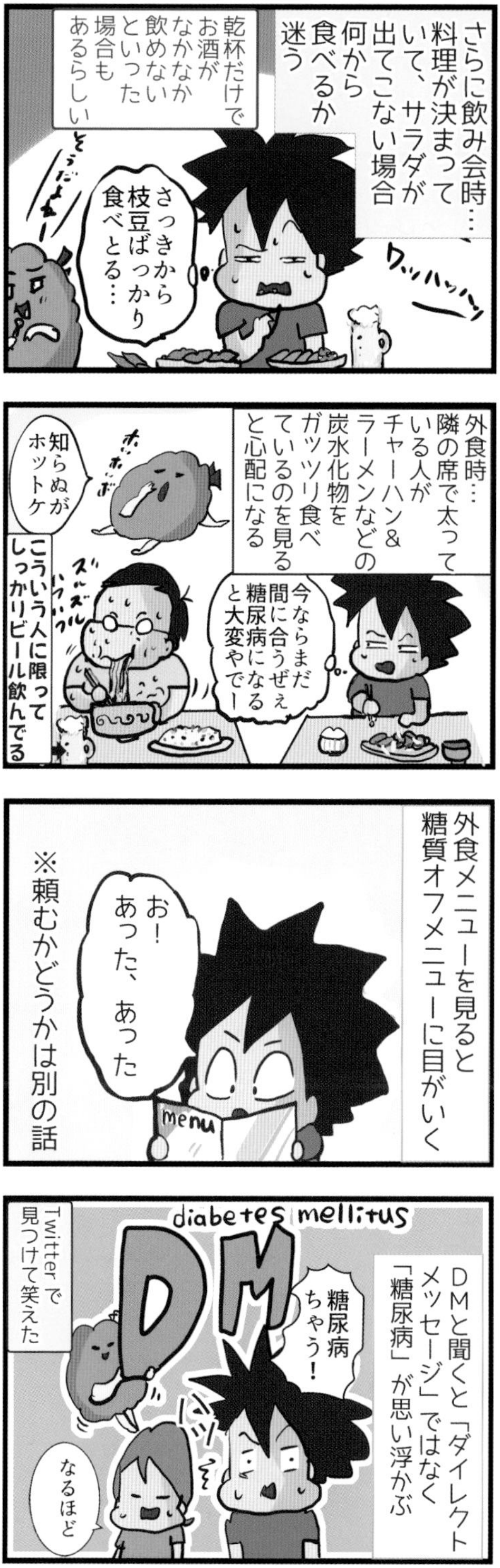
さらに飲み会時…料理が決まっていて、サラダが出てこない場合何から食べるか迷う
乾杯だけでお酒がなかなか飲めないといった場合もあるらしい
ワッハッハッハッ
さっきから枝豆ばっかり食べとる…
そうだよな〜
外食時…隣の席で太っている人がチャーハン&ラーメンなどの炭水化物をガッツリ食べているのを見ると心配になる
今ならまだ間に合うぜぇ糖尿病になると大変やでー
知らぬがホットケ
ズルズル
ハフハフ
こういう人に限ってしっかりビール飲んでる
外食メニューを見ると糖質オフメニューに目がいく
お!あった、あった
※頼むかどうかは別の話
menu
DMと聞くと「ダイレクトメッセージ」ではなく「糖尿病」が思い浮かぶ
diabetes mellitus
DM
糖尿病ちゃう!
Twitterで見つけて笑えた
なるほど

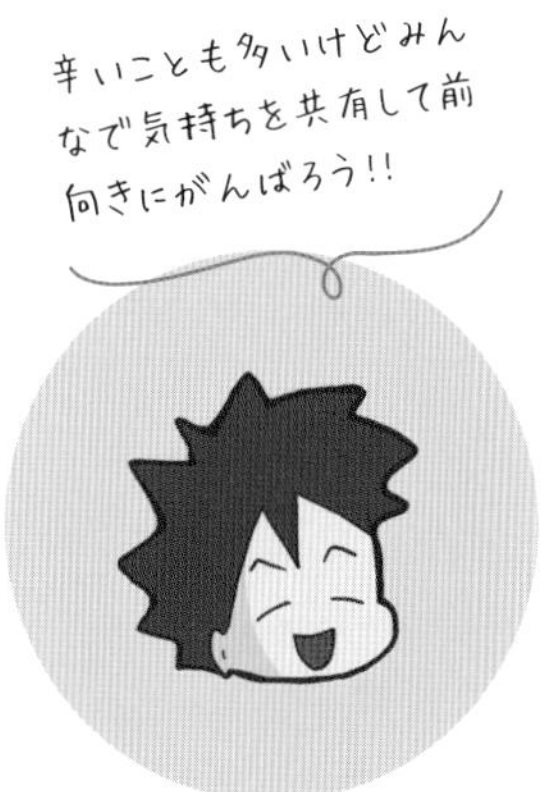
辛いことも多いけどみんなで気持ちを共有して前向きにがんばろう!!

STORY 09

みんなも考えてみよう！ 糖尿病川柳で笑って血糖コントロールや！

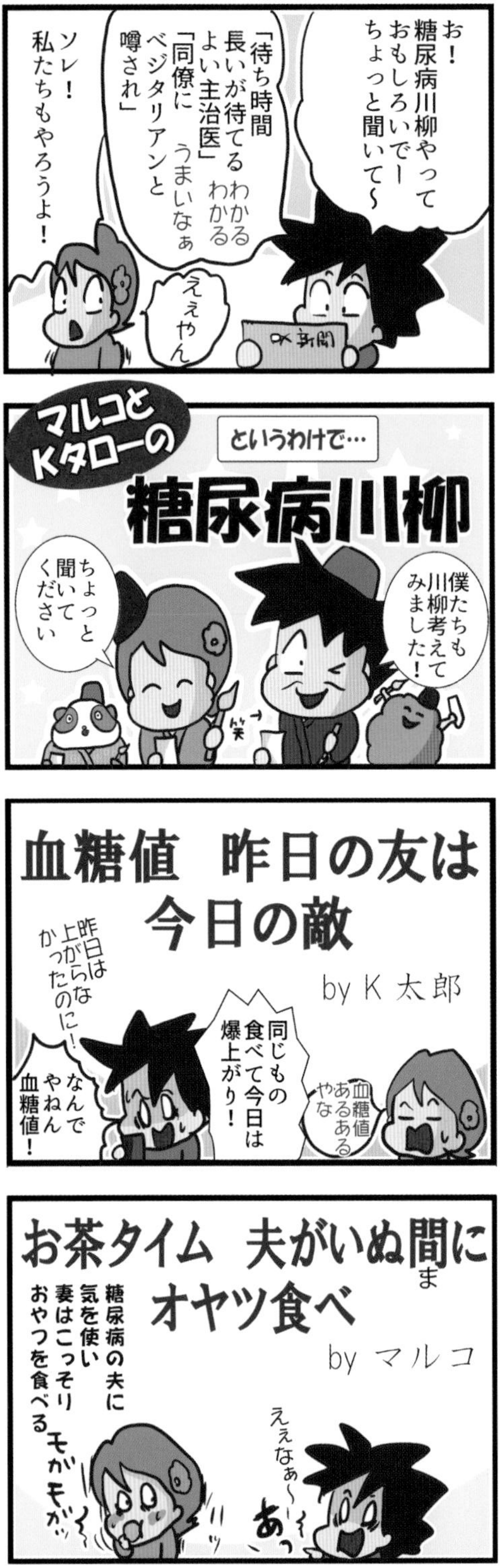
お！
糖尿病川柳やって
おもしろいでー
ちょっと聞いて～
「待ち時間 長いが待てる よい主治医」
わかる わかる
「同僚に ベジタリアンと 噂され」
うまいなぁ
ええやん
ソレ！ 私たちもやろうよ！
マルコとKタローの
というわけで…
糖尿病川柳
僕たちも川柳考えてみました！
ちょっと聞いてください
血糖値　昨日の友は 今日の敵
by K 太郎
昨日は上がらなかったのに！
なんでやねん血糖値！
同じもの食べて今日は爆上がり！
血糖値あるあるやな
お茶タイム　夫がいぬ間《ま》に オヤツ食べ
by マルコ
糖尿病の夫に気を使い妻はこっそりおやつを食べる
モガモガッ
ええなぁ～
あっ

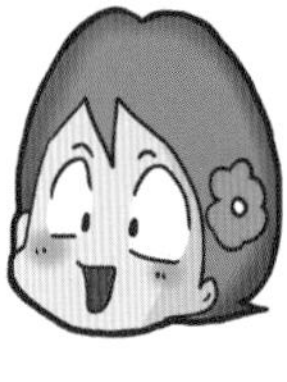

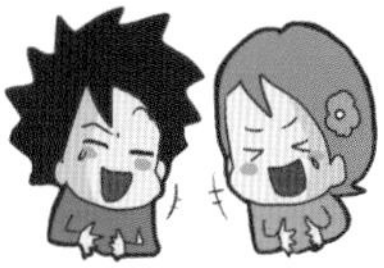

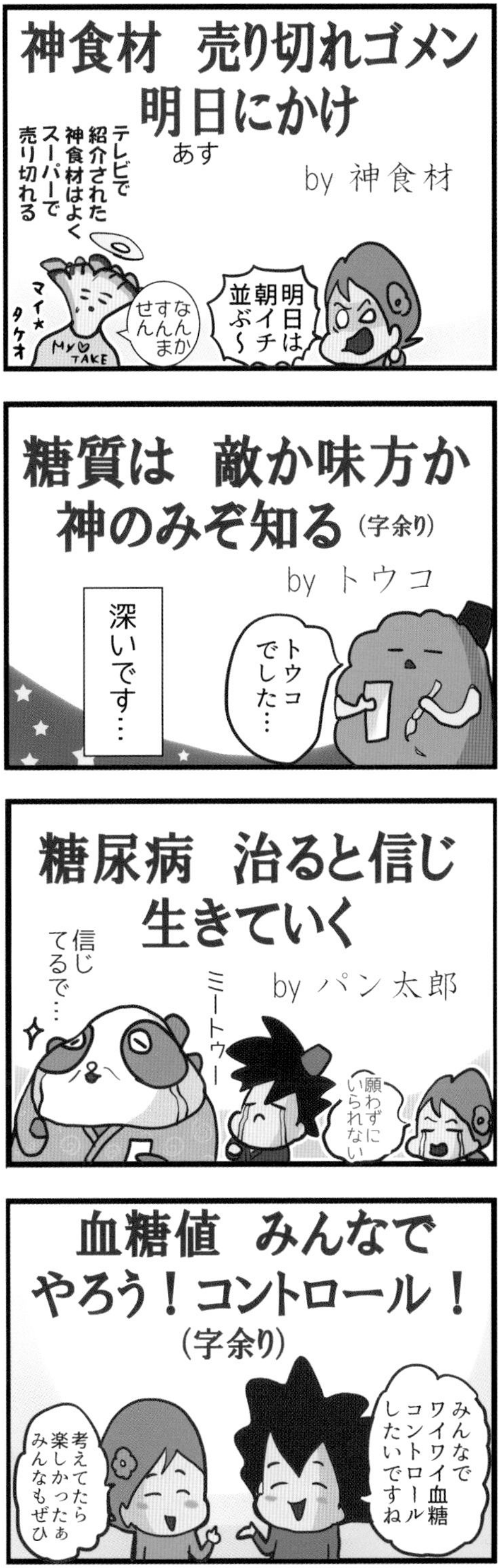
神食材　売り切れゴメン
明日《あす》にかけ
by 神食材
明日は朝イチ並ぶ～
なんかすんません
テレビで紹介された神食材はよくスーパーで売り切れる
マイ★タケオ
MY♡TAKE
糖質は　敵か味方か
神のみぞ知る（字余り）
by トウコ
トウコでした…
深いです…
糖尿病　治ると信じ
生きていく
by パン太郎
願わずにいられない
ミートゥー
信じてるで…
血糖値　みんなで
やろう！コントロール！
（字余り）
みんなでワイワイ血糖コントロールしたいですね
考えてたら楽しかったぁみんなもぜひ

みんなも糖尿病川柳を
考えてみて！

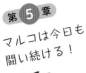

Let's Cooking!

オートミールでふわとろ低糖質オムライス

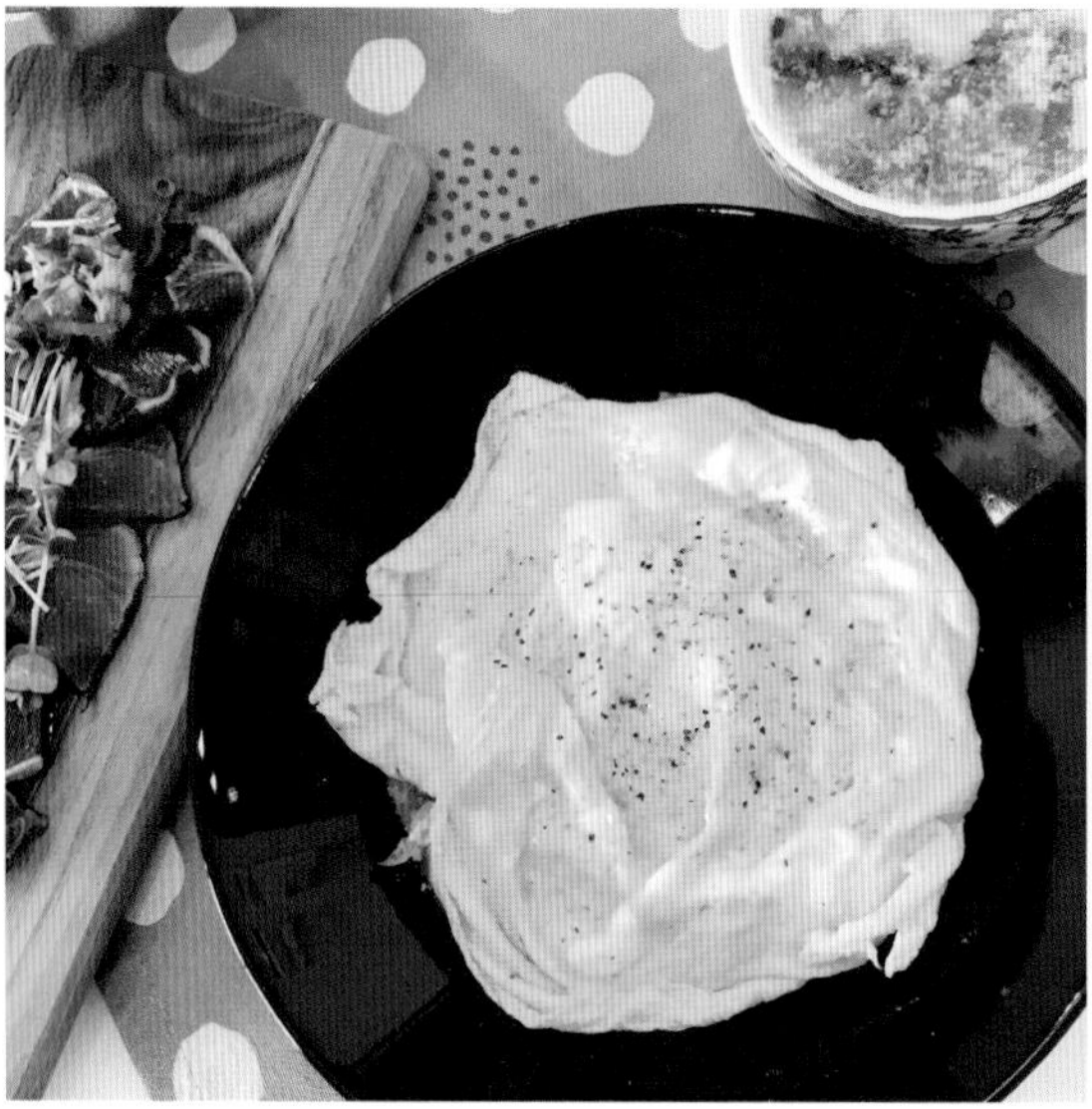

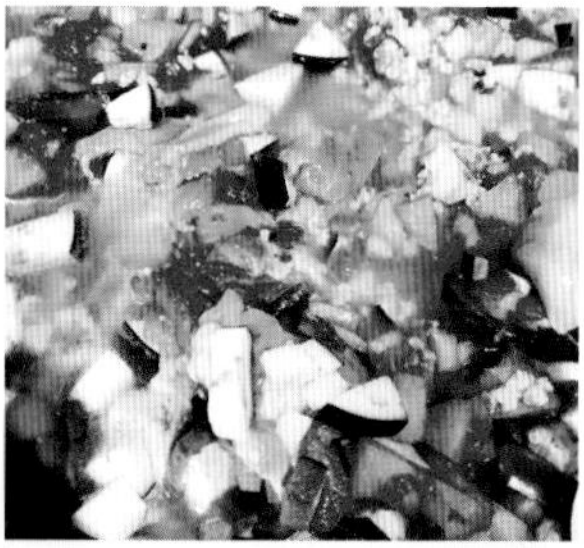

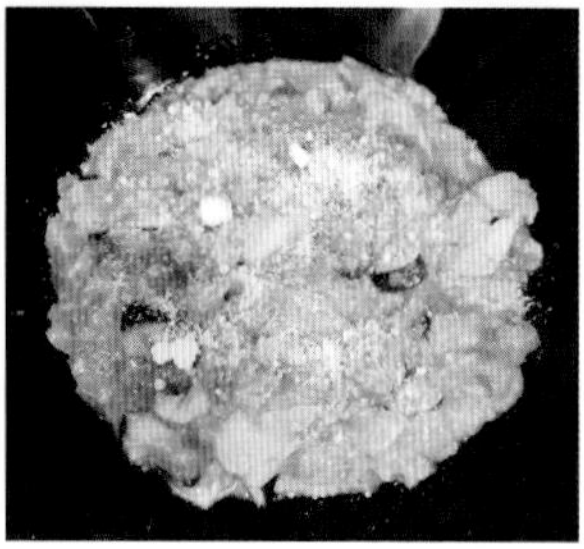

材料 〈2～3人分〉

- ☐ オートミール：30g
- ☐ ニンジン：1本
- ☐ ピーマン：2個
- ☐ 玉ねぎ：2分の1個
- ☐ ナス：1本
- ☐ オクラ：4個
- ☐ 鶏肉：1枚
- ☐ トマトソース：100g
- ☐ 水：500ml
- ☐ 鶏ガラスープの素：大さじ1
- ☐ 卵：5個
- ☐ 豆乳：少々
- ☐ 塩コショウ：適宜

※野菜は冷蔵庫にあるものでいいですよー！（玉ねぎはあった方がおいしいです！）

作り方

❶ オートミールをフライパンに入れる
❷ 野菜類と肉を全部細かく刻んで①の上に乗せて水、鶏ガラスープの素、トマトソースを入れる
❸ 具材に火が通るまで煮る
❹ ③を皿にうつす(粉チーズがあったらかけると隠し味になりますよ)
❺ 卵と豆乳少々と塩コショウを混ぜてフライパンでふんわり焼く
❻ ④に⑤を乗せて完成～（パセリをかけたらオシャレです♪）

付録

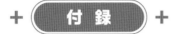

糖尿病・高血糖対策には「GI値」にも要注目！

知ってると便利！ 糖質量だけじゃなく「GI値」にも注目しよう

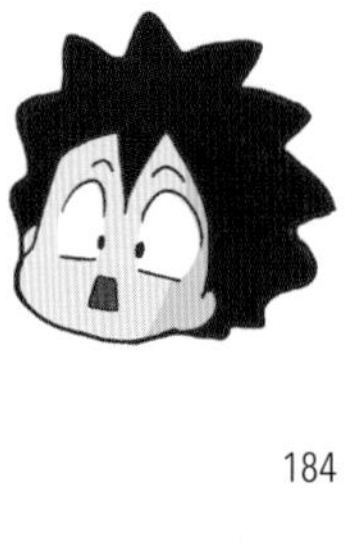

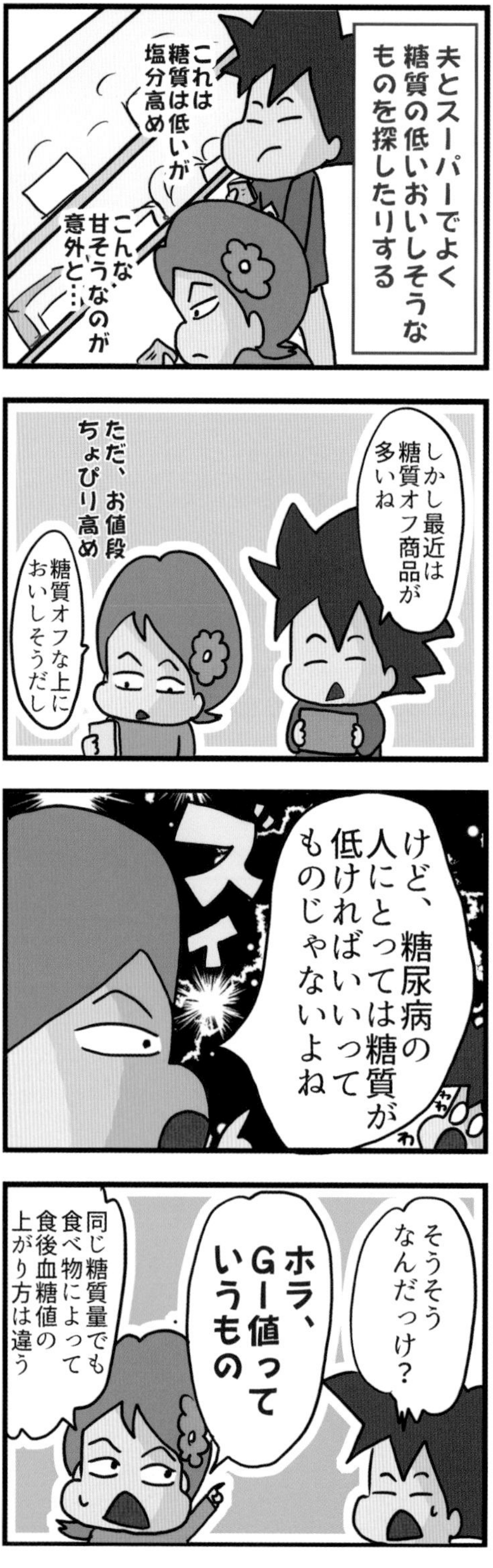

夫とスーパーでよく糖質の低いおいしそうなものを探したりする
これは糖質は低いが塩分高め
こんな甘そうなのが意外と…
しかし最近は糖質オフ商品が多いね
糖質オフな上においしそうだし
ただ、お値段ちょぴり高め
ズィ
けど、糖尿病の人にとっては糖質が低ければいいってものじゃないよね
そうそうなんだっけ？
ホラ、GI値っていうもの
同じ糖質量でも食べ物によって食後血糖値の上がり方は違う

付録

「GI値」にも要注目！

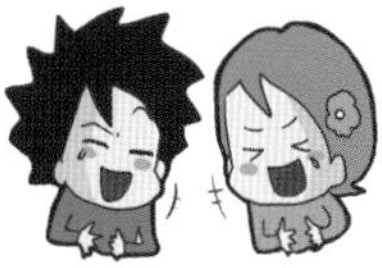

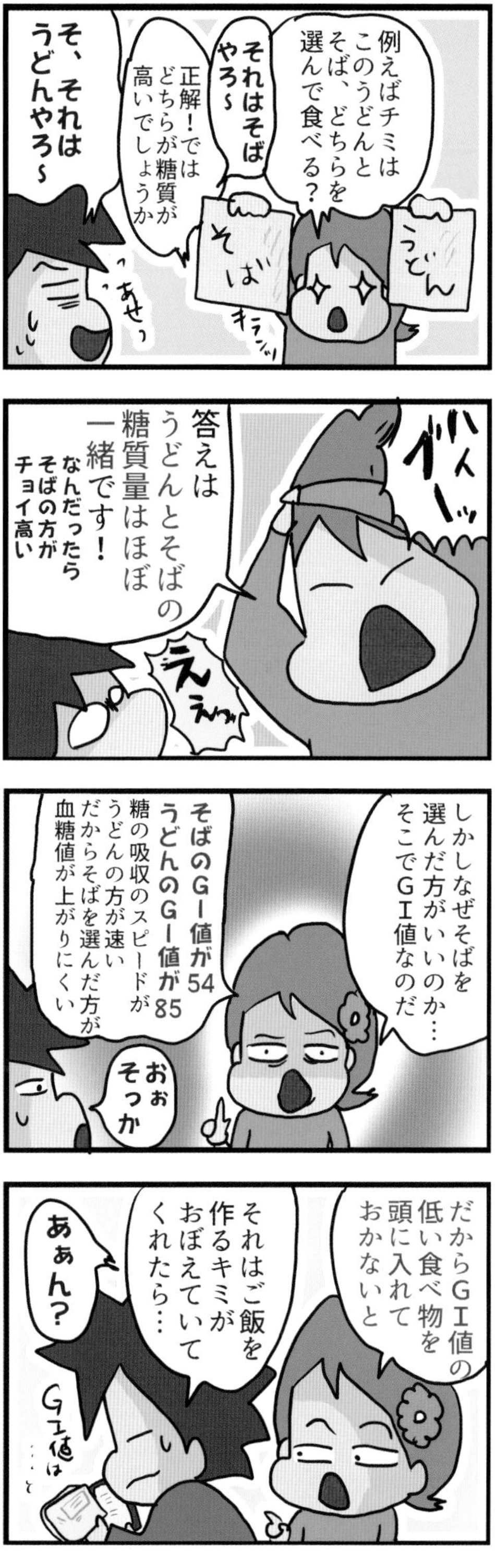
例えばチミはこのうどんとそば、どちらを選んで食べる？
うどん
そば
それはそばやろ～
キランッ
正解！ではどちらが糖質が高いでしょうか
そ、それはうどんやろ～
あせっ
答えはうどんとそばの糖質量はほぼ一緒です！
なんだったらそばの方がチョイ高い
ええぇ
しかしなぜそばを選んだ方がいいのか…
そこでGI値なのだ
そばのGI値が54
うどんのGI値が85
糖の吸収のスピードがうどんの方が速い
だからそばを選んだ方が血糖値が上がりにくい
おぉそっか
だからGI値の低い食べ物を頭に入れておかないと
それはご飯を作るキミがおぼえていてくれたら…
あぁん？
GI値は…と

知っとくメモ

GI値とは、食品に含まれる糖質の吸収の速さを示したものです。血糖値を上げない食事が話題になったことがありますが、GI値の低い食べ物は、糖質が吸収される速度が遅いので、食後血糖値が上がりにくいのです。

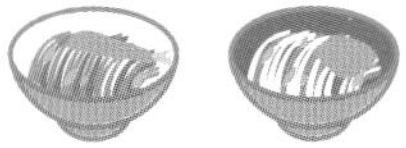

次のページに、食品のGI値の参考になる図を載せたから見てね。ダイエットにもなるよ

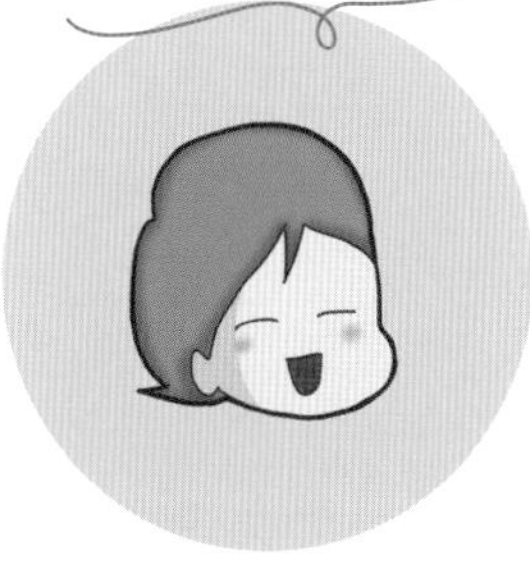

＋ 食品別GI値の比較 ＋

高い

GI値	食品
93	フランスパン
91	食パン
85	うどん
83	ロールパン
81	白米
80	餅
77	赤飯
75	コーンフレーク
75	ケーキ・マフィン
70	クロワッサン
65	パスタ
60	ポテトチップス
58	ライ麦パン
55	ピタパン
55	玄米
55	雑穀
54	そば
50	ラーメン
50	全粒粉パン
45	オールブラン（シリアル）
26	春雨

低い

出典:『図解　体がよみがえる「長寿食」』
（藤田紘一郎著、三笠書房）など

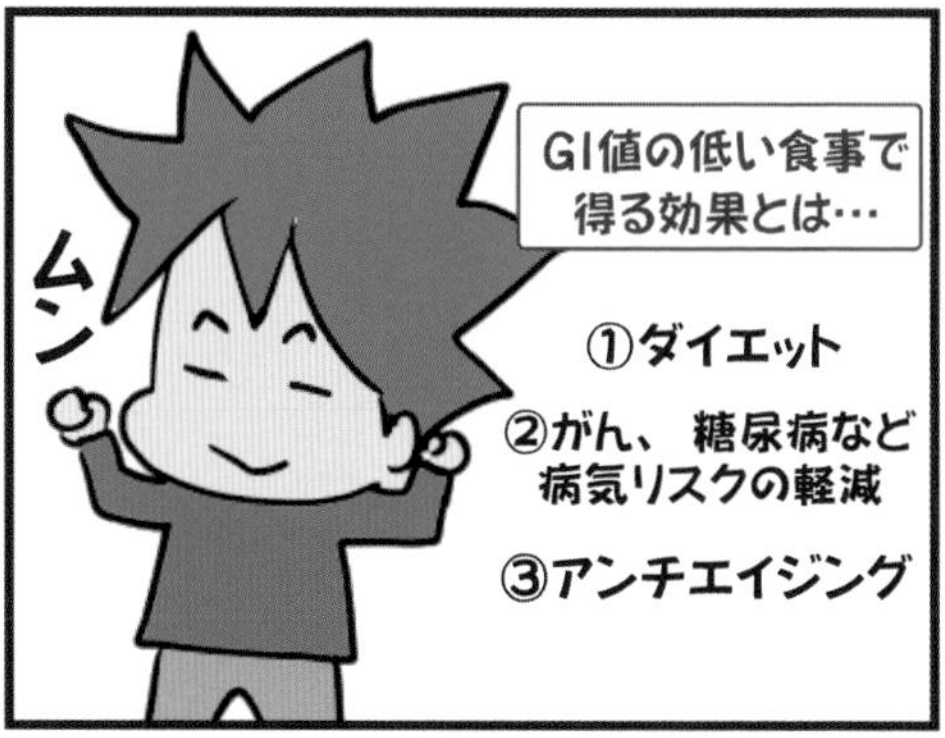

GI値の低い食事で得る効果とは…
ムン
①ダイエット
②がん、糖尿病など病気リスクの軽減
③アンチエイジング

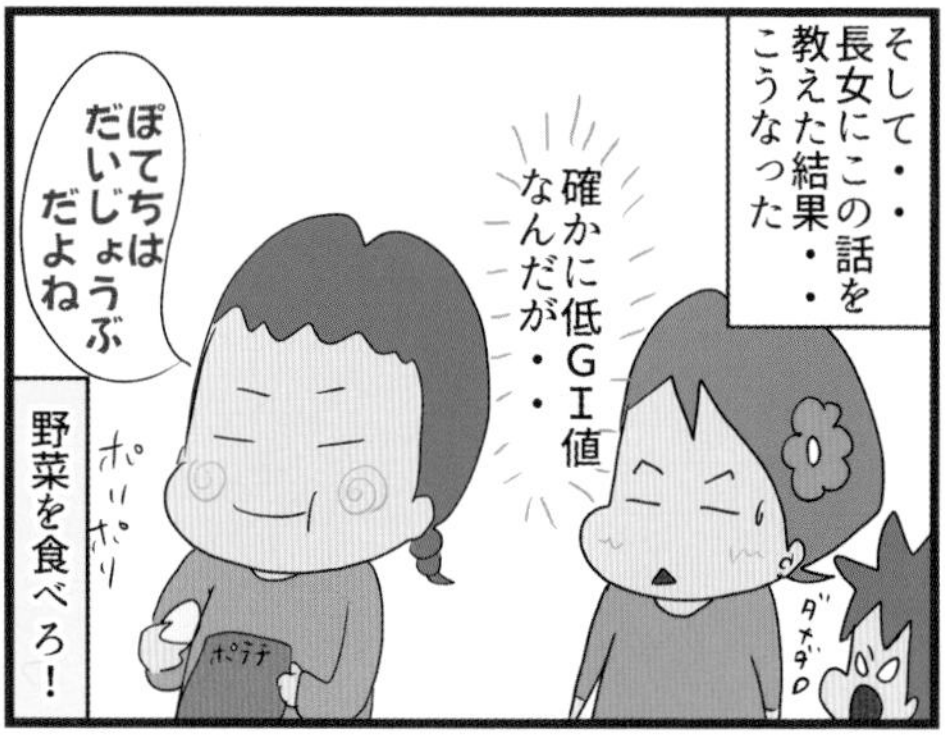

そして・・長女にこの話を教えた結果・・こうなった
確かに低GI値なんだが・・
ぽてちはだいじょうぶだよね
ポリポリ
ポテチ
野菜を食べろ！

〈GI値とGL値〉

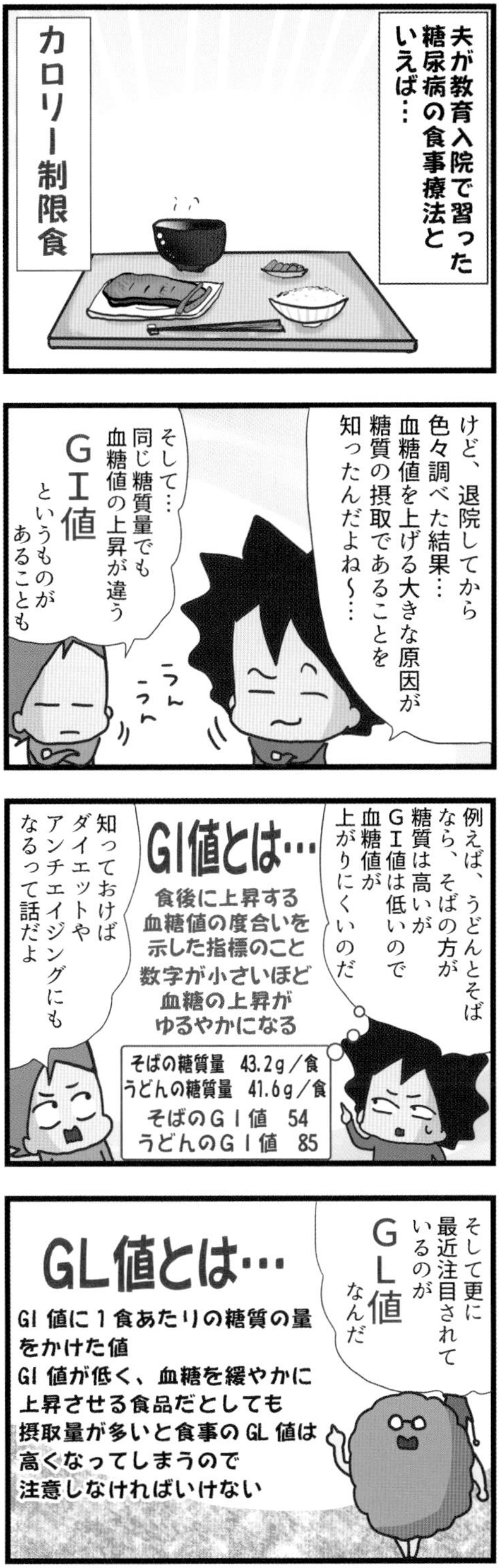

夫が教育入院で習った糖尿病の食事療法といえば…
カロリー制限食
けど、退院してから色々調べた結果…血糖値を上げる大きな原因が糖質の摂取であることを知ったんだよね〜…
うんうん
そして…同じ糖質量でも血糖値の上昇が違う
GI値
というものがあることも
例えば、うどんとそばなら、そばの方が糖質は高いがGI値は低いので血糖値が上がりにくいのだ
GI値とは…
食後に上昇する血糖値の度合いを示した指標のこと
数字が小さいほど血糖の上昇がゆるやかになる
そばの糖質量 43.2g/食
うどんの糖質量 41.6g/食
そばのGI値 54
うどんのGI値 85
知っておけばダイエットやアンチエイジングにもなるって話だよ
そして更に最近注目されているのが
GL値
なんだ
GL値とは…
GI値に1食あたりの糖質の量をかけた値
GI値が低く、血糖を緩やかに上昇させる食品だとしても摂取量が多いと食事のGL値は高くなってしまうので注意しなければいけない

付録

「GI値」にも要注目!

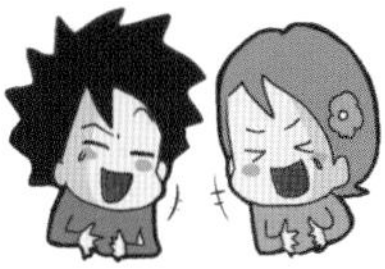

知っとくメモ

GI値の高低が基準とされますが、GI値の低い食べ物でもたくさん食べれば結局多くの糖質を摂取することに。そこで欧米で今注目されているのが「各食品に含まれる糖質の量(g)×GI値÷100」で計算されるGL値です。日常の食生活に近い数値となり、新しい判断基準とされています。

世界の主流はむしろGL値なんだって。GL値10以下は低、20以上は高と判断されるらしいよ

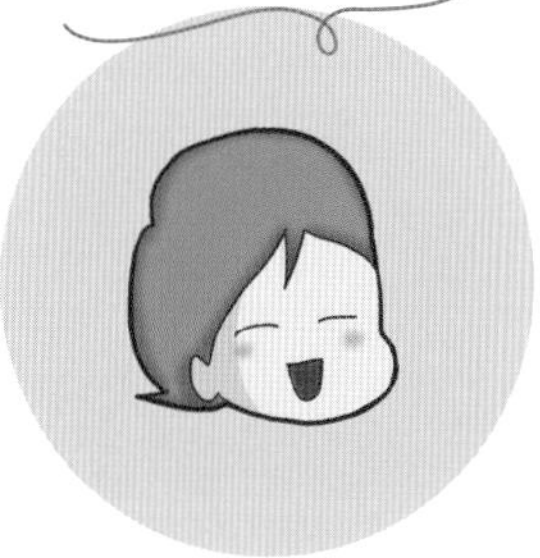

Let's Cooking!

まるでチーズトースト！
高野豆腐のカリカリチーズ焼き

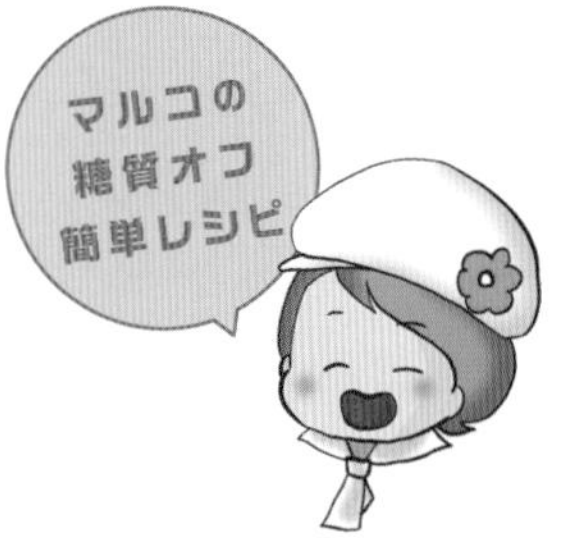

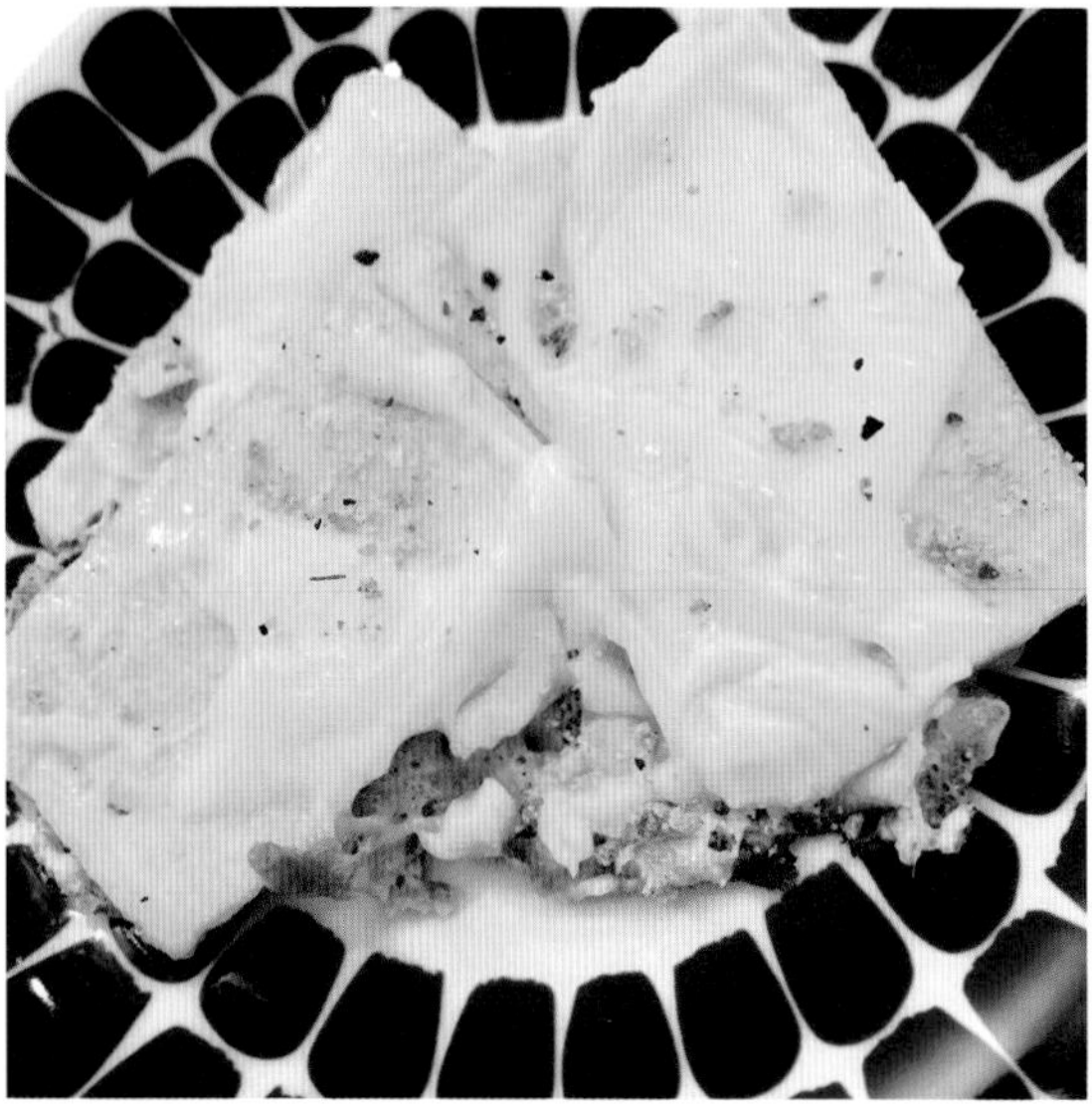

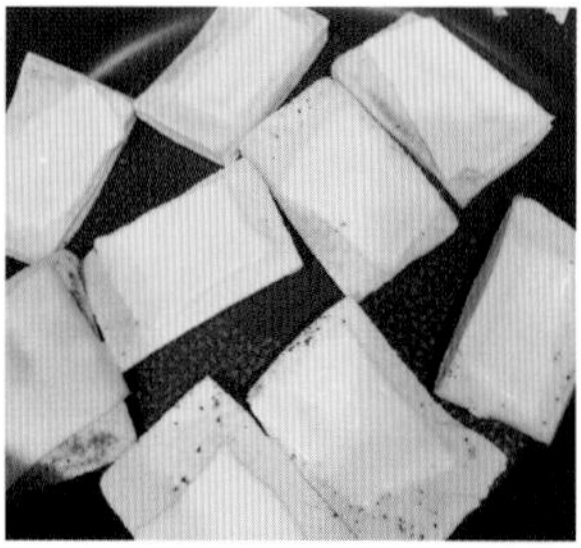

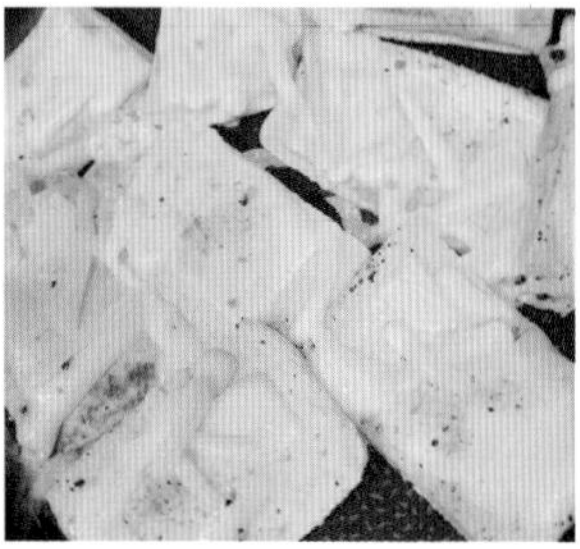

材料

- □ 高野豆腐：2枚
- □ スライスチーズかとろけるチーズ：お好みで（ピザ用チーズなら 30g くらい、スライスチーズなら 4 枚くらい）
- □ 塩コショウ：少々

作り方

1. 高野豆腐は 60 度のお湯に 10 分つけて戻して水を絞る
2. 横半分、縦半分の薄切りにする
3. フライパン（できればテフロン加工）に油を気持ち多めにひいて、②の両面をカリカリに焼く
4. 焼けた高野豆腐の上にチーズを乗せて、塩コショウしたらふたをして、とろけるまで待つ
5. カリカリ高野豆腐の上でチーズがトロリとなったら完成♪

Let's Cooking!

糖質オフお好み焼き

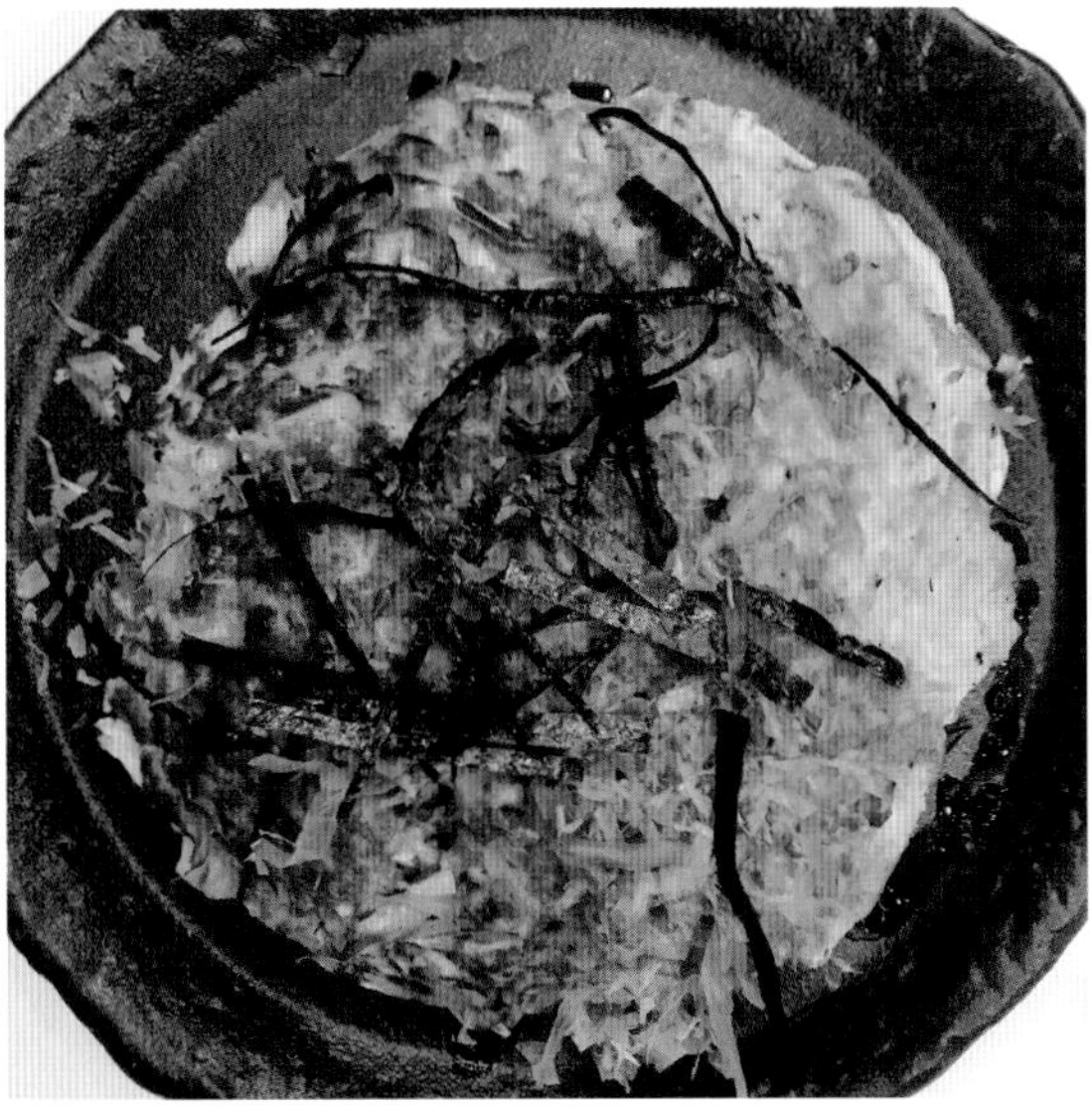

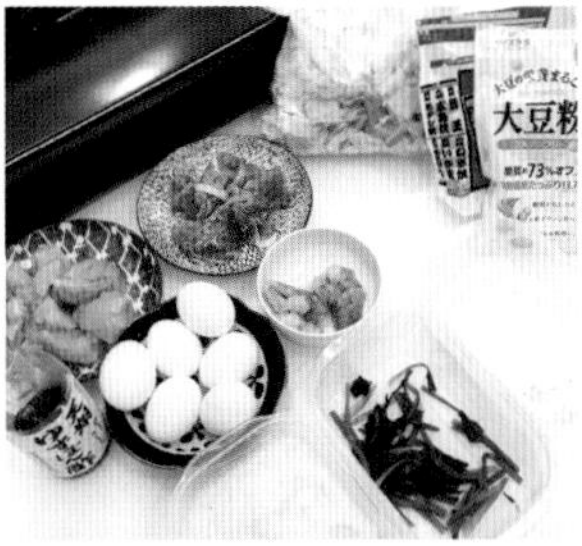

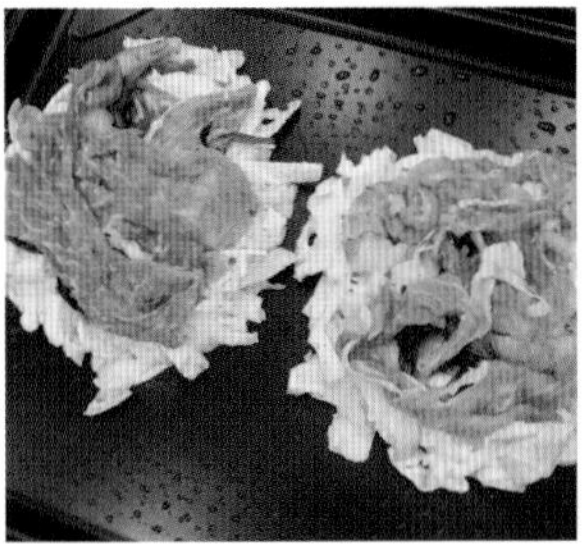

材料

□ 卵：1個（2枚分）　□ 山芋：お好みの量　□ キャベツ：ざく切りどっさり

□ 大豆粉、サイリウム：大さじ1ずつ（どっちかを大さじ2でも大丈夫）　□ 黒ゴマ：少々

□ 豚肉、鶏胸肉、エビ：何でもOK

〈焼いてからかけるもの〉

□ かつおぶし、海苔、醤油 or ポン酢：適宜

作り方

❶ 山芋、玉子、大豆粉、サイリウムを混ぜる

❷ 水気をよく切ったざく切りキャベツを入れて混ぜる

❸ 黒ゴマを入れてさらに混ぜる

❹ 鉄板に③を丸く敷いて焼く（上から、肉類、エビなど乗せてしばらく焼く）

❺ 一度ひっくり返して…、蓋をしてしばらくおく（このおく時間は大きさなどにもよるので、何度かチェック、大体3～4分）

❻ 蓋を開けて、何回かひっくり返してしっかり焼く。最後に醤油などをかけて完成♪

おわりに ——Ｋタローの謝辞——

はじめまして、Ｋタローです。この度は妻・マルコの本を読んでいただき感謝申し上げます。

僕が糖尿病になってから（いいえ、なる前から）妻には本当に色々と苦労をかけてきました。

元々、インドア派な僕が脱サラして家で仕事をすることになったことで、ますます状況は悪化していきました。かなり体調が悪いのに、心配する妻の言うことにも耳を貸さずに不摂生を続けた結果が「２型糖尿病」でした。

でも、元来の病院嫌いな僕を、引っ張って人間ドックに連れて行ってくれたのも妻でした（本当に僕は面倒くさい人間なんです…）。そして、糖尿病について勉強し、色々な知識を身につけて、実践してくれたのも妻。さらには得意のイラストを生かしてブログを立ち上げ、家事や子育てもしながら休みなく情報発信を続ける彼女は、我が妻ながら本当にスーパーウーマンだと思います。

そんな妻の協力のおかげで、治療を頑張ることができ、今は血糖値も安定し、合併症リスクもかなり減らせています。もし今、体の不調を感じておられる人がいれば、一秒でも早く病院や健康診断に行ってください。その決断がきっと今後の人生をよりよくしてくれると断言できます！

最後になりましたが、中尾編集長をはじめこの本のために尽力していただいたすべての方々、いつも応援してくださる読者の皆様に心より感謝したいと思います。

そして何より、妻・マルコに声を大にして「ありがとう」と言いたいです。

少し頑張りすぎるところがあるので、自分の体も休ませてあげてくださいね。

Ｋタロー

［著者］

マ ル コ

関西在住の主婦。ライブドア公式ブロガー。夫が2型糖尿病と診断され、病気が発覚した経緯や、夫の日常などを描いた闘病絵日記ブログ「うちの夫が糖尿病になっちゃった!」を開設。月間最高200万PVと健康系ブログでは抜群の知名度を誇る。ためになる情報、わかりやすくユーモアあふれる内容で人気を博している。2人の娘を抱えながら夫を支え、ゼロから調べた情報を毎日公開するマルコ氏のブログは、患者本人だけでなく家族やパートナーが糖尿病の人たちにもとても共感を呼んでいる。

［監修者］

藤 田 紘 一 郎（ふじた　こういちろう）

東京医科歯科大学名誉教授。医学博士。

1939年、中国東北部（満州）に生まれる。東京医科歯科大学医学部を卒業し、東京大学大学院医学系研究科博士課程を修了。医者の不養生で糖尿病を患うも、生活習慣の改善で血糖コントロールができるようになっている。

専門は寄生虫学と熱帯医学、感染免疫学。腸内細菌の研究の権威。1983年、寄生虫体内のアレルゲン発見で、小泉賞を受賞。2000年、ヒトATLウイルス伝染経路などの研究で日本文化振興会・社会文化功労賞および国際文化栄誉賞を受賞。

著書に『腸をダメにする習慣、鍛える習慣』（ワニブックス）、『図解　体がよみがえる「長寿食」』（三笠書房）、『「腸」が喜ぶお酒の飲み方』（日本実業出版社）などがあるベストセラー作家。

うちの夫《おっと》が糖《とう》尿病《にょうびょう》になっちゃった!

ズボラ夫《おっと》が血糖《けっとう》値《ち》を下《さ》げた方法《ほうほう》

2020年 2 月20日　初 版 発 行
2023年 6 月20日　第6刷発行

著　者　マルコ ©Maruko 2020
発行者　杉本淳一

発行所　株式会社日本実業出版社　東京都新宿区市谷本村町3-29 〒162-0845
編集部　☎03-3268-5651
営業部　☎03-3268-5161　振　替　00170-1-25349
https://www.njg.co.jp/

印 刷・製 本／木元省美堂

ISBN 978-4-534-05762-4　Printed in JAPAN

日本実業出版社の本

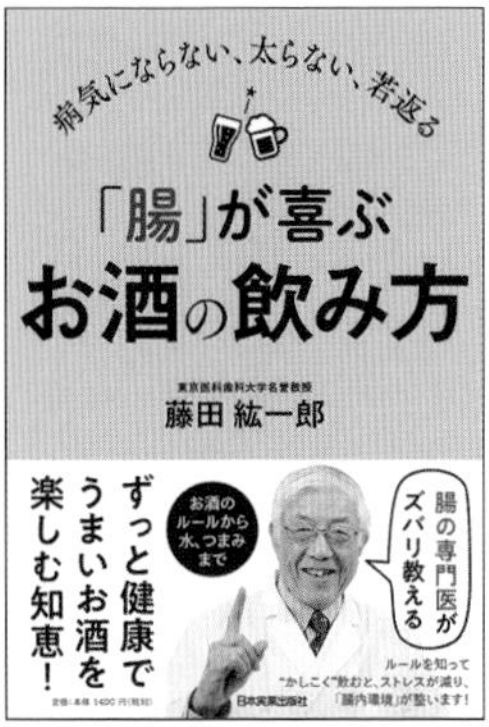
病気にならない、太らない、若返る
「腸」が喜ぶ
お酒の飲み方
東京医科歯科大学名誉教授
藤田紘一郎
ずっと健康でうまいお酒を楽しむ知恵！
お酒のルールから水、つまみまで
腸の専門医がズバリ教える
ルールを知って"かしこく"飲むと、ストレスが減り、「腸内環境」が整います！
日本実業出版社

藤田 紘一郎・著
定価 本体 1400 円(税別)

病気にならない、太らない、若返る
「腸」が喜ぶお酒の飲み方

「腸」ブームの立役者、藤田氏の初の【お酒】の本。お酒を“かしこく”飲めば、ストレスが減って腸内環境が整い、健康的な楽しい生活も不可能ではありません。アルコールの８割を吸収する「腸」が喜ぶ、お酒や水の飲み方、つまみの選び方！

毎日 100g ダイエット！
内臓脂肪を減らす食べ方

お腹が出てきた。体重が増え続ける。水を飲んでも息を吸っても太る……犯人は内臓脂肪だった！　やせホルモンの分泌を減らし、デブホルモンの分泌を増やす内臓脂肪のデブ・スパイラルを阻止するには⁉　「つきやすく落ちやすい」内臓脂肪撃退のコツ。

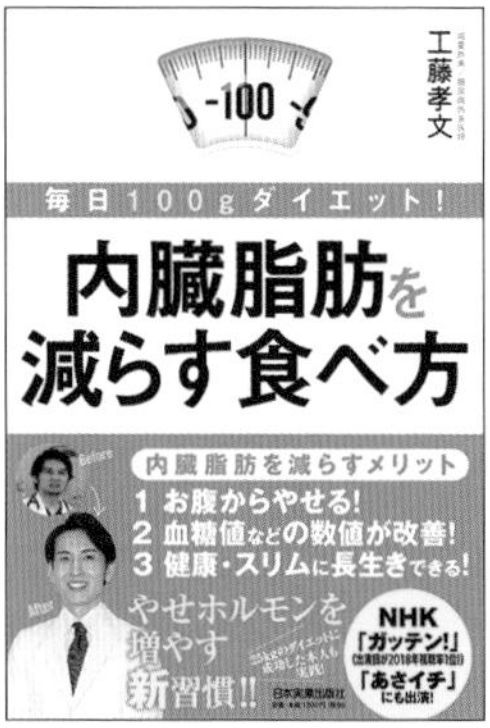
工藤孝文
-100
毎日100gダイエット！
内臓脂肪を減らす食べ方
内臓脂肪を減らすメリット
1 お腹からやせる!
2 血糖値などの数値が改善!
3 健康・スリムに長生きできる!
やせホルモンを増やす新習慣!!
NHK「ガッテン!」「あさイチ」にも出演!
日本実業出版社

工藤孝文・著
定価 本体 1300 円(税別)

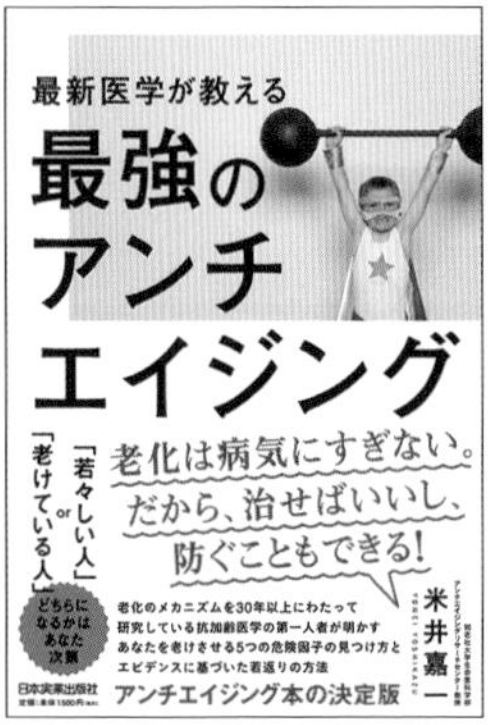
最新医学が教える
最強のアンチエイジング
老化は病気にすぎない。だから、治せばいいし、防ぐこともできる!
「若々しい人」or「老けている人」
どちらになるかはあなた次第
老化のメカニズムを30年以上にわたって研究している抗加齢医学の第一人者が明かす あなたを老けさせる5つの危険因子の見つけ方とエビデンスに基づいた若返りの方法
アンチエイジング本の決定版
米井嘉一
日本実業出版社

米井嘉一・著
定価 本体 1500 円(税別)

最新医学が教える
最強のアンチエイジング

「老化は病気にすぎない。だから治せばいい」。老化のメカニズムを 30 年以上にわたって研究する抗加齢医学の第一人者が明かす老化の危険因子の見つけ方とエビデンスに基づいた若返りの方法。「若々しい人」「老けている人」、どちらになるかはアナタ次第。

定価変更の場合はご了承ください